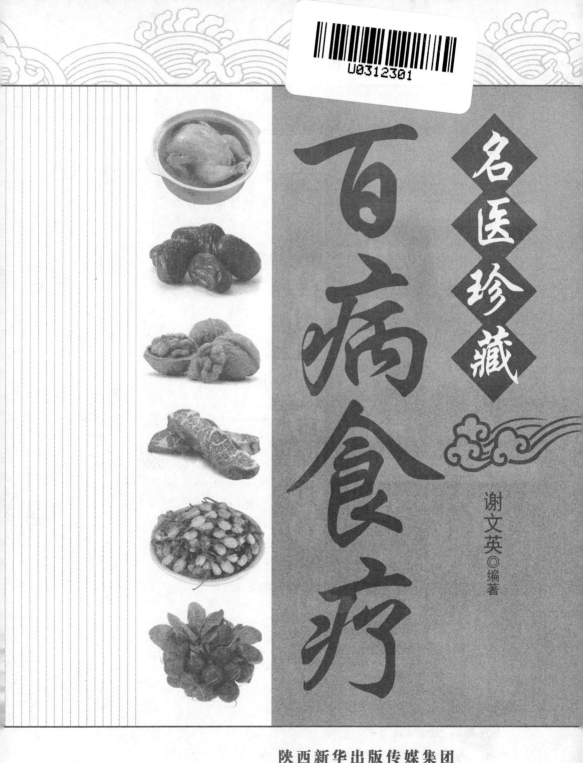

名医珍藏

百病食疗

谢文英◎编著

陕西新华出版传媒集团

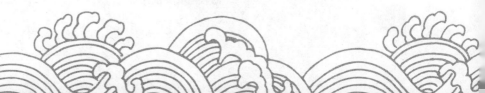

陕西科学技术出版社
Shaanxi Science and Technology Press

图书在版编目（CIP）数据

名医珍藏百病食疗/谢文英编著. —西安：陕西科学技术出版社，2014.5（2022.11重印）

ISBN 978 - 7 - 5369 - 5318 - 5

Ⅰ．①名…　Ⅱ．①谢…　Ⅲ．①食物疗法—验方　Ⅳ．①R247.1

中国版本图书馆 CIP 数据核字（2014）第 062994 号

名医珍藏百病食疗

谢文英　编著

责任编辑	杨波　孙雨来
封面设计	渔冬冬

出 版 者　陕西新华出版传媒集团　陕西科学技术出版社

西安市曲江新区登高路 1388 号陕西新华出版传媒产业大厦 B 座

电话（029）81205187　传真（029）81205155　邮编 710061

http：//www.snstp.com

发 行 者　陕西新华出版传媒集团　陕西科学技术出版社

电话（029）81205180　81206809

印　　刷　北京柯蓝博泰印务有限公司

规　　格　710×1000 毫米　16 开本

印　　张　22.5

字　　数　350 千字

版　　次　2014 年 5 月第 1 版

2022 年 11 月第 4 次印刷

书　　号　ISBN 978 - 7 - 5369 - 5318 - 5

定　　价　29.80 元

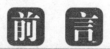

FOREWORD

食物是人类治病最好的药品，食疗就是用食物代替药物而使疾病得到治疗、使细胞恢复功能、使人体恢复健康。西方药学之父希波克拉底说过：药物治疗，不如食物治疗，食物是人类治病的最好药品。

但如何通过食疗来达到强生健体的功效呢？相信大多数人在这方面的知识还是比较匮乏的。

食疗原则有利于人体健康和疾病的防治。要求人们在食疗的过程中要注意以下几个问题。

合理膳食首先要求人们饮食要多样化。如果长期偏食，就会影响正常生理状态甚至发生疾病。合理膳食也要求人们膳食的粗细、荤素搭配协调，尤其不能吃一味贪食含饱和脂肪酸过多的动物性膳食。饮食有节、饥饱适当也是保证合理膳食的重要内容之一。

处于妊娠期、哺乳期的妇女，由于生理情况比较特殊，也要特别注意饮食。总体来说，孕妇的饮食要多样化，并根据妊娠不同阶段拟定饮食。产妇因产时的体力消耗与出血，身体处于虚弱状态，又有哺乳的需要，因此应多食富含脂肪、蛋白质，容易消化，能补养气血的饮食，勿食生冷坚硬和过于肥腻味厚的食物，以免损伤胃气。

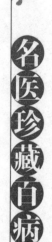

患有疾病时对饮食更应有所选择，由于疾病和证候的不同，饮食宜忌也不一样。一般来说，患病期间，都宜食性质温和、易消化、营养合理的食物，忌食坚硬、粘滞、腥臭和过于油腻的食物。在疾病初愈，食欲刚好转时宜以糜粥调养，不可骤进日常饭菜或肉食之类厚味的饮食，以免难于消化，使脾胃受累，甚至病难痊愈或疾病复发。尤其是胃肠道疾病更要注意。

编　者

第一章
"食"健康之道

第二章
内科疾病

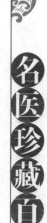

名医珍藏百病食疗

一

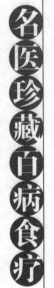

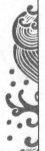

第三章

外科疾病

第四章

皮肤科疾病

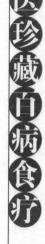

名医珍藏百病食疗

三

第五章
男科疾病

第六章
妇科疾病

第七章

儿科疾病

第八章

五官科疾病

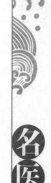

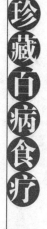

名医珍藏白病食疗

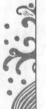
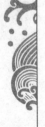

第九章

食疗原料之五谷类

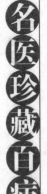

第十章

食疗原料之蔬菜类

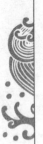

第十一章

食疗原料之豆类

第十二章
食疗原料之水果及干果类

第十三章
食疗原料之肉类及蛋类

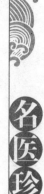
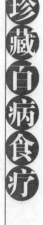

名医珍藏百病食疗

第十四章
食疗原料之水产类

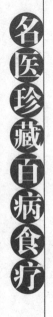

名医珍藏百病食疗

第一章
"食"健康之道

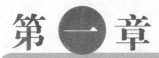

什么是食物疗法

　　食物疗法是利用食物进行防病治病，或促进病体康复，是以食品的形式来具体应用。它既不同于药物疗法，也与普通的膳食有很大的差别。食物治病最显著的特点之一，就是"有病治病，无病强身"，对人体基本上无不良反应。也就是说，能够将食物（谷肉果菜）性味方面的偏颇特性，有针对性地用于某些病证的治疗或辅助治疗，调整阴阳，使之趋于平衡，有助于疾病的治疗和身心的康复。食物含有人体必需的各种营养物质，主要在于弥补阴阳气血的不断消耗。即便是辨证不准确，也不会给人体带来太大的危害。因此，食物疗法适应范围较广泛，主要针对亚健康人群，其次才是患者。作为药物或其他治疗措施的辅助手段，随着日常饮食生活自然地被接受。

食疗的特点

1. 双向性

　　食疗是通过饮食的途径达到其目的，如孙思邈指出："食能排邪而安五脏，悦神爽志以资血气"，最大特点是能起到既是饮食，又是药物；既能充饥，又能疗疾的双向作用。其双向作用多是偏于疗疾。从"药食同源"到"药食同功"。如百合粥，是以百合、大米、冰糖所组合，对胃阴亏虚患者有

名医珍藏百病食疗

一

养阴益胃之功效。百合在饮食谱中是一道具有地方特色的"土菜"，在药中是一味有养胃滋阴功效的药物，这就是它的双向作用，配以大米与冰糖做成粥，就是一个完整的食疗方。

2. 简廉性

饮食不仅是维系人体生命的必要手段，而且通过饮食渠道又能达到防治疾病的目的，可谓两全其美。所以应用食疗方法是提高身心素质、优化生活质量的最佳方式，并体现在"简"和"廉"两个字上。"简"就是简便，一日三餐的正常饮食即能得到补益身体的功效，无须再去求医问药。《素问·上古天真论》认为："精神内守，病安从来。是以志闲而少欲，心安而不惧，形劳而不倦，气从以顺，各从其欲，皆得所愿，故美其食……""美其食"就是指"食疗"美，指的是饮食的"色、香、味、形"的协调统一，按不同需要，选用不同食疗方。所谓"廉"指的是经济上的省俭。既是食物，又是药物，如能持之以恒应用食疗方法，就省去了药费的支出。如：淮山药、苡仁、枸杞、核桃、龙眼、猪肝、羊肾、猪脊骨、乌龟肉等，都是日常生活中的餐中佳肴和食品。用之得法，可充饥健身，相得益彰。

3. 广泛性

推广和普及食疗是当今人们日常生活的需求。随着食疗作用日益明显，其运用范围也日益大众化，使人们易于接受，乐于接受。这是因为食疗具有"未病先防，未衰先养"的特点。时下，无论是家庭用餐，还是社会用餐，菜肴中的食疗谱得到了广泛应用。如糖尿病患者，规律地食用"山药萸肉粥"（淮山药、山茱萸、大米），就能起到滋阴固肾的作用。山药与茱萸都是可食药物，制作简单，食用方便。

4. 地域性

我国地大物博，风土人情、气候习性都有较大差异。如东南西北、春夏秋冬、寒热温凉、甜酸苦辣诸方面都在食疗谱中体现其地域的针对性。北方多寒，南方多湿，春寒夏炎，秋凉冬冷，这些因素都直接影响食疗的组方与制作。作料是食疗中不可缺少的，北方人以大蒜为主，而南方人则以辣椒为主。狗肉既是餐桌上的佳肴，又是食疗中的上品，它具有助阳补肾、强健体魄的功效。可是，无论南方人还是北方人，炎热节气都不能食，食则如火中添炭，但在冬天吃则如雪中送炭，恰合时宜。其时《素问》载："北方者，天地所闭藏之域也……其民乐野处而乳食，藏寒生满病……南方者天地所长养，阳之所盛处也……其民嗜酸而食胕，故其民皆致理而赤色，其病挛痹。"这就从地域寒湿的差异对食疗提出了区别对待的要求。

食疗的基本原则

1. 合理膳食

合理膳食又称为平衡膳食，是由多种食物合理搭配组合而成的膳食，这种搭配能使食物中所含的各种营养素配合适当，互相保持平衡而不过高或过低，完全符合人体对能量和各种营养素的需要。

现代营养学认为人体所需要的各种营养素主要包括蛋白质、脂肪、糖类、维生素、矿物质、水和纤维素七大类物质。这几大类营养素分别存在于不同种类的食物中，如粮食类食物主要含有丰富的糖类，蔬菜、水果中含有大量的维生素、矿物质和纤维素，鱼、肉、奶、蛋类则是蛋白质的良好来源。合理膳食是现代营养学一个基本的观点，在中医食疗学中也早有类似认识，如《黄帝内经》中曾经明确提出膳食配伍的原则："五谷为养，五果为助，五畜为益，五菜为充，气味合而服之，以补精益气。"五谷，为米、麦及其他杂粮类食物的泛称，五果、五菜则分别指古代的五种蔬菜和果品，五畜泛指肉类食品。谷、肉、果、菜这四大类食物，分别提供人体所需要的糖类、脂肪、蛋白质、矿物质、维生素、纤维素等，以满足人体功能活动的需要。

2. 辨证（体）施食

辨证施治是中医治疗疾病的指导原则，即在临床治疗时要根据病情的寒热虚实，结合病人的体质给予相应的治疗。只有在正确辨证的基础上进行选食配膳，才能达到预期的效果。否则，不仅于病无益，反而会加重病情。

中医认为，临床病证不外虚证、实证、寒证、热证。根据中医"虚者补之"、"实者泻之"、"热者寒之"、"寒者热之"的治疗原则，辨清虚证患者阴阳气血不同之虚，分别给予滋阴、补阳、益气、补血的食疗食品治之；实证患者应根据不同实证的证候，给予各种不同的祛除实邪的食疗食品，如清热化痰、活血化瘀、化湿利水等；寒性病证，给予温热性质的食疗食品治之；热性病证，给予寒凉性质的食疗食品治之。

另外，在辨证施食的时候，还必须考虑个人的体质特点。例如形体肥胖

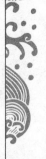
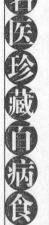

名医珍藏·百病食疗

之人多痰湿，宜多吃清淡化痰的食品；形体消瘦之人多阴虚血亏津少，宜多吃滋阴生津的食品。

食疗的注意事项

中医认为，对处于"未病"状态的人应该采取积极的防治措施。未病时，虽然有体虚、乏力、畏寒等表现，却无法通过医学检查为异常。看似健康，元气充沛，但并非没有隐忧。如有些体格结实有力、新陈代谢易亢进的未病者，随着年龄的增长，极易患高血压、糖尿病、痛风等疾病。未病的药膳要根据人的不同年龄、不同性别、不同季节、不同体征等进行合理选择。

1. 儿童应特殊对待

一般来说，小儿饮食应多样化，注意各种营养成分的搭配，发育健康的孩子不必服用药膳。注重食养，应认识到小儿脾胃功能尚未健全，又喜食冷饮，且不知节制，更易损伤脾胃而消化不良。因此要注意保护脾胃，可用白术、扁豆、红枣煮粥，也可用山药蒸熟蘸糖当点心吃，常食有良好的健脾作用。

人参、桂圆等滋腻之品不适合小儿服用，特别是含激素的补品更不宜服用，以免发生性早熟。

2. 老人食补应谨慎

患有慢性病的老人不能盲目进补。如老年心脑血管病患者体内多有瘀血和痰浊等一些应排出体外的代谢产物。尽管他们有心慌、面白、肢冷、气短、乏力等表现，但他们的"虚"是因为体内先有瘀与痰这些病理产物，造成气血流通受阻，从而导致的正气虚衰。

正确的方法是祛瘀化痰，清除这些致病因子，而后才可达到气通血活、恢复脏腑功能正常的目的。但一定要掌握体质、症状、季节的变化，审慎用药，绝不可滥用参、茸进补。常见的老年气虚血瘀证，可采用黄芪、丹参、生姜、红枣煮粥常服，从气血调理入手，缓缓收功。

3. 男女有别，方法各不同

女性月经不调或是想美容养颜，可以多服药膳滋补。传统中医认为"女子以肝为先天"，注重从肝经的气血来调治妇科疾病，用气血理论治疗女性的月经不调、痛经、不孕、更年期综合征、面部黄褐斑等均有很好的效果。比如青春期女性的痛经，以寒凝血瘀者居多，可用当归、川芎、红糖、老姜煮粥，在月经来潮前 3 天开始服用，服至月经来潮第 2 天，连服 3 个月经周期，有很好的效果。

对于男子而言，随着环境污染、工作压力的增加，以及社会不良生活习惯的影响，阳痿、早泄、性机能下降，甚至不育的发病率越来越高。一时间，服用鹿茸、人参、牛鞭制作的壮阳药膳成为首选，中年白领也是肾虚必吃"六味地黄"。这样仅仅以补肾为主，其疗效并不尽如人意。而采用疏泄肝经气血、调达患者情志的方法却很有效。

4. 四季食疗，应区别对待

春季阳气初生，大地复苏，万物生发向上，内应肝脏，应根据春季的特性，因势利导，可选用桑叶、菊花、生姜等升散之品，以充分调动人体的阳气，使气血调和；夏季炎热，火邪炽盛，万物繁茂，内应心脏，应根据夏令之时人体脏腑气血旺盛，采用金银花、荷叶、莲子、薄荷等清淡、清热之品调节人体阴阳气血，以生津消暑；秋季阳气收敛，阴气滋长，气候干燥，内应肺脏，此时五脏刚从夏季旺盛的代谢中舒缓过来，应采用川贝，虫草、百合、银耳、蜂蜜、秋梨等滋阴生津之品，以调节夏季脏腑功能的失调，润燥祛风；冬季天气寒冷阳气深藏，内应肾脏，此时应根据冬季封藏的特点，以山药、人参、鹿茸、当归、羊肉、狗肉、乌鸡等温性品来滋养体内气血阴阳之不足，温阳驱寒，使脏腑的气血旺盛，适应自然界的变化。

总之，一年四季，不论何时，都必须重视保养脾胃之气。中医认为，脾胃为后天之本，气血生化之源。

食物的"四性"

食物的四气，是指食物具有寒、热、温、凉四种性质，也称四性，因为凉仅次于寒，温与热性质相近，所以实际上是寒、热两个方面的性质。

寒凉性质的食物，具有清热泻火、凉血解毒、平肝安神、通利二便等作用，如西瓜、苦瓜、萝卜、梨子、紫菜、蚌蛤等，主要适用于热性病证，临床表现为发热、口渴心烦、头晕头痛、小便黄赤、大便秘结等；此类食物也

是素体阳热亢盛、肝火偏旺者首选的保健膳食。

温热性质的食物，有温中散寒、助阳益气、通经活血等作用，如姜、葱、韭菜、蒜、辣椒、羊肉、狗肉等，适用于寒性病证，临床表现为喜暖怕冷、肢体不温、口不渴、小便清长、大便稀薄等；此类食物又是平时怕冷的虚寒体质者适宜的保健膳食。

还有一类食物，其寒热性质不太明显，则称为平性，具有平补气血、健脾和胃等功效，无论寒证、热证均可使用，也可供脾胃虚弱者保健之用。

食物的"五味"

五味是指药物和食物的真实滋味，包括辛、甘、酸、苦、咸，这是药食的五种基本滋味。这五种药味各有不同的作用。

1. 辛

具有发散、行气，活血的作用。例如，苏叶发散风寒，木香行气除胀，红花活血化瘀，生姜及葱白发散风寒，薄荷发散风热。多用于感冒、恶寒发热、鼻塞流涕以及肝胃气滞所致的饮食不振、胃脘胀痛等，但多食易散气伤津。

2. 甘

具有补益、和中、缓急止痛、调和药性的作用。例如，人参大补元气，熟地黄滋补精血，甘草调和诸药，红枣、蜂蜜、饴糖、栗子、南瓜等能补养、调和、缓急止痛。用于脾胃虚弱、气血不足引起的神疲乏力、饮食减少等。但多食易脘腹胀满，饮食难化。淡味附于甘味，有利尿除湿作用，如薏米、茯苓、荠菜、冬瓜等，常用于水湿内停所致的水肿、小便不利等，但多食易耗伤阴津。

3. 酸

具有收敛、固涩、生津的作用。例如，乌梅敛肺止咳，五味子固表止汗，石榴涩肠止泻、收敛止血。可用于多汗久泻、遗精、滑精等病症，但多食易损伤脾胃。

4. 苦

具有清火泻热、泄降气逆、通泄大便、燥湿、泻火存阴的作用。例如，杏仁降泄肺气、平喘，枇杷叶降泄胃气，陈皮降逆止呕，苍术消除湿气，苦瓜能清热、降气、泻火、除燥湿。用于热性病发热、烦渴、气逆咳喘等，但多食则易导致滑泄。

5. 咸

具有泻下通便、软坚散结的作用。芒硝泻热通便，海藻、海带、牡蛎能软坚散结。用于痰瘀互结引起颈部淋巴结结核、甲状腺肿大等病症，但多食则气血凝滞。

食物的归经

食物的归经是指食物主要对人体某些脏腑及其经络有明显选择性的特异作用，而对其他经络或脏腑作用较小或没有作用。它是根据食物被食用后反映出来的效果，并结合人体脏腑经络的生理病理特点概括得来的。

生姜、桂皮能增进食欲，萝卜、西瓜能生津止渴，而胃主受纳，又喜润恶燥，食欲减退、津少口渴之症属于胃，故以上四物归属胃经；柿子、蜂蜜能养阴润燥、缓和咳嗽喉燥，咳嗽咳痰之症属于肺，故以上二物归属肺经；枸杞子、猪肝能治夜盲、目昏，海蜇、茼蒿能治头晕目眩，而肝开窍于目，目得血而视明，肝热上升则目赤肿痛，诸症皆属于肝，故以上四物归属肝经；而如胡桃仁、甜杏仁、香蕉之类，既能润燥止咳，又能通利大便，且所治之肺燥咳嗽、肠燥便秘之症属于肺与大肠，故以上三物归属肺与大肠二经。

食疗的配伍关系

一般情况下许多食物和部分中药可以单独食用或饮用，但是为了增强它们的可食性和功能，需要把多种不同的食物配合起来或与某些中药配合起来应用，这种互相配合的关系称为配伍。这种配伍的结果，食物之间或食物与中药之间，其功能可能由于互相影响而使原有的功能有所改变。

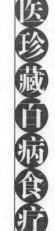

1. 协同增效的配伍

指两种功能相似或某一方面相似的食物或中药互相配伍，能够不同程度地增强原有共同或相互有关的功能。如均具有补脾利水功能的鲤鱼、赤小豆，相互配伍后补脾利水的功能大为增强，同时两者所含丰富的蛋白质、维生素B_1等营养素也可起到互补作用。

2. 相互减效的配伍

指两种功能相反或功能有对抗关系的食物或中药互相配伍后，能够不同程度地减弱原有各自的功能。如温里散寒的红辣椒配伍清热平肝的芹菜，或配伍滋阴补肾的海参等，若红辣椒的用量较大（饮食有明显的辛辣味），则可一定程度减弱双方的功能。这种配伍关系不利于膳食功能的正常发挥，故配制膳食时应当加以避免。

食疗膳食的类型

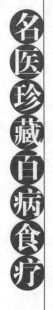

食疗膳食的类型很多，有粥饭、菜肴、汤羹、茶与饮料、酒类、糕点、米面食品、糖果等。大多较易烹制，便于食用，有的则需较多的条件才能烹制。有些文献记载或市售的膳食，其烹制的工艺程度较高而且复杂，并不一定符合食疗的要求，故需酌情而定。

现就常见的膳食类型介绍如下。

1. 稀粥

是以粳米、糯米、粟米、玉米等粮食为主，酌加其他食物或中药，用多量的水煮成的半流质食物。若加入的食物或中药不宜同煮（如有渣），可先水煎取汁，鲜品还可榨取汁液，中药可以另煎取汁。不易煮软煮熟的，可以加水先煮，这样，经过单独处理后再与粮食同煮。

2. 米饭

是以粳米、糯米为主，加入果品或中药，如大枣、龙眼肉、党参、山药之类蒸煮而成。米饭使用的原料范围比较窄，其功能主要是补气健脾、养血等，如参枣米饭、薏苡荷叶饭。

3. 菜肴

菜肴的种类众多，所用原料也极为广泛，不同的菜肴差异很大。为尽量缩小范围，此处将汤羹类菜肴除外。即使如此，其原料仍然广泛涉及菜蔬、果品、肉类、鱼虾、禽蛋等，烹制方法有炒、炸、卤、烧、蒸及凉拌等，调味有咸、甜、酸、麻辣、辛香等，也是非常丰富多样的。

所以，菜肴并非单一的一类膳食。菜肴的功能难于详述，一般来说，肉类、鱼类、禽蛋类菜肴偏于补益，蔬菜类菜肴偏于清凉。

4. 汤羹

是以肉、蛋、鱼、菜蔬等食物为主，适当配入其他食物或中药，经煎煮或煨炖等方法烹制而成。在制作时，可根据食物的滋味、性能，加入适量的糖或盐、酱油、姜、椒等作料。汤羹主要有补益滋养或清润的功能，如山药羊肉汤能补益脾肾，鲤鱼煮枣汤能补脾养血，冬葵鸡蛋汤能清热润燥，银耳羹能滋养肺胃之阴。

食疗的宜忌

就四季补益而言，春季宜升补，夏季宜清补，长夏宜淡补，秋季宜平补，冬季宜滋补。就五脏疾病而言，肝病忌辛味，肺病忌苦味，心病、肾病忌咸味，脾病、胃病忌甘酸。就患者体质而言，体质虚弱者宜补益，忌发散、泻下；体质壮实者不宜过用温补；偏阳虚者宜服温补食疗，忌食咸寒食品；偏阴虚者宜服滋阴食疗，忌用辛热食物。就疾病性质而言，热性病宜用寒凉性食疗，忌用辛热之品；寒性病宜用温热性食疗，忌用咸寒食物；脾胃虚弱、消化不良者忌油腻饮食；患疮疡、肿毒、过敏性皮肤病或外科手术后忌食"发物"（即鱼、虾、蟹、猪头、酒、葱、韭菜等易动风、助火、生痰的食品），以免加重病情或延缓愈合。

另外，古代文献中还记载有一些食疗配伍禁忌，如黄连、桔梗、乌梅忌与猪肉配伍，鳖忌苋菜，人参忌萝卜等。目前虽无实验根据，但运用时需注意。

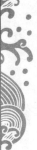

九

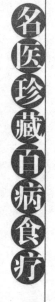

患病期间的饮食禁忌

患病期间的饮食宜忌是根据病症的寒热虚实、阴阳偏胜，结合食物的五味、四气、升降浮沉及归经等特征来加以确定的。中医学在患者的饮食禁忌方面积累了很多经验，并有系统的理论指导。根据中医文献记载，古代医学家把患病期间所忌食的食物高度概括为以下几大类：

①冷饮，冷食，大量的生蔬菜和水果等，为脾胃虚寒腹泻患者所忌。

②黏滑糯米、大麦、小麦等所制的米面食品等，为脾虚纳呆，或外感初起患者所忌。

③荤油、肥肉、煎炸食品、乳制品（奶、酥、酪）等，为脾湿或痰湿患者所忌。

④腥膻海鱼、无鳞鱼（平鱼、带鱼、比目鱼等）、虾、蟹、海味（干贝、淡菜、鱼干等）、羊肉、狗肉、鹿肉等，为风热证、痰热证、斑疹疮疡患者所忌。

⑤辛辣葱、姜、蒜、辣椒、花椒、韭菜、酒、烟等，为内热证患者所忌。

⑥发物是指能引起旧疾复发、新病增重的食物。除上述腥、膻、辛辣等食物外，尚有一些特殊的食物，如荞麦、豆芽、苜蓿、鹅肉、鸡头、鸭头、猪头、驴肉等，为哮喘、痛风、皮肤病患者所忌。

服药期间的饮食禁忌

服药期间对某些食物的禁忌，前人称为服药禁忌，也就是通常所说的忌口。在古代文献上有黄连、桔梗、乌梅忌猪肉，薄荷忌鳖肉，茯苓忌醋，鳖鱼忌苋菜，鸡肉忌黄鳝，蜜忌葱，天冬忌鲤鱼，白术忌大蒜、桃、李，人参忌萝卜，土茯苓忌茶等记载。但对于这些内容不能绝对化，应灵活掌握，科学对待，有的内容有待临床进一步证实。

第二章

内科疾病

第一节　呼吸系统疾病

感冒

疾病介绍　　　　　　　　　　　　GAN MAO

感冒俗称"伤风"，是最常见的外感疾病。感冒可分为普通感冒、流行性感冒两种。前者主要表现为鼻塞、流涕、打喷嚏、咽喉痒、头痛、畏寒等；后者是流感病毒侵犯所致，主要表现为恶寒、高热、恶心呕吐、全身骨节酸痛，而上呼吸道症状较轻。

感冒一年四季均可发生，但以春、冬两季为多。由于引起感冒的病毒类型多，又容易变异，故国内外至今未有特效药物，一般采取对症治疗。

中医学认为，感冒多为风邪侵袭所致，但风邪一般并不单独致病，而常与寒、热、湿、暑相杂致病，故又分为风寒感冒、风热感冒及暑湿感冒。

风寒感冒的临床症状为恶寒重、发热轻、无汗、头痛、鼻塞流涕、声重、喉痒咳嗽、痰白清稀、四肢酸痛、舌苔薄白而润、脉浮紧。治宜辛温解表、宣肺散寒。

风热感冒的临床症状为发热重、恶寒轻、咽红肿痛、咳嗽、痰多、口干欲饮、身有汗、舌苔白而燥，脉浮数。治宜辛凉解表、宣肺清热。

暑湿感冒的临床症状为发热重、头晕目涨、心中烦热、身体困重、口渴喜饮、时有呕恶、小便短黄、舌苔黄腻、脉濡数。治宜清暑解表、芳香化浊。

普通感冒一般会在1周内痊愈，而流行性感冒一般症状较重，尤其是婴幼儿、老年人及体弱多病之人，因为抵抗力较差，有一定危险性，应及时去医院就医。

食疗方 SHI LIAO FANG

辣椒花椒汤

原料 红辣椒15克，花椒5克，姜2片，精盐适量。

制法 红辣椒洗净拍裂，与花椒、姜片同放入砂锅中，注入清水200毫升，煎至150毫升，去渣，加入精盐，调匀。分1~2次趁热服，取微汗。

功效 辛温解表，散寒发汗。适用于风寒感冒。

姜汁菠菜

原料 菠菜250克，姜汁10毫升，醋20毫升，葱2克，盐1.5克，味精2克，淀粉、油各适量。

制法 菠菜中间剖开，葱切段。将姜汁、醋、盐、味精和少许水、淀粉放在小碗中，拌匀。将炒锅置火上，放入油，将葱煸出香味后去掉，放入菠菜煸炒，炒熟后，烹入调料汁，迅速翻炒，即可出锅，佐餐食用。

功效 解表散寒。凡风寒感冒者皆可服食。

香菜干丝

原料 香菜50克，豆腐干100克，精盐、味精、香油、白糖各少许。

制法 豆腐干切细丝，同香菜入沸水中略汆，取出后加精盐、味精、香油、白糖等，拌匀即成。佐餐食用，每日1剂。

功效 流感流行时可经常食用。

姜丝萝卜汤

原料 白萝卜30克，生姜50克，红糖适量。

制法 白萝卜洗净，切片；生姜洗净，切丝。将白萝卜片、姜丝放入锅内，加适量清水，小火熬煮30分钟，加入红糖稍煮即可。

功效 祛风散寒解表。适用于风寒感冒。

葱白大蒜汤

原料 葱白 20 克, 大蒜 10 克, 大米 80 克。

制法 葱白洗净, 切末; 大蒜去皮, 切末; 大米洗净。将大米、葱末、蒜末放入锅内, 加适量清水, 熬煮成粥即可。

功效 解表散寒。适用于风寒感冒。

抗感清热绿豆茶

原料 绿豆 200 克（连皮）, 芦根 50 克, 银花 50 克, 薄荷 25 克。

制法 先将芦根、银花煲 30 分钟, 然后加入绿豆和冰糖煲 15 分钟, 再放入薄荷后文火焖 5 分钟即可饮用。

功效 清热解毒, 生津消暑, 除烦止咳。适用于风热感冒。

银翘双汁饮

原料 金银花 15 克, 连翘 15 克, 知母 15 克, 花粉 10 克, 雪梨 4 个, 甘蔗适量。

制法 雪梨、甘蔗榨汁各 1 杯。先将药材加水煎浓汁, 然后加入雪梨汁和甘蔗汁即成。

功效 清热解毒, 生津止渴, 止咳润肺。适用于风热感冒。

鸡蛋冰糖饮

原料 鸡蛋 1 个, 冰糖 30 克。

制法 将鸡蛋打破, 用捣碎的冰糖混合调匀, 临睡前用开水冲服, 出微汗。

功效 适用于阴虚感冒。

橄榄苏叶茶

原料 橄榄 4 枚, 紫苏叶 12 克, 葱白 4 条, 生姜 4 片, 红糖适量。

制法 将橄榄洗净, 捣碎, 葱白洗净, 切碎, 与紫苏叶、生姜片共置锅内, 水煎取汁, 调入红糖代茶饮用。每日 1 剂。

功效 解表散寒, 理气和胃。主治风寒感冒。

牛蒡根粥

原料 粳米 50 克, 牛蒡根 30 克, 糖 30 克。

制法 先将牛蒡根加水煮开后放置 5 分钟, 去渣留汁, 加入粳米煮成粥, 加糖即成。

功效 发散风热。主治风热感冒。

名医珍藏百病食疗

咳 嗽

咳嗽是常见病、多发病，许多疾病，如呼吸道感染、支气管扩张、肺炎、咽喉炎等均可有咳嗽的症状。治疗方法以消炎止咳为主。

所谓咳嗽，乃指肺气上逆作声以及咯吐痰液等病理现象。西医中的支气管炎、支气管扩张等病，常以咳嗽为主要症状，与中医学的咳嗽概念相合。

中医学认为，外邪侵袭和内伤皆可引起咳嗽。外邪侵袭所致之咳嗽又称外感咳嗽，而有寒热之分，其主要特征是：发病急，病程短，并常可并发感冒。风寒咳嗽的临床症状为咳嗽声重、气急、咽痒、咳痰稀薄色白等；风热咳嗽的临床症状则为咳嗽频剧、气粗、咽痛、痰稠等。内伤咳嗽的特征是：病情缓，病程长，皆由五脏功能失常所致。内伤咳嗽又可分为痰湿咳嗽、痰热咳嗽、阳虚咳嗽及阴虚咳嗽四种。痰湿咳嗽的临床症状为咳嗽痰多、痰出咳平、咳痰色白或呈灰色等；痰热咳嗽的临床症状为咳嗽痰多、咯吐不爽、质黏厚或稠黄等；阳虚咳嗽的临床症状为咳嗽反复发作、痰涎清稀、心悸、畏寒等；阴虚咳嗽的临床症状为干咳少痰、痰中带血等。

食疗方　SHI LIAO FANG

糖豆腐

原料　豆腐 500 克，红糖 100 克，白糖 100 克。

制法　把豆腐当中挖一窝，纳入红、白糖，放入碗内，隔水蒸 30 分钟，一次吃完。

功效　清热，生津，润燥。主治咳嗽、痰喘。

陈醋煮冰糖

原料　冰糖 500 克，陈醋 500 克。

制法　将冰糖置入锅内，再将陈醋倒入锅内煮沸，待冰糖全部溶解，候凉饮用。日服 2 次，每服 10 克。

功效　适用于咳嗽痰喘。

名医珍藏百病食疗

二前冬花粥

原料 前胡、白前、冬花各 10 克，大米 100 克。

制法 将二前、冬花择净，放入锅中，加清水适量，浸泡 5～10 分钟后，水煎取汁，加大米煮粥，服食，每日 1 剂，连续 2～3 天。

功效 疏风清热，宣肺止咳。适用于风热咳嗽，咳痰黄稠，胸闷不舒等。

杷叶黄芩粥

原料 枇杷叶、黄芩、大力子各 10 克，大米 100 克，冰糖适量。

制法 将诸药择净，布包，水煎取汁，加大米煮粥，待熟时调入冰糖，再煮一两沸即成，每日 1 剂，连续 2～3 天。

功效 清热生津，润肺止咳。适用于燥热咳嗽，痰少黏稠，或干咳无痰，或痰黏难咯。

杏梨枇杷露

原料 苦杏仁 10 克，炙枇杷叶 10 克，大鸭梨 1 个。

制法 将苦杏仁去皮尖、打碎，炙枇杷叶用布包，鸭梨去皮核，切成小块，同煮，饮汤、吃梨。每日 1 剂，分 2～3 次服。

功效 此方适用于痰热咳嗽。苦杏仁、炙枇杷叶都具有止咳化痰的功效，而鸭梨性寒，有化痰作用，故对痰热咳嗽伴有咯吐黄痰者有效。

姜糖豆腐汤

原料 生姜 10 克，红糖 60 克，豆腐 250 克。

制法 将生姜、红糖、豆腐加水适量，共煎煮 20 分钟后，去生姜。

功效 散寒止咳。生姜红糖汤乃民间治疗风寒的验方，配以豆腐善治咳嗽、哮喘、百日咳、肺脓疡等呼吸系统疾病。此方既治风寒感冒，亦治寒性咳嗽。

柿霜糖

原料 柿霜、白糖各等量。

制法 柿霜、白糖入锅，加水少许，文火炼至挑起呈丝状，不黏，稍冷后倒入涂有熟菜油的瓷盘中，压平，切块，随时含咽。

功效 清肺润燥，止咳化痰。适用于肺燥咳嗽。

枇杷叶粥

原料 枇杷叶 15 克，粳米 50

克，冰糖 30 克。

制法 枇杷叶用纱布包好，入砂锅内，加水 400 毫升，煎煮 20 分钟后，去渣留汁。加入粳米煮粥。服用时加冰糖。

功效 清肺化痰，止咳降气。用于急性气管炎、大叶性肺炎、衄血以及胃热呕吐呃逆等症。

紫苏粳米粥

原料 紫苏叶 15 克，粳米 50 克。

制法 粳米煮成稀粥，加入紫苏叶，稍煮即可。

功效 宣肺化饮。适用于寒饮伏肺咳嗽。

支气管炎

疾病介绍 ZHI QI GUAN YAN

支气管炎是呼吸系统的常见病、多发病，一年四季皆可发病，以冬春季节多见。以咳嗽为主要症状，部分患者出现气喘。根据病程长短分为急性和慢性两种。咳嗽是急性支气管炎的主要症状，开始呈刺激性干咳，以后咳出少量黏痰或稀痰，痰量逐渐增多，并转变为黏液脓痰，伴有畏寒、发热、头痛、全身酸痛等症状。慢性支气管炎先有长期的反复咳嗽、咯痰症状，随着病程的增长而逐渐加重，多数患者可出现不同程度的喘息、短气或胸闷等症状。咳痰以清晨或夜间较多，痰为白色黏液或泡沫状，继发感染时可变为黄绿色脓性痰，痰量明显增多。

中医认为支气管炎的发生和发展有内、外两大因素，外因与六淫外邪的侵袭有关，内因则由肺、脾、肾等脏腑功能的失常而致。

急性支气管炎多属实证，治疗以祛风化痰止咳为主。慢性支气管炎以老年人多见，病程长，多以虚证为主，但往往虚中夹实。每当病情处于急性发作阶段或伴有继发感染时，应以化痰止咳为主；当病情处于缓解阶段，应着重扶正固本，以润肺、健脾、补肾为主。

食疗方　SHI LIAO FANG

冬瓜麦冬水

原料 冬瓜皮、冬瓜子、麦冬各15克。

制法 水煎服，每日1～2次。

功效 主治慢性支气管炎。

四仁鸡蛋汤

原料 白果仁、甜杏仁各100克，胡桃仁、花生仁各200克。

制法 将以上材料捣碎后，每天早晨取出20克，加水250毫升，熬开后打入1个鸡蛋，熟后加冰糖适量。连服半年。

功效 适用于慢性支气管炎。

果仁粥

原料 白果、浙贝母各10克，莱菔子15克，粳米100克，盐、香油各适量。

制法 白果、粳米洗净，与浙贝母、莱菔子一起装入砂锅内；再向砂锅内加入1000毫升的清水，烧开后，改为小火慢煮成粥稠；最后下入盐、淋入香油调匀即可。

功效 下气，平喘，止咳。

干姜扁豆粥

原料 干姜30克，茯苓15克，扁豆50克，粳米100克。

制法 将干姜、茯苓、扁豆洗净后入锅中，加适量水，煎煮10分钟；粳米洗净，放入清水中浸泡半小时，捞出；再将粳米放入药汁中，加适量水，以文火慢慢熬煮成粥即可。

功效 此粥可温中散寒、化饮止咳，适用于慢性支气管炎患者食用。

葱梨饮

原料 葱白（连须）7根，鸭梨1个，冰糖9克。

制法 将葱白洗净，鸭梨去皮核，切成小块，加入冰糖，与水同煎。待梨烂熟后，吃梨，饮汤。每日1～2剂，连服5～7天。

功效 适用于因感冒引发的慢性支气管炎发作。

百荠饮

原料 马蹄（荸荠）10个，百合20克，雪梨1只，冰糖10克。

制法 将马蹄洗净，去皮，捣烂；雪梨去皮核，切成小块；百合洗净。3 味同放入砂锅内，加水适量，文火熬 50 分钟，至熟烂成糊状时，加入冰糖，搅匀后即成。每日 1 剂，每次 1~2 汤匙。

功效 适用于慢性支气管炎患者，如气喘明显、痰多黏稠不易咯出、口干心烦。

玉竹沙参焖老鸭汤

原料 玉竹、沙参各 30~50 克，老鸭半只，精盐适量。

制法 将玉竹、沙参与老鸭（去毛和内脏）放入瓦罐内用文火焖煮 1 小时以上。调味以后饮汤吃鸭肉。

功效 清肺，润燥，止咳。适用于慢性支气管炎之肺燥热咳嗽。

贝母粥

原料 贝母粉 10 克，糯米 50 克，冰糖适量。

制法 将贝母去心研末，把淘洗净的糯米用武火煮沸，再以文火熬至半熟，将贝母粉及冰糖加入粥内，继续煮至熟烂，每日早晚温服之。

功效 止咳化痰。适用于慢性支气管炎，痰湿犯肺，久咳不愈。脾肾虚寒，有寒痰咳嗽者不宜服。

荸荠萝卜藕梨饮

原料 荸荠、莲藕、白萝卜各 150 克，梨 500 克，蜂蜜适量。

制法 将以上材料处理干净，切块后放入榨汁机中，榨取汁液，加蜂蜜调匀即可。

功效 梨可生津清热，润肺化痰，被称为"百果之宗"，因此常用于治疗秋燥、阴虚咳嗽。此饮能滋阴清热，适用于慢性支气管炎。

支气管哮喘

疾病介绍 ZHI QI GUAN XIAO CHUAN

支气管哮喘（简称哮喘），是由多种细胞特别是肥大细胞、嗜酸性粒细胞和 T 淋巴细胞参与的慢性气道炎症；在易感者中此种炎症可引起反复发作的喘息、气促、胸闷和（或）咳嗽等症状，多在夜间或凌晨发生；此类症状常伴有广泛而多变的呼气流速受限，但可部分地自然缓解或经治疗缓解；此种症状还伴有气道对多种刺激因子反应性增高。

食疗方 SHI LIAO FANG

芝麻姜糖

【原料】黑芝麻 250 克，生姜 125 克（取汁），冰糖、蜂蜜各 125 克。

【制法】用姜汁浸拌黑芝麻，再入锅内略炒，放凉后加冰糖、蜂蜜各 125 克，将冰糖溶化后与蜂蜜混匀，再与姜汁浸过的黑芝麻混合拌匀，放入广口瓶内，每日早晚各服一汤匙。

【功效】散寒定喘，止咳化痰。治疗寒哮证。生姜辛、微温，具有发汗解表、温肺止咳之功效；黑芝麻、蜂蜜补虚润燥；冰糖养阴生津、润肺止咳。合而散寒定喘、止咳化痰，用于治疗寒哮证。

麻雀虫草汤

【原料】麻雀 5 只，冬虫夏草 9 克，生姜 50 克，精盐适量。

【制法】将麻雀去毛及肠杂，洗净，切块，与余药加水一同煎煮，文火炖至熟烂后，调味服食。每周 2 ~ 3 次，连服 10 ~ 15 次。

【功效】补肺肾，纳气平喘。适用于支气管哮喘，肺肾虚损型；面色苍白，形寒肢冷，动则心慌，喘咳气短息促，痰涎起沫，舌质胖嫩，苔淡白，脉沉细。

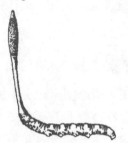

冬虫夏草

柚子肉炖鸡汤

【原料】柚子 1 个，雄鸡 1 只。

【制法】柚子去皮留肉，雄鸡去毛去内脏洗净，将柚子肉放入鸡肚内，一起放入砂锅中，加水文火炖煮至鸡烂熟，加调料即成，饮汤吃肉。

【功效】可健胃下气，化痰止咳。适用于支气管哮喘、老年慢性咳嗽。

丝瓜鸡肉汤

【原料】嫩丝瓜 150 克，鸡肉 250 克，精盐、味精各适量。

【制法】丝瓜洗净，去皮，切块；

名医珍藏百病食疗

鸡肉洗净，切块。将鸡肉、丝瓜放入煲内，加适量清水，煲45分钟，加入精盐、味精即可。

功效 清热化痰，止咳平喘。

白萝卜子丸

原料 白萝卜子150克，生姜适量。

制法 白萝卜子洗净，在锅内蒸熟晒干，研成细末；生姜洗净，榨取汁液。在白萝卜子末中加入生姜汁调匀，做成绿豆大小的丸子。每次服10丸，每日3次。

功效 散寒定喘。适用于寒性哮喘。

南瓜红枣汤

原料 南瓜150克，红枣15枚，红糖适量。

制法 南瓜洗净，削皮，切条；红枣洗净，去核。二者一同放入锅内，加适量清水，大火煮沸，转小火煮至南瓜软烂，加红糖即可。

功效 补中益气，提高免疫力。适用于免疫力差、支气管哮喘、老人慢性支气管炎等患者。

射干麻黄粥

原料 射干、紫菀、冬花、五味子、杏仁各10克，麻黄、细辛各5克，大米100克，葱白2茎，生姜3片。

制法 将诸药择洗干净，放入锅中，加清水适量，浸泡5~10分钟后，水煎取汁，加大米煮粥，待熟时调入葱白、姜末，再煮1~2沸即成，每日1~2剂，连续3~5天。

功效 宣肺散寒，止咳平喘。适用于风寒袭肺，咳嗽白痰，痰液稀薄，初起多兼恶寒、头痛无汗、鼻塞流涕、舌苔薄白等。

小青龙粥

原料 麻黄、桂枝、法夏、细辛、白芍、五味子各6克，生姜3片，甘草3克，大米30克，白糖适量。

制法 将诸药择净，放入药罐中，加清水适量，浸泡5~10分钟后，水煎取汁，同大米煮粥，待熟时调入白糖，再煮1~2沸即成，或将小青龙合剂10毫升，调入稀粥中服食，每日2剂，连续3~5天。

功效 宣肺散寒，止咳平喘。适用于风寒袭肺、气促喘息、胸闷等。

名医珍藏百病食疗

肺炎

疾病介绍 　　　　　　　　　FEI YAN

　　肺炎的种类很多，分类方法不一，为指导治疗，一般都按病因分类，可分为病毒性、鹦鹉热病原体性、立克次体性、支原体性、细菌性、霉菌性肺炎等，此外还有过敏性、放射性、化学性肺炎等，而细菌性仍占多数。中医认为，肺卫不固，感受外邪，风寒化热，罹患肺炎。

　　本病往往起病急骤，恶寒发热，咳嗽胸痛，乃至呼吸困难，特别是老年人，症状较重，消化功能减弱，进食少，甚至不能自进饮食。因此，要注意少食多餐，选择易消化而富于营养的食物。

食疗方 　SHI LIAO FANG

无花果汤

原料 无花果 10 克，冰糖适量。

制法 将无花果洗净，加水与冰糖共煮汤汁。每日 1 剂，连服 10 天，可收显效。

功效 治肺炎（疗效明显）。

蜜汁鸭蛋汤

原料 蜂蜜适量，鸭蛋 1 个。

制法 将适量水烧开，待沸后打入鸭蛋，再放蜂蜜烧片刻即成。每日早、晚空腹各服 1 次，吃蛋饮汤。

功效 补虚润肺。主治肺炎，肺阴亏虚型，发病日久，干咳痰少，口干咽燥。

橘皮茶

原料 橘皮适量。

制法 将橘皮洗净，放入茶杯中，用沸水冲泡，代茶饮。

功效 橘皮可理气化痰，对于肺炎痰多者适用。

马蒲茶

原料 马齿苋 50 克，蒲公英 50 克。

制法 将马齿苋、蒲公英洗净，与水同煎，代茶频饮，每日 1 剂，连服数日。

名医珍藏百病食疗

功效 马齿苋是一种清凉可食的野菜，与蒲公英合用，具有清热解毒、散血消肿的功效，可用于治疗肺炎成脓期、肺炎恢复期。

百合瘦肉粥

原料 鲜百合 30 克，猪瘦肉 100 克，大米 100 克，精盐 1 克，味精 1 克。

制法 将百合掰瓣，洗净；猪瘦肉切丝；大米淘洗干净，备用。锅内加水适量，放入大米、肉丝煮粥，快熟时加入百合，再煮 2～3 沸，加入适量精盐、味精即成。每日 1～2 次，可长期食用。

功效 百合有润肺止咳、养阴清热、清心安神等功效；猪肉有补中益气、生津润肠等功效。适用于急、慢性肺炎。

冰柑蒸食

原料 广柑 1 个，冰糖 15 克。

制法 将广柑切下 1 小块，装冰糖于柑内，盖上原皮，以竹签插下固定，置碗内蒸熟食用。

功效 清热润肺，生津止咳。适用于风热犯肺型肺炎，症见咳痰不爽，痰黏稠色黄，身热口渴，鼻流浊涕。

枸杞芦笋瘦肉汤

原料 枸杞菜 250 克，瘦肉 150 克，芦笋适量。

制法 将用料洗净，枸杞菜去梗留叶，瘦肉和芦笋切片，全部用料一起放入煲内，煮 1～2 小时，加油、盐调味即可。

功效 可润肺祛痰、清除肺部热气。适用于肺炎。

凉拌鱼腥草莴笋

原料 鲜鱼腥草 50 克，莴笋 250 克，盐、酱油、醋、味精、香油各适量。

制法 鱼腥草洗净，氽烫，加盐腌渍；莴笋去皮，洗净，切粗丝，加盐沥水。将鱼腥草与莴笋放入盘内，加酱油、醋、味精、香油，拌匀即可。

功效 清热解毒，止咳化痰。适用于肺炎引起的高热不退、咳嗽等症状。

甘蔗大米粥

原料 新鲜甘蔗 500 克，大米 120 克。

制法 将甘蔗去皮，切段，榨

名医珍藏百病食疗

汁；大米洗净，放入锅内，再加入甘蔗汁和适量清水，小火熬煮至粥熟即可。

功效 适用于肺炎引起的干咳、盗汗、口干纳少、神疲乏力等。

肺脓肿

　　肺脓肿是指由多种病原菌引起的肺部感染，当机体抵抗力下降时，遭到病原菌的侵袭，从而引起肺部感染，早期为化脓性肺炎，当病变组织破溃，且与支气管相通时，则有大量脓痰咳出，使肺的病变部位形成空洞，这就是肺脓肿（或肺脓疡）。本病多发生于青壮年。主要表现为高热、气促、胸肋疼痛、咳嗽咳痰，痰量增多且呈脓样，咳腥臭脓痰，甚至咳吐脓血痰等。

食疗方　SHI LIAO FANG

银芽汤

原料 黄豆芽 1500～2000 克。

制法 加适量水，猛火煎 4～5 小时，取汤饮。

功效 清肺毒，除痰火。适用于肺脓肿，症见咳黄痰。

双花秫米粥

原料 金银花 30 克，秫米 50 克。

制法 金银花水煎取浓汁，加秫米，再加水适量，煮稀粥。

功效 适用于肺脓肿初期，症见发热胸痛，咳吐黄痰。

白及豆腐汤

原料 白及 50 克，麦冬、甘草各 15 克，豆腐一斤。

制法 药煎汁煮豆腐，调味食之。

功效 消肿生肌，润肺止咳化痰。适用于肺痈。

荷叶石膏花粉粥

原料 鲜荷叶 1 张（或荷蒂 50 克），天花粉 30 克，石膏 15～30 克，粳米 50 克。

制法 荷叶切碎，与天花粉同水煎 20 分钟，再入石膏同煎 10 分钟，去渣取汁，入粳米煮粥，早晚温食。

功效 清热解毒，泄肺。适用于小儿肺脓肿，高热，烦渴，咳吐腐浊脓痰。

胡椒丝瓜炖猪肾

原料 猪肾 1 对，胡椒 20 粒，老丝瓜半条。

制法 共清炖（不加油盐），吃肉喝汤。

功效 清热解毒，涤痰。适用于肺脓肿。

薏苡仁黑豆汤

原料 薏苡仁、黑豆各 50 克，乌梅 3 枚，阿胶 10 克。

制法 取薏苡仁、黑豆、乌梅加水 5000 毫升，煎至 2500 毫升时加入阿胶，再煮沸。饭后服用，每日 1 剂，分 2 次服用。

功效 适用于咳吐脓血患者。

砂锅鸭子

原料 鸭子 1 只，冬瓜仁、百合、薏苡仁、黄精各 50 克，白及 30 克。

制法 将鸭子去毛洗净，把冬瓜仁、百合、薏苡仁、黄精、白及共纳入鸭肚内，用线缝好，入砂锅煮熟烂，去药渣，吃鸭肉饮汤。

功效 适用于肺脓肿恢复期，效果极好。

三仁白鸭汤

原料 白鸭 1 只，生薏米 50 克，杏仁 30 克，桃仁 30 克，食盐、姜各适量。

制法 将白鸭杀死，去净毛、内脏，薏米、杏仁（去皮尖）、桃仁研为粗末，纳入鸭膛，加水清炖，鸭肉烂时调入食盐、姜等作料，食肉喝汤。

功效 清热，逐瘀，排脓。适用于肺脓肿，咳吐脓血。

猪肺绿白汤

原料 猪肺 250 克，绿豆 200 克，白果 100 克。

制法 共煮服（不加油盐）。

功效 清热解毒，补肺止咳敛痰。适用于肺脓肿。

肺结核

　　肺结核是一种传染性疾病，它是由结核分枝杆菌感染引起的肺部病变。飞沫传播是肺结核最重要的传播途径，经消化道或皮肤等其他途径传播现已罕见。

　　影响机体对结核分枝杆菌自然抵抗力的因素除遗传因素外，还包括生活贫困、居住拥挤、营养不良等社会因素。另外，影响其传染的因素，还与接触的密切程度和时间长短有关。

　　当过度疲劳、饮酒过量等，造成抵抗力下降时，受到结核分枝杆菌感染就易导致发病。肺结核主要临床表现是，咳嗽、咳痰、胸痛、乏力、盗汗、低热、体重减轻、食欲不振等。

食疗方　SHI LIAO FANG

金针瘦肉粥

原料 金针菜 50 克，猪瘦肉 150 克。

制法 金针菜水发洗净，猪肉洗净切块，放锅内，加水用文火炖酥，加味精、食盐适量。

功效 适用于肺结核，症见咯血低热，消瘦，乏力。

羊肚汤

原料 羊肚 1 个，北芪 50 克，浮小麦 400 克，花旗参 10 克，桂圆肉 50 克，麦冬 25 克。

制法 羊肚用盐和生粉擦洗，然后再用热水烫去黏膜。加药料和水，煲 3 小时，分 2 次食用。每日 1 次，15 天为 1 个疗程。

功效 补气开胃，升阳固表，滋阴止汗。适用于肺结核，症见阴虚盗汗、阳虚自汗。

养阴清肺粥

原料 地黄、玄参、麦冬、川贝母、牡丹皮、白芍、薄荷、甘草各 6 克，大米 30 克，白糖少许。

制法 将诸药择净，放入药罐中，加清水适量，浸泡 5 ~ 10 分钟

名医珍藏百病食疗

后，水煎取汁，加大米煮粥，待熟时调入白糖，再煮 1~2 沸即成，每日 2 剂，7 天为 1 疗程，连续 3~5 疗程。

功效 养阴润肺。适用于结核病干咳少痰，或痰中带血，胸痛，潮热颧红，咽干口燥，舌质红，苔薄黄少津，脉细数等。

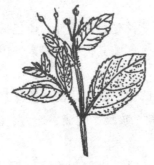

玄参

三胶玉竹粥

原料 龟板胶、鳖甲胶、鱼鳔胶各 5 克，玉竹 10 克，大米 100 克，冰糖适量。

制法 将玉竹切细，加清水适量煮沸后，与大米同煮为粥，待熟时调入三胶、冰糖，再煮 1~2 沸即成，每日 1 剂，7 天为 1 疗程，连续 3~5 疗程。

功效 滋阴清火。适用于结核病骨蒸潮热、盗汗、五心烦热等。

沙参炖鳗鱼

原料 鳗鱼 200 克，沙参 30 克，山药 30 克，百合 30 克，精盐适量。

制法 把鳗鱼去杂，洗净，与沙参、山药、百合一同隔水炖熟，加精盐。每次食用 50 克，每日 3 次。

功效 养阴补肺。适用于肺结核、经久不愈、食欲不振者。

乌龟香菇炖母鸡

原料 乌龟 1 个，母鸡 1 只，香菇 20 克。

制法 乌龟排尿使尽（方法：将乌龟仰卧在高脚杯上，头对镜，不久即排尿；或者用猪鬃搔刺其鼻孔亦可使其排尿），除去甲骨；母鸡洗净入锅。加料酒、姜、葱、香菇和清水适量，先用武火煮沸去浮沫，再改用文火炖 2 小时入盐、味精调味即可。佐餐食用。

功效 滋养肺阴，温煦肾阳。

鸡冠花猪肺汤

原料 鲜白鸡冠花 20 克，猪肺 1 具。

制法 用开水炖 1 小时，饭后分 2~3 次服。

功效 清热凉血，收敛固涩。适用于咯血、吐血。

名医珍藏百病食疗

痛风

　　痛风，是由于体内嘌呤代谢紊乱，尿酸生成过多，超过肾脏的排泄能力，而引起的一组症状。部分尿酸可沉积于耳壳软骨、关节、结缔组织及肾脏，形成痛风石。痛风常表现为关节红、肿、热、痛，而且疼痛多发于夜间，常因剧痛而惊醒。痛风症状可自行消退，经数日、数年后可复发并进入慢性期。慢性阶段可见关节肿大、畸形、僵硬，少数病人会出现尿酸结石沉结于肾脏，引起肾脏功能的损害。有效地控制饮食，少吃引起体内嘌呤增多的食物，是防止痛风发作的重要因素。

食疗方　SHI LIAO FANG

萝卜柏子汤

原料 萝卜 250 克，柏子仁 30 克，精盐适量。

制法 将萝卜洗净切丝，用植物油炒后，加入柏子仁，入清水 500 毫升，同煮熟，酌加精盐调味即可。食萝卜饮汤。每 1～2 日 1 剂，可长期服用。

功效 萝卜配柏子仁，可消滞通便，有利于尿酸的排泄。痛风急性发作者，可服用。

芹菜粳米粥

原料 芹菜、粳米各 100 克。

制法 芹菜去黄叶后，洗净切碎，加粳米、清水，文火共煨成粥。每日 1 剂。

功效 如痛风急性发作，可服用本方。

茄子根酒

原料 茄子根 90 克，白酒 500 克。

制法 将茄子根浸入白酒内，3 天后饮用，每次 15 毫升，每日 2 次，连服 1～2 周。

功效 清热解毒，活血通络。适用于湿热阻滞型痛风。

干姜茯苓粥

原料 干姜 6 克，茯苓 15 克，

红枣 5 枚，粳米 100 克。

制法 前 3 味水煎取汁，加入粳米煮粥，再调入适量红糖食用，每日 1 次，连服数日。

功效 温中逐寒，祛湿通脉。适用于寒湿痹阻型痛风。

三黄三金粥

原料 黄连、黄芩、黄柏、郁金、金钱草、金不换各 10 克，大米 50 克，白糖适量。

制法 将诸药择净，放入锅中，加清水适量，水煎取汁，再加大米煮粥，待熟时调入白糖，再煮 1～2 沸即成，每日 1 剂。连续 3～5 天。余药渣可加清水适量水煎取汁外洗患处，每次 10～30 分钟，每日 2～3 次。

功效 清热通络，疏风胜湿。适用于痛风性关节炎关节灼痛、口渴烦闷等。

蒲公英粥

原料 鲜蒲公英 30 克（连根较好），粳米 50 克。

制法 蒲公英加水煎取浓汁，

去渣留汁 200 毫升，加入粳米、水 400 毫升，煮成稀稠粥，用冰糖调味。每日 2 次，稍温服食，3～5 日为 1 个疗程。

功效 清热解毒。

核桃泥

原料 核桃仁 250 克，山药 100 克。

制法 将核桃仁浸在含 10 克盐的 1.5 升冷开水中，5 分钟后取出，放进微波炉转 3 分钟，再用捣碎机捣碎，与炒熟的山药粉混合拌匀，每次取 30 克，用开水送服。

功效 经常饮服有助于排除尿酸，预防痛风。

薏米粥

原料 薏米 30 克，糯米 30 克，冰糖适量。

制法 将薏米和糯米洗净后一起放入砂锅内加水，小火煎煮成粥，加入冰糖再煮片刻即成。

功效 薏米可以温中利水，除痹消肿，适用于脾虚型的痛风患者。

名医珍藏百病食疗

第二节　消化系统疾病

胃痛

胃痛，又称胃脘痛，以胃脘部经常发生疼痛为主症，其主要部位在胃脘近心窝处，痛时可牵连胁背或兼见恶心、呕吐、吐酸、嘈杂，大便溏薄或秘结，甚至呕血、便血等症。多见于急慢性胃炎、消化性溃疡、胃癌、胃肠神经官能症等。

中医认为，此病多为外受寒邪，病邪犯胃，或肝气郁结，横逆犯胃，或脾胃虚弱，中焦虚寒所为，理气止痛为常用方法。

食疗方　SHI LIAO FANG

吴茱椒姜粥

原料 吴茱萸、川椒各2克，大米50克，生姜3片，葱白2茎。

制法 将吴茱萸、川椒择净，研为细末；姜葱洗净，切细；大米淘净，放入锅中；加清水适量煮粥，待熟时调入吴茱萸粉、葱姜等，再煮1~2沸即成，每日1剂，连续3~5天。

功效 温胃散寒。适用于胃寒疼痛，畏寒喜暖，温熨脘部可使痛减，口不渴，喜热饮等。

山楂内金粥

原料 山楂30克，鸡内金10克，大米100克，砂糖适量。

制法 将二药择净，放入锅中，加清水适量，浸泡5~10分钟后，水煎取汁，加大米煮为稀粥，待熟时，调入砂糖，再煮1~2沸即成，每日1剂，连续3~5天。

功效 健脾胃，消食积。适用于食积停滞，肉积不消，脘腹疼痛，高血压，冠心病，高脂血症等。

香菜酒

原料 香菜叶 1000 克，葡萄酒 500 毫升。

制法 将香菜放入酒中浸 3 日后，去叶饮酒，痛时服 15 毫升。

功效 适用于胃寒痛。

锅巴陈皮汤

原料 锅巴 100 克，陈皮、鸡内金各 10 克。

制法 将上 3 味水煮，饮汤。

功效 健胃止痛。

麦芽煎

原料 麦芽 30 克。

制法 水煎服，每日 1 剂，分次服用。

功效 暴饮暴食，可出现胃部胀痛，严重者可呕吐酸腐食物。因麦芽能帮助消化，对食积胃痛效果较好。

莲子扁豆饭

原料 白扁豆 25 克，薏苡仁 25 克，莲子 25 克，红糖 10 克，大枣 10 枚，粳米 200 克。

制法 白扁豆、薏苡仁、莲子以温水泡发后煮熟备用；大枣洗净蒸熟备用。取大碗 1 个，碗底放薏苡仁、扁豆、莲子、大枣，最后加熟粳米饭，再蒸 20 分钟，然后把饭扣于大圆盘中，再用红糖加水熬汁浇在饭上即可。每 2 ~ 3 日 1 剂，分次食用。

功效 如果平时食欲差，乏力，稍劳累或饮食不节即出现胃隐痛，可试用上方。用上方可养胃健脾，适用于胃痛反复发作的患者。

牛肉香菇粥

原料 熟牛肉、香菇、粳米各 100 克，葱、姜、精盐、味精各少许。

制法 香菇用温水浸泡，牛肉切薄片，将香菇、牛肉、粳米一同加水煮粥，待粥熟将离火时，加入葱、姜、精盐、味精调味即成，每日 1 剂。

功效 和胃调中，理气止痛。适用于慢性胃炎所致胃痛。

老姜红糖膏

原料 老姜、红糖各 50 克。

制法 将老姜洗净，捣烂取汁，隔水蒸沸，加入红糖溶解即成。每日 1 剂，2 次分服。

功效 温中散寒，和胃止痛。

适用于胃寒疼痛。

六曲二芽粥

原料 六神曲、炒谷芽、炒麦芽、陈皮各 10 克，生姜 3 片，大米 100 克，白糖适量。

制法 将诸药择净，放入锅内，加清水适量，浸泡 5~10 分钟后，水煎取汁，加大米煮粥，待煮至粥熟后，白糖调味服食，每日 1 剂，连续 3~5 天。

功效 消食导滞。适用于饮食停滞，胃脘胀满，甚则疼痛，嗳腐吞酸，或呕吐不消化食物，吐后痛减，或大便不畅，舌苔厚腻等。

慢性胃炎

疾病介绍　　MAN XING WEI YAN

　　慢性胃炎即是胃部黏膜的慢性炎症，分为慢性浅表性胃炎、慢性萎缩性胃炎、慢性肥厚性胃炎。临床较多见的胃窦炎是一种病变于胃窦部的慢性胃炎。各种慢性胃炎的临床症状颇不一致，其主要症状有：中上腹无规律的灼痛、隐痛、钝痛、刺痛；上腹或全腹饱胀，进食更甚，嗳气稍缓；消化不良，食欲不振，苔厚腻或黄腻，干燥，而慢性萎缩性胃炎患者有时还伴有缺铁性贫血、消瘦。但无论何种类型的慢性胃炎，均因各种刺激因素长期或反复作用在胃黏膜上，造成胃黏膜营养障碍而削弱其屏障机制，在幽门弯曲杆菌等细菌作用下产生慢性胃黏膜的炎症。常见的病因主要有：口鼻咽部慢性感染病灶的存在；不正确的饮食习惯，如喜食高温烫茶、粗糙难消化的食物及辛辣调味品，以及不良的嗜好如嗜食咖啡、长期酗酒、吸烟。

食疗方　　SHI LIAO FANG

蕹菜鲫鱼汤

原料 蕹菜 120 克，鲫鱼 250 克，生姜 4 片，胡椒粉少许。

制法 将鲫鱼活杀，去鳞、腮及肠杂，洗净；蕹菜洗净，切段。起油锅，用姜将鱼爆至微黄，加开水适量，煮半小时再下菜煮熟，下胡椒粉、盐调

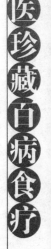

味即可。随量食菜和鱼肉，饮汤。

功效 可益气健脾、开胃消食。适用于溃疡病、慢性胃炎属脾胃气虚者。症见食欲不振、食入不化、胃脘饱胀、大便溏薄。

牛奶鹌鹑蛋汤

原料 牛奶半瓶，鹌鹑蛋1枚。

制法 牛奶煮沸，打入鹌鹑蛋再沸即成。每日早晨空腹服1次，连续服用。

功效 主治慢性胃炎。

猪胆金豆散

原料 猪苦胆1个，黄豆100克。

制法 将黄豆放入猪苦胆内，浸24小时，取出阴干，研成细粉。每日服3次，每次1克。

功效 清热降火，清肝和胃。主治慢性胃炎，属肝火犯胃型，胃中嘈杂，疼痛，喜喝冷饮，胁肋不舒，口中有异味，舌红、苔少。

花椒萝卜煎

原料 花椒3克，白萝卜子9克（炒熟），生姜3克，红糖100克。

制法 将上4味水煎服。

功效 散寒止痛，消积除胀。主治慢性胃炎，属脾胃虚寒型，脘部冷痛绵绵，得热痛减，胀痛不欲食，恶心欲吐，泛吐涎水。

砂仁焖猪肚

原料 猪肚500克，砂仁10克。将猪肚反复漂洗干净，砂仁洗净，打碎。

制法 把砂仁放入猪肚内，起油锅，用生姜片爆香猪肚，加水煮沸，去沫调味，文火焖熟，最后下花椒、胡椒粉、葱花，略焖，去砂仁，猪肚切条即可食用。佐餐食用。

功效 健脾祛湿。

胃下垂

　　胃下垂是指X线检查中发现胃整体的位置低于正常（站立位，胃的下缘达盆腔），同时临床有一系列消化道症状的一种慢性病。多见于20～40岁的

名医珍藏百病食疗

青壮年，女性多于男性。胃下垂多与体质因素有关，是由于胃壁及腹部肌肉松弛的结果。此外，十二指肠溃疡、饱食后立即长途行走或劳动等也可成为胃下垂的发病原因。

其临床主要症状为持续性腹胀腹痛，多在饭后发生，进食越多胀痛越剧，可伴有恶心、嗳气、便秘、呕吐、排尿困难等，女性患者可见痛经、月经不调，此外还可产生失眠、头痛、头昏、忧郁等一些神经、精神症状。

食疗方 SHI LIAO FANG

莲子山药粥

原料 猪肚 1 只，莲子 50 克，山药 50 克，糯米 100 克。

制法 将猪肚去除脂膜，洗净切碎，莲子、山药捣碎，和糯米同放锅内，加水文火煮粥，早晚 2 次食完，隔日 1 剂，10 天为 1 个疗程。

功效 补中益气，养胃阴。适用于气阴两虚型胃下垂。

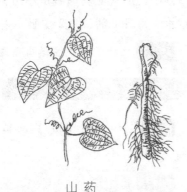

山药

糖枣荔圆

原料 大枣、桂圆、荔枝各 50 克，三七粉 5 克，白糖适量。

制法 将大枣放砂锅中，加水适量，烧开后文火煨 5 分钟，再加入其他各物煮沸，用文火煨 10 分钟，加白糖调匀即可。每日 1 次，温热适量食之。

功效 补气健脾，活血补血。适用于胃脘刺痛拒按，痛有定处，食后较甚，舌紫暗，脉沉涩。

莲枣兔肉粥

原料 莲米 10 克，大枣 5 枚，兔肉、大米各 100 克，葱花、姜末、川椒粉、精盐、味精各适量。

制法 将兔肉洗净，切细，放入锅中，加清水适量煮沸后，去浮沫，加二米、大枣煮粥，待熟时调入葱花、姜末、川椒粉、精盐、味精等，再煮 1 ~ 2 沸即成，每日 1 剂，7 天为 1 疗程，连续 3 ~ 5 疗程。

功效 补中益气，升阳举陷。适用于胃下垂。

名医珍藏百病食疗

竹栀枯草粥

原料 竹叶、山栀子、夏枯草、灯心草、通草各 10 克，大米 100 克，白糖适量。

制法 将诸药择净，放入锅内，加清水适量，浸泡 5～10 分钟后，水煎取汁，加大米煮粥，待煮至粥熟后，白糖调味服食，每日 1 剂，7 天为 1 疗程，连续 3～5 疗程。

功效 清热利湿。适用于胃下垂，胃脘灼热，大便溏薄，小便短黄等。

番薯片

原料 红番薯 200 克。

制法 红番薯洗净切开，上笼蒸熟，装盘。另置一锅，放少量水，烧开，加糖、番茄酱，加工成番茄糖酱，然后倒在番薯片上，顿食。

功效 适用于胃下垂。

黄芪防麻炖牛肉

原料 牛肉 100 克，黄芪 30 克，防风 20 克，升麻 6 克。

制法 牛肉洗净切块，黄芪、防风、升麻等装入纱布袋中，一起放入砂锅，加水文火炖煮至牛肉烂熟，去药袋，加调料即成。喝汤吃肉。

功效 补中益气，升阳兴陷。主治胃下垂、肾下垂、子宫脱垂。

蜂蜜韭菜花

原料 韭菜花 150 克，蜂蜜 500 克。

制法 将韭菜花捣烂，与蜂蜜混合成糊状，每次 20～30 克，开水冲服，每日 2～3 次，空腹服。

功效 适用于胃下垂。

山楂枳壳饮

原料 山楂、苏枳壳各 15 克。

制法 将山楂和苏枳壳一起放入砂锅中，加水文火煎煮 1 小时，去渣饮水。每日 1 剂，分 2 次服完。

功效 化滞收敛。主治胃下垂。

黄芪乌龟肉

原料 乌龟肉 250 克，黄芪 50 克。

制法 将上 2 味共煮熟，去药渣，加盐、葱、姜等调味食用。

功效 治胃下垂、子宫脱垂等。

消化性溃疡

消化性溃疡主要是指发生在胃和十二指肠的慢性溃疡，包括胃溃疡和十二指肠溃疡，溃疡形成与胃酸、胃蛋白酶的消化作用有关。典型的消化性溃疡有如下特点：慢性，周期性发作，上腹痛呈节律性。消化性溃疡主要临床表现为节律性上腹部疼痛，具有周期性发病、慢性过程的特点；可并发上消化道出血、穿孔、幽门狭窄，少数病例存在溃疡恶变的可能。溃疡疼痛与饮食之间具有明显的相关性，胃溃疡疼痛常发生在餐后 1 小时内，过 1~2 小时后逐渐缓解；十二指肠溃疡的疼痛一般在饥饿时发生，进食后缓解，部分十二指肠溃疡患者可发生半夜疼痛。临床研究表明，胃酸分泌过多、幽门螺杆菌感染、胃黏膜保护作用减弱等，是引起消化性溃疡的主要因素。胃排空延缓、胆汁反流、胃肠肽的作用、遗传因素、药物因素、环境因素和精神因素等，都与消化性溃疡的发生有关。消化性溃疡发病率南方高于北方，城市高于农村。十二指肠溃疡比胃溃疡多见，可见于任何年龄，十二指肠溃疡好发于青壮年，胃溃疡好发于中老年人。消化性溃疡的发作有季节性，秋冬和冬春之交发病远比夏季多。

本病相当于中医"胃疡"范畴。中医学认为，胃病多因情志郁怒、饮食不节，或因外邪侵扰、药物刺激等，使脾胃失健、胃络受损而发生溃疡。早期多由外邪、情志、饮食所伤，后期可见脾虚、肾虚而成虚实夹杂，最终致胃气失和，气机不利，胃失濡养。

食疗方　SHI LIAO FANG

地杞牛肚汤

原料　生地 10 克，枸杞子 120 克，牛肚 500 克，生姜 3 片，食盐适量。

制法　将牛肚洗净，切块与余药同放砂锅中煎煮，至烂熟后调味服食。

功效　养阴益胃。适用于脾胃阴虚型的消化性溃疡，症见胃脘隐隐作痛、口燥咽干、大便干结、舌红少津、脉细数。

花生蜜奶

原料 花生米 50 克，鲜牛奶 200 毫升，蜂蜜 30 毫升。

制法 清水浸花生米，30 分钟后取出，捣烂呈泥状，牛奶煮沸时加入花生米泥，再沸，离火晾温，每晚睡前服用。

功效 健脾和胃，缓急止痛。适用于消化性溃疡。

砂米粥

原料 砂仁 5 克，粳米 100 克。

制法 将粳米洗净入砂锅，加水适量煮粥，砂仁研细末，待粥熟时加入，再稍煮即可。

功效 散寒止痛。适用于脾胃虚寒型消化性溃疡。

益气鹅肉汤

原料 肥鹅 1 只，黄芪、党参各 10 克，山药 50 克，油、盐、姜等适量。

制法 先将肥鹅去杂毛，洗净切块，参芪布包，山药切片。诸料同入锅中，加清水适量，煮至鹅肉熟后，去药包，食山药、鹅肉，饮汤。

功效 益气健脾，暖胃生津。适用于脾胃气虚所致的胃溃疡，症见消瘦乏力、纳入食少等。

止疡散

原料 青香蕉 50 克，面粉 50 克。

制法 将青香蕉洗净，烘干，研成细粉。另将面粉炒干，两者混匀，瓶装备用。每日服 3 次，每次服 10 克，饭前用温开水调服。

功效 可用于各类型的消化性溃疡。

白菜汁

原料 小白菜 250 克，白糖适量。

制法 将小白菜洗净，剁碎，加入食盐少许，腌 10 分钟，用洁净纱布绞取汁液，加入白糖即可饮用。每 2～3 日 1 剂，分次饮完。

功效 清热生津，消食。可用于辅助治疗消化性溃疡。

苹果烧牛肉

原料 苹果 1 个，牛肉 150 克，姜、葱各 10 克，料酒 10 毫升，盐 3 克，马铃薯 50 克，植物油 30 毫升。

制法 苹果去心留皮，切成颗粒；牛肉洗净，切成 2 厘米见方的块；马铃薯洗净去皮，切成 3 厘米见方的块；姜切丝，葱切花。将炒匀置武火上烧热，加入植物油，至六成热时，下入姜、葱爆锅，下入牛肉块、苹果炒变色，加上汤、料酒和马铃薯，先用武火烧沸，再用文火烧熟，加入盐炒匀即成。每日 1 次，佐餐食用，每次吃 50 克牛肉和马铃薯。

功效 温胃止痛，补气补血。适用于寒邪犯胃之溃疡病。

墨鱼香菇粳米粥

原料 干墨鱼 1 条，粳米 100 克，香菇 50 克，冬笋 20 克，料酒、盐、味精、胡椒粉各适量。

制法 墨鱼去骨洗净，切成细丝；粳米洗净，浸泡 30 分钟；香菇、冬笋均切成细丝。

将墨鱼、粳米、香菇、冬笋、料酒放入锅中，加适量清水，熬煮至肉烂米熟，用盐、味精、胡椒粉调味即可。

功效 墨鱼补脾益肾；香菇补脾益气，可提高机体免疫力；冬笋滋阴凉血，和中润肠。此粥适用于寒热错杂型消化性溃疡。

老藕糯米粥

原料 老藕 100 克，糯米 50 克，糖桂花适量。

制法 老藕洗净，切片。将藕片、糯米放入锅内，加适量清水，大火煮沸后转小火熬煮至熟，加糖桂花稍煮，即可。

功效 补心生血。可促进溃疡愈合。

消化不良

疾病介绍　XIAO HUA BU LIANG

　　消化不良是指食物不能正常消化，引起胃肠功能紊乱的病症，多由暴饮暴食，过多吃生冷或不洁食物，及偏嗜某些食物而引起。平时脾胃虚弱的朋友或病后消化力差的患者，易患本病。

　　本病的主要临床特征为：中上腹胀满疼痛，呕吐，恶心，嗳酸腐气味，或吐或泻，大便干结，或大便黏滞难下。与饮食失调、脾胃虚弱、肝气郁结等因素相关。

肉积方

原料 山楂100克。

制法 将山楂水煮至熟，去渣饮汤。每日1剂，分2~3次饮用。

功效 山楂有消肉积的作用，主要用于因食肉过多后引起的消化不良。

鲜萝卜汁

原料 萝卜适量。

制法 将新鲜萝卜洗净，切成小块，榨取萝卜汁，温服。每日1剂，分2~3次饮用。

功效 消化不良患者，如果伴有嗳腐吞酸，食纳减少，可选用此法。或者可用萝卜60克煮汤服，每日1剂，10日为1个疗程。因为萝卜可帮助消化，对食积明显的消化不良，有显著的治疗作用。

海蜇荸荠汤

原料 海蜇、荸荠各100克。

制法 将荸荠去皮，切成小块，同洗净切丝的海蜇共入锅中，加水适量煎汤，淡食，每日1次，连用5日。

功效 适用于消化不良实证。

扁豆内金米仁汤

原料 扁豆15克，鸡内金10克，米仁30克。

制法 扁豆洗净后切片，同鸡内金和米仁入锅，加水适量煎沸后，再煎10分钟即可。每日1剂，连用5~7日。

功效 适用于消化不良实证。

大麦羊肉汤

原料 羊肉100克，大麦50克，草果10克，盐2克。

制法 先将羊肉、草果熬汤，过滤，用汤煮大麦，加盐少许，一同煮食。

功效 健脾胃，助消化。适用于消化不良。

炒绿豆芽

原料 绿豆芽150克，菜籽油、精盐、米醋、花椒各少许。

制法 菜籽油入锅烧热，加入花椒炸香，放入绿豆芽炒熟，加入精盐、米醋调味即成。

功效 清热，泻火。适用于消化不良。

苹果麦片粥

原料 麦片100克，苹果50克。

制法 将麦片用清水泡软；苹果洗净后去皮、核，切块。锅上火，将泡好的麦片连水倒入锅内以大火烧开后转小火；再煮5分钟，待麦片熟烂，稀稠适度，加入切块的苹果略煮一下即可。

功效 促进肠胃蠕动，有助于消化。

茼蒿鸡子粥

原料 新鲜茼蒿150克，鸡蛋1个，大米100克，鸡汤250毫升。

制法 将茼蒿洗净，切成碎末，大米淘洗干净，备用。锅内加水适量，放入大米、鸡汤煮粥，八成熟时加入茼蒿末，再煮至粥熟，打入鸡蛋，搅匀即成。每日1~2次，连服7~10天。

功效 茼蒿性平味甘，有和脾利湿、清心养胃、利腑化痰等功效。主治上腹部满闷不适。

鸡黄皮末

原料 鸡黄皮100克。

制法 将上药晒干研碎过筛，饭前1小时用3克，用米汤冲服，每日2次。

功效 可治消化不良、食积等症。

呕 吐

疾病介绍　　OU TU

呕吐不是一种独立的病，是一种常见的症状，胃中之物上逆，经口而出，称为呕吐。可由胃肠道梗阻、腹内脏器炎症、神经调节障碍、药物中毒、食物中毒、代谢紊乱、急性传染病、高血压、脑出血、脑外伤、脑瘤等引起。

中医认为，其病机为胃失和降，气逆于上。其病因有外邪侵袭、胃失和降、饮食不节、伤胃滞脾、情志失调、肝失调达、脾胃虚弱、阳气不振、胃

名医珍藏百病食疗

阴不足、失其润泽等，其病伤在胃与肝脾关系密切。

食疗方　SHI LIAO FANG

砂仁煮鲫鱼

原料 鲫鱼（100～100克）1
条，砂仁5克。

制法 将鲫鱼去鳞、去内膜，
洗净。砂仁研末与盐、油适量调匀一
起放入鱼腹，用豆粉封好鱼腹入口，
置碟中，上笼蒸熟，服食或佐餐。

功效 醒脾开胃，利湿止呕。
主治腹胀呕吐、妊娠呕吐。

白扁豆粥

原料 白扁豆60克，粳米100克。

制法 共入锅，加清水500毫
升，煮粥待食。冷后频饮，不拘
次数。

功效 适用于暑湿呕吐。

柿蒂冰糖汤

原料 柿蒂30克，冰糖60克。

制法 将柿蒂水煎服。每日
1剂。

功效 清热和胃，降逆止呕。

适用于呕吐。

香附煮藕粉

原料 藕粉50克，香附2克。

制法 将香附研粉；将藕粉加
水适量，加香附粉，调匀煮熟。

功效 适用于恶心呕吐、胸胁
胀痛。

牛奶蜂蜜饮

原料 牛奶220毫升，蜂蜜
25克。

制法 牛奶煮沸，加蜂蜜，1
次服。

功效 适用于胃阴亏虚、口干
唇燥、少津苔光、时有呕吐等。

姜汁核桃

原料 核桃2个，生姜5片。

制法 将生姜煎汤，核桃敲碎
取肉捣烂，用姜汤服。

功效 适用于胃寒疼痛、呕吐
酸水。

名医珍藏百病食疗

呃逆

呃逆是胃气上逆动膈，胃失和降，导致喉间呃逆连声，声短而频，令人不能自制的病症，又称"哕""哕逆"。其形成原因大多是饮食不当，即过食生冷食物及寒凉药物，或先饮食热汤热茶，接着再进冷饮生食，相反相激，致胃气上逆动膈而成；也有因情志不和，气机不利，津液失布，滋生痰浊，一有恼怒，肝气逆乘肺胃，胃气夹痰上逆动膈而成；或大便闭结，或小便不利，秽浊之气，转而上冲所成；另外，危重患者，或久病之后，中气耗损，肾气不纳，气逆上冲，也会导致呃逆频频。

临床将呃逆分为3种类型，即寒呃、热呃、虚呃（或称脱呃）。寒呃的特点是早上轻，晚上重，连续不止，伴手足清冷；热呃的特点是呃逆声音洪亮，但时发时止，伴口干舌燥，大便难；虚呃的特点是呃逆声音低怯而不连续，且神疲体倦。

呃逆为胃肠神经官能症的主要表现之一，某些胃、肠、腹膜、纵隔、食管的疾病及一些中枢性疾病，如引起膈肌痉挛，也可发生呃逆。

食疗方　SHI LIAO FANG

糖醋可乐

原料 红糖10克，米醋50毫升。

制法 将红糖、米醋搅匀，缓缓服下。每日1剂，分次饮用。

功效 适用于多吃生冷、胃脘冷痛、呃声沉缓、得热稍减者。方中红糖性温，具有温胃止呃的作用。但本方对胃酸过多者，不适合。

酥蜜粥

原料 酥油30克，蜂蜜30毫升，粳米100克。

制法 粳米淘净，入锅加水800毫升煮粥，快熟时放酥油、蜂蜜，用文火煮片刻。每日喝2次，连服5天。

功效 清热，润肠。对呃逆有疗效。

凉拌皮蛋

原料 皮蛋2个，酱油、味精各适量。

制法 将皮蛋剥壳，切成小块，加酱油及味精后装盘即可食用。佐餐食用。

功效 适用于胃热实证呃逆。

芦根竹茹汤

原料 鲜芦根100克，竹茹30克。

制法 二者同煮加蜜糖适量。温服，每日2次。

功效 适用于哕逆。胃寒呃逆者不宜用。

柿蒂饮

原料 柿蒂4枚。

制法 沸水冲泡，代茶饮。每日1剂，分次饮用，不愈再服。

功效 如呃逆声音洪亮，伴口干舌燥、大便困难者，可尝试上法。因柿蒂性平，可降逆止呃。

牛奶葡萄饮

原料 牛奶220毫升，鲜葡萄汁200毫升，蜂蜜1匙。

制法 牛奶煮沸，加鲜葡萄汁、蜂蜜，分次频服。

功效 适用于顽固性呃逆。

柿饼饭

原料 柿饼3个。

制法 饭上焖透，同饭细嚼，每日1次。

功效 甘寒养胃，下气滋阴。适用于呃逆胃阴不足者或伴口干口渴。

腹泻

疾病介绍　　　　　　　　　　　　　FU XIE

腹泻是指肠管蠕动增快而引起排便次数增多（在正常情况下，成人每日排1~2次成形的褐黄色大便），粪便稀薄，或有脓血、黏液相杂者。如果仅是排便次数增多，粪便仍然成形者，称为假性腹泻。起病急，病程在2个月以内者称为急性腹泻，多由急性肠道传染病、细菌性食物中毒、肠道变态反应、饮食不当等所致；起病缓慢，常有反复发作，病程超过2个月者称为慢性腹泻，常由慢性肠道感染、慢性胃肠道疾病、肝胆胰疾病等引起。另外，精神紧张、情绪激动及内分泌紊乱等全身性疾病也可引起腹泻。

食疗方 SHI LIAO FANG

白术大枣饼

原料 白术500克，大枣500克，白糖适量。

制法 把白术烘干研成末。大枣煮熟去核，捣成枣泥，加入白术粉，拌匀制成小饼，烘干。每日2次，每次吃5枚。

功效 止泻。对脾胃气虚所致腹胀、纳呆、便溏泄泻有疗效。

马齿苋绿豆汤

原料 马齿苋30克，绿豆50克，红糖适量。

制法 煎汤服。

功效 清热利湿。适用于慢性结肠炎大肠湿热型，症见腹痛，里急后重，泻下脓白赤的黏冻，肛门灼热，舌红苔黄腻，脉滑数。

芡实八珍糕

原料 芡实、山药、茯苓、白术、莲肉、苡仁、扁豆各30克，人参10克，大米粉500克。

制法 诸药研粉与米粉和匀，开水调服，加糖调味，每次6克，每日2~3次。亦可作糕食用。

功效 补脾止泻。适用于脾胃虚弱腹泻。

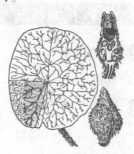

芡实

蒜肚丸

原料 猪肚1具，大蒜适量。

制法 将猪肚洗净，去脂膜，入大蒜在内，装满为度，煮7小时，使肚蒜糜烂，以炒面和为丸。每日3次，每次20克，以米汤红糖姜汤送服。

功效 健脾止泻。主治慢性腹泻，属脾胃虚弱型，大便水泻，面色萎黄，神疲乏力，胃纳差者。

苹果方

原料 苹果适量。

制法 将苹果洗净，去皮生食。如为幼儿，可将苹果捣烂取汁饮服。每日3~4次。

功效 解热除烦，健脾和胃，涩肠止泻。适用于湿热或暑湿腹泻，便泄如注，大便黄绿臭浊，泄泻频繁，肛门灼热，小便短赤；可伴发热，舌苔黄腻，脉细数。

胡萝卜山楂汤

原料 鲜胡萝卜2个，炒山楂15克，红糖适量。

制法 鲜胡萝卜切碎，与炒山楂加水煎汤，加红糖调味，每日1剂，连服3~5日。

功效 顺气消食，化积止泻。适用于腹泻，症见泻下物臭秽，泻后痛减，脘腹胀满，嗳气酸腐，不思饮食。

银花莲子粥

原料 银花15克，莲子10克，粳米50克。

制法 银花水煎取汁，药汁中加水适量，再加莲子、粳米，煮成粥，每日1剂，分2次温服。

功效 清热祛湿，适用于急性腹泻，症见腹痛泄泻，泻下急迫，心烦口渴。

马齿苋粳米粥

原料 马齿苋500克，粳米100克。

制法 马齿苋洗净，捣烂后用纱布挤取汁，粳米洗净入砂锅加马齿苋汁和水文火煎成粥，即可食用。

功效 清热利湿。适用于腹泻。

石榴皮粥

原料 鲜石榴皮30克，大米60克，红糖30克。

制法 将石榴皮洗净，切丝；大米淘洗干净，备用。锅内加水适量，放入石榴皮丝煎30分钟，去渣，加入大米煮粥，熟后调入红糖，再煮一两沸即成。每日2次，连服5~7天。

功效 石榴皮有生津解渴、涩肠止泻等功效，可用于治疗脾虚久泻、便血等症。

便 秘

便秘是指大便次数明显减少，或排出困难，也指粪便坚硬或有排便不尽的感觉。一般而言，超过 72 小时以上未解大便，即为便秘。根据有无器质性病变，可将便秘分为器质性便秘、功能性便秘两种，器质性便秘由结肠、直肠及肛门病变引起，老年营养不良、全身衰竭、内分泌及代谢疾病等均可引起便秘；功能性便秘多由功能性疾病如肠易激综合征、滥用药物、饮食失节、未养成定时排便的习惯所致。便秘的临床表现除有大便秘结不能排出外，还可见腹胀、腹痛、食欲减退、嗳气、反胃等症状。

一般说来，短期便秘对人体的影响不大，但是长期便秘得不到纠正，直肠内的有害物质不能及时排出，就会对人体产生不良影响。由于这些影响是逐渐产生的，往往不容易引起重视。有些人不把便秘当回事，其实，便秘可以引起早衰、营养不良、肥胖、肠癌以及某些精神障碍等，老年人长期便秘还可以诱发或加重心绞痛、脑溢血、肺气肿、痔疮、肛裂等。

中医学认为，便秘或由恣饮酒浆，过食辛辣厚味，或热移大肠以致胃肠积热，或热病之后余热留恋而耗伤津液，以致肠道津亏，或因七情所伤、久坐少动而致气机不利、传导失职所致。根据临床症状可分为实热、气滞、气虚、血虚、阳虚等证型。

食疗方　SHI LIAO FANG

胡萝卜拌白菜心

原料 白菜心 500 克，胡萝卜 100 克，芝麻酱、白糖、香油、米醋各适量。

制法 白菜心、胡萝卜分别洗净，切成细丝，放入小盆内备用。将芝麻酱加香油调匀，浇在菜丝上，再撒上白糖，食前酌加米醋拌匀即成。

功效 清热利水，润肠通便。适用于便秘。

红薯粥

原料 新鲜红薯 250 克，粳米 100 ~ 150 克，白糖适量。

制法 将红薯（以红皮黄芯者最好）洗净，连皮切成小块，加水与粳米同煮粥，待粥将熟时，加入白糖适量，再煮2～3沸即可。趁热服食。

功效 健脾养胃，益气通便。适用于便秘、大便带血等。

当归苁蓉猪血

原料 当归、肉苁蓉各15克，猪血125克。

制法 将当归、肉苁蓉放入砂锅，加水煮取药液去渣，再将猪血洗净切块，加入药液中煮熟，加猪油、葱白、食盐、味精、香油等混合均匀，趁热空腹食用。

功效 养血，润肠通便。主治便秘。

润肠粥

原料 黑芝麻、大米各50克。

制法 将黑芝麻捣碎与大米一起放入砂锅内，加水文火煮成粥，温热服。

功效 养血，润燥，通便。主治便秘、产后大便困难。

姜汁拌菠菜

原料 菠菜250克，姜25克，精盐、酱油、香油、味精、醋、花椒油各适量。

制法 菠菜去须根留红头，洗净后切长段，置开水锅内略焯后捞出，沥水，装盘抖散，晾凉，加入搅成的姜汁及精盐、酱油、香油、味精、醋、花椒油调匀拌入味。佐餐食。

功效 养血通便，开胃解酒。适用于肠燥便秘、老年性便秘、习惯性便秘、痔疮、高血压、酒精中毒等症。

番泻叶鸡蛋汤

原料 番泻叶5～10克，鸡蛋1个，菠菜少许。

制法 鸡蛋打入碗中搅散备用。番泻叶用水煎，去渣留汁，倒入鸡蛋，加菠菜、精盐、味精调味，煮沸即成。喝汤食蛋，每日1次，可服用5～7日。

功效 泄热通便。

麻仁梨汤

原料 麻仁30克，梨1个，蜂蜜适量。

制法 按常法煮汤服食。每日2剂。

功效 滋阴清热，润燥滑肠。适用于阴虚便秘及热秘型便秘。

白萝卜汁

原料 白萝卜250克。

制法 白萝卜洗净去皮，切块，加水煮烂。

功效 适用于习惯性便秘。

玉米红豆粥

原料 玉米粒、红芸豆、豌豆各30克，大米80克，盐3克，味精少许。

制法 玉米粒、豌豆洗净，红芸豆、大米泡发洗净；锅置火上，注水后，放入大米、玉米粒、豌豆、红芸豆，煮至米粒绽开；再用小火煮至粥成，调入盐、味精煮至入味即可。

功效 这道玉米红豆粥中含有多种粗纤维食物，可以在一定程度上防治便秘，具有清肠的作用。

痢疾

疾病介绍　　　　　　　　　　LI JI

　　痢疾是以发热、腹痛、里急后重、下痢赤白脓血为主要特征的常见病。可分为急性与慢性两种。为夏、秋季节较为常见的消化道传染病。

　　中医学认为，本病多由外受暑湿疫毒之气，内伤饮食生冷，损伤肠胃所致，但二者相互影响，往往内外交感而发病。

　　本病的病位在肠，病邪侵入肠中，肠络受伤，气血与邪相搏结，化为脓血，而致痢下赤白。肠与胃密切相连，如果疫毒湿热之邪上攻于胃，则胃不纳食，成为噤口痢。若迁延日久，邪盛正衰，脾气更虚，则成久痢，或为时发时愈的休息痢。痢久不愈，或反复发作，不但伤及脾胃，更能影响到肾，使肾气虚衰，而成为虚寒痢。

　　治疗原则应为初痢宜通，久痢宜涩。初期症候多属湿热，久痢之后，多从寒化。年老、久病体虚者以温中健脾为主。

　　常用于痢疾的茶饮药材有马齿苋、黄连、金银花。

赤小豆粥

原料 赤小豆50克，大米100克。

制法 将上2味按常法煮粥食用。红痢用白糖调服，白痢用红糖调服。

功效 可治急、慢性痢疾。

扁豆花煎蛋

原料 扁豆花30克，鸡蛋2个。

制法 将鸡蛋打入碗中，下扁豆花和食盐拌匀。铁锅烧红加食油，倒入鸡蛋煎炒熟，即可食用。

功效 和中下气。主治暑湿下痢，腹痛吐泻。

温醋饮

原料 酸醋。

制法 将酸醋煮开后温服，每次30~80毫升，每日2次。

功效 解毒，散结，消积。主治久痢不愈，痢疾不定，或有脓黏冻。

马齿苋绿豆汤

原料 马齿苋500克（干品50克），绿豆100克。

制法 将马齿苋洗净捣烂取汁（干品则加水煎汁），绿豆洗净放入砂锅加水煮沸，加入马齿苋汁，文火煮至绿豆烂熟即可食用。

功效 可清热解毒。适用于痢疾、肠炎。

干姜艾叶汤

原料 干姜2.4克，艾叶2.4克，萝卜子3克。

制法 水煎服，每日3次，15天为1个疗程。

功效 温中，散寒，止痢。适用于寒湿型痢疾，症见大便白色兼脓，日久不止。

乌梅汤

原料 乌梅10枚。

制法 将乌梅加水煎取浓汤，空腹饮用。每日1剂，2次分服。

功效 敛肺涩肠，清热生津。主治慢性痢疾。

大蒜炖肚条

原料 猪肚100克，大蒜150克。猪肚洗净，蒜头去皮。

制法 二物加水适量，煮至猪肚熟烂，将猪肚捞出切成肚条再稍煮，加盐调味，佐餐食用。

功效 健脾补虚，解毒止痢。

银白粥

原料 银花10克，白头翁6克，粳米100克，红糖适量。

制法 煎前2味取浓汁，同粳米煮粥，调红糖食用。

功效 清热，凉血，解毒。适用于疫毒型痢疾，症见发病急骤，下痢鲜紫黏稠浓血，壮热口渴，头痛烦躁，腹痛剧烈，里急后重，下痢可达数十次，甚则昏迷。

薄荷橄榄茶

原料 薄荷叶10克，鲜橄榄25克。

制法 水煎代茶饮。

功效 适用于湿热痢，症见便下脓血。

肝 炎

疾病介绍 GAN YAN

肝脏发生炎性病变，就是肝炎。肝炎的病因有病毒、细菌、阿米巴等感染，也可由于毒素、药物、化学品中毒等引起，有急性、慢性之分。

肝炎的主要症状有食欲减退、恶心、乏力、肝大、伴压痛等。

急性黄疸型肝炎除以上症状外，在病程1个月左右，巩膜眼白和皮肤可出现黄疸，并有瘙痒，尿呈茶红色，整个黄疸期持续2~6周，随着黄疸的消退，患者进入恢复期，食欲和乏力等症状好转，肝脏缩小，压痛消失，肝功能恢复正常，恢复期平均1周左右。

慢性肝炎中慢性迁延性肝炎的病程常超过半年，病情不见明显好转，反复出现肝区痛、食欲减退、疲乏无力、腹胀等症状，肝脏也可肿大，有压痛，肝功能异常反复出现，但并不严重；而慢性活动性肝炎的患者一般情况较差，面色晦暗，有肝掌或血管痣出现，肝脏质地较硬，脾大。

食疗方　SHI LIAO FANG

四季豆枣米粥

原料 四季豆（干品）50 克，大枣 12 枚，大米 100 克，蜂蜜 30 克。

制法 将四季豆、大枣、大米去杂，洗净，备用。锅内加水适量，放入四季豆、大枣、大米共煮粥，熟后调入蜂蜜即成。每日 1～2 次，连服 10～15 天。

功效 四季豆有清热解毒、利尿消肿、滋养肝肾等功效；大枣有护肝养血等功效；蜂蜜有清热解毒、润燥止痛等功效。合食，可改善肝炎患者的症状，适用于慢性肝炎。

鸡骨草汤

原料 鸡骨草 20 克，大枣 10 枚，瘦肉 100 克。

制法 将鸡骨草、大枣洗净，与瘦肉一并放入锅内，加水适量煎煮，入食盐少量调味。去渣，吃肉喝汤。每日 1 剂。

功效 鸡骨草有清热利湿退黄作用。适用于急性肝炎患者，症见身目黄如橘子色、烦热胸闷、恶心呕吐、口苦而干、胁痛腹胀、倦怠乏力、皮肤瘙痒、小便黄赤等。

蘑菇猪瘦肉汤

原料 鲜蘑菇 200 克，猪瘦肉 200 克。

制法 鲜蘑菇洗净，猪瘦肉洗净切块，一起放入砂锅，加水文火炖煮至瘦肉烂熟加调料，佐餐。

功效 滋阴润燥，健胃补脾。主治慢性肝炎、白细胞减少症。

补肝汤

原料 花生，大枣各 50 克，白糖 10 克。

制法 将花生加水煮至烂熟，放入大枣再煮，至枣熟时加入白糖。每 2～3 日 1 剂，睡前服用，连服数日。

功效 适用于慢性肝炎后期，常合并明显的气血虚弱，伴见面色萎黄、纳食不佳、大便稀溏。

番茄牛肉汤

原料 鲜番茄 250 克，牛肉 150 克。

制法 鲜番茄洗净，切块；牛肉洗净，切成薄片。油锅加热，放入牛肉翻炒，再入番茄翻炒，加盐、味精，加水同煮至熟即成，佐餐食用。

功效 平肝益气，健胃消食，养肝补脾。适用于慢性肝炎。

大枣茵陈汤

原料 大枣 150 克，茵陈 60 克。

制法 共煎，吃枣饮汤。

功效 清热化湿，健脾退黄。适用于黄疸型肝炎。

雪梨荸荠猪肉汤

原料 雪梨 2 个，荸荠 100 克，猪瘦肉 100 克。

制法 切片，加水同煮烂，加食盐少许，吃肉喝汤。

功效 补益肝肾，调和阴阳。适用于慢性肝炎。

绿豆百合饮

原料 绿豆 20 克，百合 15 克。

制法 加水煮汤，加冰糖食用，每日 2 次。

功效 清热，解毒，退黄。适用于黄疸型肝炎。

肝硬化

疾病介绍 GAN YING HUA

　　肝硬化是一种常见的慢性进行性、弥漫性肝脏疾病，多见于中年人士，且男性多于女性。肝硬化早期处于肝功能代偿期时，常缺乏特异性症状，可有乏力、食欲减退、消化不良、恶心、呕吐、右上腹隐痛和腹泻等症状，肝功能检查多在正常范围内或有轻度的异常。后期可出现肝功能减退、门脉高压及多系统受累的表现，可并发上消化道出血、肝性脑病、原发性腹膜炎、肝肾综合征、肝癌等。恰当的治疗及护理，对肝硬化病人的康复不可缺少。

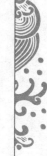

名医珍藏百病食疗

冬笋香菇汤

原料 冬笋 250 克，香菇 50 克。

制法 将冬笋、香菇放入锅内，翻炒约 20 分钟，加水、调味品煮沸而成，佐餐食用。每 2～3 日 1 剂。

功效 香菇性味甘平，入脾胃，可补脾益气、活血化痰，其成分中含有高蛋白、高糖、高纤维、低脂肪、高微量元素，对脾胃虚弱者有良效；而冬笋有疏肝解郁、升清降浊的作用，因而，整方可健脾疏肝。

三豆白鸭汤

原料 赤小豆 50 克，绿豆 50 克，蚕豆 50 克，白鸭 1 只，姜 5 克，葱 5 克，盐 5 克，大蒜 10 克，料酒 10 毫升。

制法 将以上 3 豆洗净，去杂质，用清水浸泡 2 小时；白鸭宰杀后，去毛、内脏及爪；姜拍松，葱切段。把三豆、白鸭、姜、葱、大蒜、料酒、盐放入炖锅，注入清水 1500 毫升。将炖锅置武火上烧沸，撇去浮沫，再用文火炖煮 1 小时即成。每日 2 次，吃鸭肉喝汤，随意吃 3 豆。

功效 补气血，消腹水。适用于肝硬化腹水。

赤小豆鸭肉粥

原料 赤小豆 50 克，大米 100 克，鸭肉 50 克，姜 5 克，葱 5 克，盐 5 克，大蒜 10 克。

制法 将赤小豆洗净，去杂质，浸泡 2 小时；鸭肉洗净，去骨，切成肉粒；姜、葱、蒜剁成粒；大米淘洗干净。把大米放锅内，加赤小豆，注入清水 600 毫升。将锅置武火烧沸，再加入鸭肉、姜、葱、蒜、盐同煮，用文火继续煮 45 分钟即成。每日 1 次，每次吃粥 100 克。

功效 清热解毒，利水消肿。适用于肝硬化腹水者。

香佛陈粥

原料 香附、木香、佛手、陈皮各 10 克，大米 100 克，白糖适量。

制法 将诸药择净，放入锅内，加清水适量，浸泡 5～10 分钟后，水煎取汁，加大米煮粥，待煮至粥熟后，白糖调味服食，每日 1 剂，7 天为 1 疗程，连续 2～3 疗程。

功效 疏肝行气，健脾利湿。适用于肝硬化脘腹胀满，纳差食少等。

三花姜郁粥

原料 三七、三棱、红花、姜黄、郁金各 10 克，大米 100 克，白糖适量。

制法 将诸药择净，同放锅中，加清水适量，浸泡 5 ~ 10 分钟后，水煎取汁，加大米煮粥，待熟时，调入白糖，再煮一两沸即成，每日 1 剂，7 天为 1 疗程，连续 2 ~ 3 疗程。

功效 疏肝行气，活血化瘀。适用于肝硬化胁肋疼痛，痛有定处，腹壁青筋毕露等。

李子茶

原料 鲜李子 150 克，绿茶 2 克，蜂蜜 25 克。

制法 鲜李子剖开去核，加水 300 毫升，煮沸 3 分钟，再加茶叶、蜂蜜，沸后即可，每日 1 剂，分早、中、晚 3 次服用。

功效 清热利湿，柔肝散结，适用于肝胆湿热型肝硬化。

冬瓜汁

原料 新鲜冬瓜 1000 ~ 1500 克。

制法 洗净，切块，捣碎，煮烂，纱布过滤取冬瓜汁，每日服用 3 次，每次 30 ~ 60 毫升。

功效 适用于肝硬化、腹水。

酱烧茄子

原料 茄子 5 个，猪肉 70 克，酱油 10 克。

制法 将茄子洗净切成块，浸泡在水中去除异味，捞出沥水。将油锅烧至八成热时，放入茄子，炒去水分备用。猪肉切成丝，浇上酱油，加入淀粉。大蒜捣泥。将锅烧热，放入大蒜炒出香味，放入猪肉、葱、茄子等，翻炒至熟，加少许醋和味精，即可出锅，佐餐。

功效 补气益肝。适用于肝硬化早期。

西瓜大蒜汁

原料 西瓜 1 个，大蒜瓣 100 ~ 150 克。

制法 将西瓜开一小盖，挖出部分瓜瓤，纳入去皮大蒜，盖上瓜盖，上笼蒸熟，趁热饮汁。每日 1 剂，3 次分服。

功效 温中解毒，破瘀除湿，利尿消肿。适用于脾肾阳虚型肝硬化，腹膨如鼓，面色萎黄，畏寒肢冷。

胆囊炎

　　胆囊炎是外科临床的常见病，有急、慢性之分，发病原因主要是细菌感染和胆管阻塞及胆固醇代谢失常。一般来说，患此病的女性多于男性。中年肥胖者和产妇更为多见。

　　本病平时一般无症状，部分患者有消化不良、胆囊绞痛等症状。

　　急性胆囊炎或急性发作，常有持续腹痛，可向右肩放射，有恶心、呕吐、腹胀等胃肠道症状，慢性胆囊炎往往缺乏典型症状，不易确诊。不管是急性胆囊炎还是慢性胆囊炎，都常与胆结石病同时存在。

　　中医认为本病是由于饮食不节、寒温不调、情志不畅导致肝胆气滞，湿热塞阻，通降失常，药食调治宜于舒肝、和胃、理气，兼清热利胆。

食疗方　　**SHI LIAO FANG**

玉米须生姜煲蚌肉

原料　玉米须 50 克，生姜 15 克，蚌肉 150 克。

制法　蚌肉洗净切片，生姜洗净切片和玉米须一同放入砂锅加水，文火炖煮 1 小时，加调料即成，饮汤吃肉。

功效　清热利胆，止血降压。适用于胆囊炎、胆结石。

鱼肉清胆方

原料　生泥鳅 2 条。

制法　将生泥鳅取其背上肉，切细。每次吞服 1 条泥鳅背肉，每日 2 次，温开水送服。

功效　疏肝利胆，滋阴降火。主治胆囊炎，属肝阴不足型，胁痛隐隐、口干咽燥、饮食欠佳、心中烦热、脉数者。

绿豆蛋清饮

原料　绿豆 150 克，鸡蛋 1 个。

制法　将绿豆洗净，加水煨至豆烂熟时，调入鸡蛋清，再煮沸，酌加食盐调服。每 2 日 1 剂，连服 7 ~ 14 天。

功效　对胆囊炎反复发作，伴有

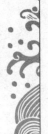

右上腹疼痛不适的患者，较为适用。

木耳地黄荷叶饮

原料 木耳、地黄、荷叶、柿饼各 10 克。

制法 上料煮开后代茶饮。

功效 适用于慢性胆囊炎。

玉英茶

原料 玉米须 300 克，茵陈 150 克，蒲公英 150 克。

制法 将上 3 味研末混匀，瓶装备用。每次取 10 ～ 15 克，置于保温杯中，冲入沸水适量，盖闷 20 分钟，代茶频饮。每日冲泡 2 次。

功效 慢性胆囊炎患者，如出现恶寒发热、右下腹疼痛，有时伴皮肤、巩膜黄染及皮肤瘙痒，此属湿热内结。而玉米须、茵陈、蒲公英三药皆能清热利湿，利胆消黄，故对湿热内结型慢性胆囊炎有良效。

山楂丹参蜜

原料 山楂 250 克，丹参 500 克，枸杞子 250 克，蜂蜜 1000 毫升，冰糖 60 克。

制法 先将前 3 味药浸泡 2 小时后煎成药液，再把蜜、糖加入药液

内，以微火煮沸 30 分钟，待至蜜汁与药液混合而呈黏稠时离火，冷却后盛入容器内密封保存。每日 3 次，每次 1 匙，以开水冲饮，可连续服用 2 ～ 3 个月。

功效 活血化瘀，疏肝止痛。

芹菜大枣汤

原料 鲜芹菜 100 克，大枣 100 克。

制法 将鲜芹菜洗净后切成段，与大枣一起加入适量的水煮汤饮用。

功效 清利湿热。适用于胆囊炎属肝胆湿热型，胁痛口苦，不思饮食，恶心欲吐，舌红，苔干。

穿金二芽粥

原料 穿山龙、鸡内金、炒麦芽、炒谷芽各 10 克，大米 50 克。

制法 先将鸡内金择净，研为细末备用。取大米淘净，放入锅内，加清水适量煮粥，待沸后调入鸡内金粉，煮至粥成服食，每日 1 剂，7 天为 1 疗程，连续 2 ～ 3 疗程。

功效 理气消食，和胃导滞。适用于慢性胆囊炎脘腹胀满、时或疼痛等。

桃红四物粥

原料 桃仁、红花、当归、川芎、白芍、生地各 10 克，大米 100 克，白糖适量。

制法 将诸药择净，放入锅中，加清水适量，浸泡 5~10 分钟后，水煎取汁。加大米煮粥，待粥熟时下白糖，再煮一两沸即成，每日 1 剂，7 天为 1 疗程，连续 2~3 疗程。

功效 活血化瘀，理气止痛。适用于慢性胆囊炎胁肋疼痛，痛有定处而拒按。

胆石症

　　胆石症是胆道系统的常见病，是胆囊结石、胆管结石（又分肝内、肝外）的总称。胆结石的病因和发病机理尚未完全明了，一般认为胆汁淤积、胆道细菌和寄生虫感染及胆固醇代谢失调，为发病的主要因素，且常由综合性因素形成。常与慢性胆囊炎同时存在。女性发病多于男性，尤以中年肥胖、多产妇女最多见。

　　临床表现取决于结石是否引起胆道梗阻及梗阻的部位、程度和是否合并感染。平时大多无症状，部分患者仅表现为一般消化不良症状，在饱餐或高脂肪饮食后更为明显。发作时可见胆绞痛；患者常在饱餐或进高脂肪饮食后数小时出现中上腹或右上腹疼痛，并逐渐加重至难以忍受的剧烈程度，疼痛常向右肩胛处或右肩部放射，同时可伴有大汗淋漓、面色苍白、恶心、呕吐等症状。胆绞痛发作后可出现轻度黄疸及发热。

食疗方　　SHI LIAO FANG

香油胡桃

原料 胡桃仁、冰糖各 500 克，香油 500 毫升。

制法 将胡桃仁、冰糖、香油同放入搪瓷或陶器皿中，隔水蒸 3~4 小时。每日服 3 次，饭前服用，服时加温，于 7~10 天内服完；老年或慢性胆囊炎患者剂量由小到大；脾虚泄泻患者，香油用量可减少250毫升。

功效 补肾润肠。适用于胆石症。

珍珠草猪肝汤

原料 鲜珍珠草60克（或干品30克），猪肝100克。

制法 鲜珍珠草洗净后切碎，猪肝洗净切成薄片。猪肝先入锅，加适量水煮，肝熟后再加入珍珠草，水沸即可。去药渣，饮汤食猪肝。每日1次，连服5~6天。

功效 清热解毒，利湿退黄。适用于胆结石、慢性胆囊炎、肝炎，证属肝胆湿热型，胁肋疼痛，灼热，心烦口苦，小便黄赤，大便不爽臭秽。

佛手内金山药粥

原料 佛手15克，鸡内金12克，山药30克，大米适量。

制法 将佛手、鸡内金加水先煎，去渣取汁，再加大米、山药共煮成粥，盐调味服食。

功效 适用于胆石症属脾虚肝郁型。右上腹经常隐痛或胀痛，时有绞痛；神疲乏力，大便溏泄，舌质淡苔白或微黄，脉细无力。

黄花菜炒肉丝

原料 瘦猪肉100克，水发黄花菜50克，植物油20克，白糖3克，酱油10克，料酒、精盐、味精各适量。

制法 先将水发黄花菜洗净，切成小段，猪肉切成细丝。炒锅中放油，烧至七成热时，放入葱花炝锅出香味，随即将肉丝放入，翻炒至五成熟时，再放入黄花菜，翻炒至七八成熟时，加入调味品，再稍炒一下使入味，离火，加入味精翻炒均匀。

功效 黄花菜有清热利湿、舒肝利胆等功效；猪肉可滋阴润燥，为滋补强壮之品。适用于胆石症、胆囊炎、肝炎等。

菠菜生姜粥

原料 菠菜100克，生姜9克，大米60克。

制法 将菠菜洗净，放入沸水锅中焯2分钟，捞出过凉，控干水分，切成碎末；生姜洗净，切成碎末，大米淘洗干净，备用。锅内加水适量，放入生姜末、大米煮粥，八成熟时投入菠菜末，再煮至粥熟即成。每日2~3次，连服15~20天。

功效 菠菜有一定的溶石作用，有利于胆结石的排除。生姜的成分中有抑制胆结石的物质，可减轻症状，防止病情恶化。经常食用菠菜和生姜，有利胆石症患者的康复。适用于胆石症。

赤豆鲤鱼陈皮汤

原料 赤豆150克，鲤鱼1条（约500克），陈皮6克。

制法 鲤鱼去鳞、鳃、内脏，洗净，与赤豆、陈皮一同入锅，加水煮熟烂食用。

功效 用治胆石症。

金钱草粥

原料 金钱草60克，粳米100克，冰糖20克。

制法 将金钱草洗净切细，水煎取汁，去渣后加粳米、冰糖，煮粥。本品可作为日常辅食，每2～3日1剂。

功效 金钱草具有较强的利尿作用，并且可促进胆汁排泄，还有排石作用。适用于胆囊结石反复发作、口干口苦、小便色黄者。

玫瑰花茶

原料 玫瑰花（干品）5克。

制法 沸水冲泡，代茶饮，不限时日。

功效 玫瑰花性味甘微苦，具有理气解郁、活血散瘀的功效，可促进胆汁的分泌，并有排石作用，可用于治疗肝郁气滞证。胆石症患者经常伴有右上腹胀闷不适、食欲不振。

第三节　循环系统疾病

冠心病

疾病介绍　GUAN XIN BING

冠心病是冠状动脉粥样硬化性心脏病的简称，是由冠状动脉粥样硬化使血管阻塞或冠状动脉痉挛而导致心肌缺血、缺氧的一种心脏病，其症状表现为心绞痛、头昏目眩、心悸心慌、胸闷气短、心律不齐等。冠心病的病因主要是因血中的血脂过高，并沉积于冠状动脉壁，使血管硬化变窄所致，严重时可导致心肌梗塞而死亡。

冠心病属于中医学的"胸痛""真心痛"的范畴，可分为气阴两虚型、阴阳俱虚型、阴虚阳亢型和痰痹型。对于此症，经常食用能降低血液中胆固醇浓度的食物和药物，可收到事半功倍的效果。

食疗方　SHI LIAO FANG

山楂兔肉汤

原料 兔肉 300 克，枸杞子 15 克，山楂、淮山药各 30 克，大枣 4 枚，调料适量。

制法 将兔肉洗净，切块；山楂、枸杞子、淮山药、大枣洗净。共置锅内，加水炖至烂熟，调味食用。每日 1 剂。

功效 滋阴补血，活血化瘀。主治肝肾阴虚、心血瘀阻型冠心痛。

海带粥

原料 海带 30 克，莲藕 50 克，粳米 100 克。

制法 先将海带用水泡发，再将海带、莲藕切碎，与粳米一起加水煨粥。用食盐少量调服。每 2 ~ 3 日 1 剂，分次食用。

功效 研究证明，海带富含丰富的维生素和微量元素，具有软坚散结作用，可降血脂，对冠心病有一定的防治作用。适用于冠心病、高血脂、高血压、动脉血管硬化，可长期服用。

山叶粥

原料 山楂 20 克，鲜荷叶 50 克，薏苡仁 20 克，葱白 5 根，粳米 100 克。

制法 将山楂、荷叶、薏苡仁、葱白，用水煎取汁，滤渣后，入粳米和适量清水，共煮粥。每 2 ~ 3 日 1 剂，分次食用。

功效 冠心病患者，如果伴有胸闷、肢体困倦，山楂能降低血脂，荷叶、薏苡仁可理气化痰。适用于冠心病痰瘀偏重者。

双面粥

原料 薤白 10 克，连须葱白 2 根，干姜粉、肉桂粉各 1 克，大米 50 克，食盐适量。

制法 将大米淘净，同薤白煮粥，待熟时调入葱白末、肉桂粉、干姜粉及食盐等，再煮一两沸即成，每日1剂，7天为1疗程，连续2~3疗程。

功效 宣痹通阳，散寒化浊。适用于冠心病胸阳痹阻，胸痛彻背，背痛彻心等。

芪红粥

原料 黄芪、红花各10克，大米100克，白糖适量。

制法 将黄芪、红花择净，放入锅内，加清水适量，浸泡5~10分钟后，水煎取汁，加大米煮粥，待煮至粥熟后，白糖调味服食，每日1剂，7天为1疗程，连续2~3疗程。

功效 养血通络，活血化瘀。适用于冠心病胸前区隐痛，心悸怔忡，气短乏力，活动后加剧等。

香蕉茶

原料 香蕉50克，茶叶10克，蜂蜜少许。

制法 先用沸水1杯，冲泡茶叶，然后将香蕉去皮研碎，加蜂蜜调入茶水中。当茶饮，每日1剂。

功效 清热润肺，除烦提神，润肠通便。适用于冠心病，防止便秘，以减轻心脏负担，防止心肌梗死。

红花羊心

原料 红花6克，羊心1只。

制法 将红花用水浸泡1夜，用红花水煮羊心，熟烂食用。隔日1次，连服数剂。

功效 活血，化瘀，止痛。适用于冠心病，心血瘀阻型，症见胸部刺痛，入夜则甚，心悸不安，舌体斑点，脉沉者。

玉竹鹧鸪汤

原料 玉竹12克，鹧鸪1只，盐适量。

制法 将鹧鸪去毛、去内脏，洗净后和玉竹一起放入砂锅，加适量清水炖煮至烂熟，加盐调味即成。

功效 鹧鸪肉厚骨细、营养丰富，玉竹可养阴润燥、生津止渴。此汤适用于冠心病。

平菇豆腐汤

原料 平菇100克，水豆腐200克，白菜心100克，鸡汤400毫升。

制法 将平菇洗净切片，水豆

腐切成小方块，白菜心洗净切段，同放于砂锅中，注入鸡汤，淋香油，分1~2次趁热服。

功效 适用于冠心病、糖尿病，可消暑保健。

高血压

疾病介绍

高血压是以体循环动脉压增高为主要特征的临床综合征，是最常见的心血压管疾病，临床表现为眩晕、耳鸣、头痛、头胀、眼花、失眠、头部沉重感等。

高血压的严重程度并不单纯与血压升高的水平有关，必须结合患者心血管疾病的危险因素，合并靶器官的损害做全面评价，治疗目标和预后判断也必须以此为基础。心血管疾病的危险因素包括：吸烟、高脂血症、糖尿病、年龄>60岁、男性或绝经后女性、心血管疾病家族史等。

高血压分为原发性和继发性。原发性高血压即通常所说的高血压病，治疗应按时服用降压药物，并定期监测血压，及时调整治疗方案，平时注意低盐饮食，肥胖者控制食量，减轻体重，并注意劳逸结合、充足睡眠、适当锻炼身体等；继发性高血压又称为症状性高血压，是由某些疾病如肾小球肾炎、妊娠、嗜铬细胞瘤、主动脉狭窄等引起，原发疾病一旦治愈，血压就会恢复正常。

高血压属中医"头痛""眩晕"范畴，同时与"失眠""心悸""中风"有一定联系。中医学认为，本病的发生常与情志失调、饮食不节、内伤虚损等因素有关，临床辨证主要分为肝阳上亢、肝肾阴虚、痰浊内阻、阴阳两虚等。

食疗方 SHI LIAO FANG

丝瓜豆腐瘦肉汤

原料 猪瘦肉50克，丝瓜250克，嫩豆腐2块，精盐、白糖、芡粉、葱花各适量。

制法 将丝瓜去皮，切成厚片；

豆腐切块；猪瘦肉切薄片，加精盐、白糖、芡粉拌匀；在锅内加清水适量，武火煮沸，先下豆腐煮沸后，再放入丝瓜、肉片，煮至丝瓜、肉片刚熟，加葱花等调味即可。

功效 益气血，清虚热。用于阴阳两虚之高血压，症见腰膝酸软、面色无华、头晕眼花、心悸气短。

焖酿蘑菇

原料 鲜蘑菇500克，虾肉150克，猪肉200克（兼肥瘦）搅碎，虾米15克，芹菜1棵。

制法 蘑菇去菇脚，虾米浸软，芹菜洗净，和猪肉一起剁碎，然后加盐、生粉，再将虾肉放蘑菇中用油煎至半熟，再加蚝油汤焖熟即成。

功效 适用于高血压，阴阳两虚型。

菠菜炒生鱼片

原料 生鱼片200克，菠菜250克，蒜茸、姜花、葱段、绍酒、芡粉各适量。

制法 将菠菜去根，洗净，略切几段，放入开水中焯过，捞起滤去水分；生鱼片用少许精盐拌匀。起油锅，下蒜茸、姜花、葱段爆香，下生鱼片，烹入绍酒，略炒，再下菠菜，调味，并下湿芡粉拌匀即可。随量食用。

功效 养肝降压，清热滑肠。适用于高血压病属肝火亢盛型者。症见头晕眼花、心烦口渴、常易恼怒、大便秘结等。

炝海带丝

原料 水发海带500克，精盐、椒油各10克，青菜丝适量，醋15克，葱丝5克，姜3片。

制法 将海带洗净，切成细丝，放在开水中焯一下捞出控干，撒上精盐、青菜丝拌匀盛盘，然后放上葱、姜，倒入醋，椒油加热炝上即成。

功效 海带性寒味咸，有通经利水、化瘀软坚、消痰平喘等功效，可用于治疗高血压、高脂血症、肾炎水肿等症。

夏枯草汤

原料 夏枯草15克，瘦肉50克。

制法 将夏枯草与瘦肉同煲，饮汤吃肉。每1～2日1剂，分次服用。

功效 适用于患高血压病伴有眩晕头痛、手足心烦热、腰膝酸软、健忘等，此属于肝肾阴虚、肝阳上亢。夏枯草可清肝热、平肝阳，瘦猪肉可补阴血，合用可滋肝阴、平肝阳。

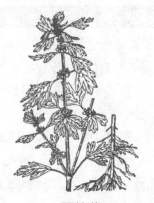

夏枯草

橘皮饮

原料 橘皮10克，杏仁10克，老丝瓜10克，白糖少许。

制法 将老丝瓜、橘皮洗净，杏仁去皮一同入锅，加水适量，煮沸，再用文火煮20～30分钟，稍凉去渣，加入白糖拌匀，当茶喝，可常用。

功效 适用于高血压病伴有眩晕头痛、头重如蒙、胸闷、时吐痰涎、少食纳呆等。

半煎煮鱼

原料 鱼腩（鲩鱼腩）、鲗鱼、黄花鱼（即潮州称金龙鱼）、芹菜、大蒜、姜和豆腐等各适量。

制法 将一半鱼身煎香，另一面用浓汤煮熟，加芹菜、大蒜、姜和豆腐等配料制成。

功效 降血压，降肝火。适用于高血压肝火旺者，肝阳上亢型。

罗汉粥

原料 花生、冬菇、黄芽白、发菜、鲜菇、蘑菇、中芹、米各适量（咸酸梅2粒，肠胃饱滞加入）。

制法 用花生、冬菇先煲汤底，然后加入米煲粥，再加入切碎的黄芽白、发菜、鲜菇、蘑菇，最后下中芹碎和盐调味，不可加味精。

功效 营养丰富，清肠胃。食素或杂食者皆宜，亦可用于高血压者。

冬瓜牛奶蜜

原料 冬瓜汁、鲜牛奶各250毫升，生地20克，蜂蜜适量。

制法 生地水煎取汁，入前2味煮沸煮熟，稍凉，调入蜂蜜即可。每日1剂，分2～3次饮用，可常用。

功效 滋阴清热，利尿降压。适用于肝肾阴虚型高血压等。

高脂血症

高血脂是指血中的"脂"增高。"脂"主要是指总胆固醇、胆固醇酯、甘油三酯和磷脂等。如果血浆中的总胆固醇超过6.0毫摩尔/升和（或）甘油三酯超过1.2毫摩尔/升时，则称为高脂血症。如果是胆固醇单项增高，称为高胆固醇血症。

本病与心脑血管病、糖尿病、肾脏病等密切相关，是形成冠心病的主要危险因素。临床常见症状包括：头晕、胸痛、心慌、神疲乏力、食欲不振、失眠，肢体麻木等。高脂血症的发生与饮食有密切关系，食疗降脂是十分重要的途径。

食疗方　　SHI LIAO FANG

山楂果

原料 新鲜山楂果适量。

制法 将新鲜山楂果洗净，切成两半，晾干，随意嚼服。每日数次，饭后1小时嚼服，尤为适宜。

功效 山楂具有明显的降脂功效，坚持嚼服3个月以上，可起效。但胃酸过多的病人，不宜空腹嚼服。

降脂茶

原料 决明子15克。

制法 将决明子放入有盖的杯中，用沸水冲泡，当茶频饮。每日1剂，一般冲泡3~5次。

功效 决明子具有清肝、降脂、明目、润肠作用，对高脂血症伴有眩晕、头痛、视力减退、大便干结症状者，有较好的效果。决明子茶可长期服用。脾虚便溏的患者，应减量服用。

茯苓决明子粥

原料 决明子、茯苓各30克，粳米100克，白糖少许。

制法 将决明子、茯苓加水煎煮30分钟，去渣取汁，放入粳米煮成粥，加入白糖，随量食用。

功效 茯苓有健脾、利尿、降血糖之功效。

芝麻桑葚糊

原料 黑芝麻、桑葚各 60 克，大米 30 克，白糖 10 克。

制法 将黑芝麻、桑葚、大米分别洗净，一同放入砂钵中擂烂。另在砂锅中盛水 3 碗，煮沸后加入白糖，待水再沸，徐徐加入擂烂的黑芝麻、桑葚、大米煮成糊状食用。

功效 滋阴散热，润肠通便。主治高脂血症。

香蕉西米粥

原料 香蕉 200 克，西米 60 克，豌豆粒 20 克，枸杞适量，冰糖适量。

制法 西米洗净，用清水浸泡 20 分钟；香蕉去皮切丁；豌豆粒洗净，枸杞洗净，用清水泡软。锅置火上，倒入适量清水煮沸，下入西米，用小火煮沸 10 分钟，再加入豌豆、枸杞烧开，撇去浮沫，煮至豌豆熟，放入香蕉丁搅匀，加冰糖熬至溶化即可。

功效 此粥含有的膳食纤维可以吸附胆碱，使肠道对脂肪的吸收率下降，进而降低血脂。

沙苑子白菊花茶

原料 沙苑子 30 克，白菊花 10 克。

制法 将沙苑子、白菊花同入砂锅，加水煎煮成 300 毫升。分 6 次，当茶饮，温服，当日服完。

功效 平补肝肾，降低血脂，降压明目。适用于高脂血症、高血压病，出现头昏、目眩、腰痛、尿频等症，辨证属于肝肾不足类型者。

灵芝甜酒

原料 灵芝 50 克，封缸酒 1000 毫升。

制法 将灵芝洗净，晾干，切成片，放入罐中，加入封缸酒，加盖，密封泡浸 30 天即可饮用。每日 2 次，每次约 15 毫升。

功效 降低血脂，益气补脾，镇静安神。适用于高脂血症，头昏，气短，神疲乏力，失眠多梦，心悸烦躁，辨证为心脾两虚者。

首乌降脂粥

原料 首乌 50 克，芹菜 100 克，瘦猪肉末 50 克，粳米 100 克。

制法 先煎首乌取汁，以药汁

与粳米煮粥，待粥将成时，加瘦肉末、芹菜煮片刻，加盐、味精调味食用，可常服。

功效 健脾补肾。适用于高脂血症脾肾两虚型，症见年老体弱者血脂增高，兼腰膝酸软，倦怠乏力，腹胀纳呆，耳鸣眼花，舌红苔薄，脉沉细。

动脉硬化

动脉粥样硬化是指动脉管壁内沉积大量脂质，可引起心脑血管疾病。本病多发生于 40 岁以上的男性及绝经期后的女性，是严重危害老年人健康的常见病。

一般认为，动脉粥样硬化的病理为：动脉内膜脂质沉积，血管内皮细胞增殖、迁移，弹性组织发生变性，导致血管壁变硬。

动脉粥样硬化早期多无症状，随着病情的发展可表现为体力与脑力衰退，并可出现胸闷、心悸、心前区闷痛。患者可出现头痛头晕、记忆力减退等症状。合理的膳食对预防本病及缓解症状有着积极的意义。

食疗方 SHI LIAO FANG

丹参黄豆汁

原料 丹参 500 克，黄豆 1000 克，蜂蜜 250 毫升，冰糖 30 克。

制法 黄豆用冷水浸泡 1 小时后捞出，倒入大锅内，加水适量。先用旺火烧开，加黄酒 1 匙，再改用文火煮，至黄豆烂熟，汁浓时离火，将豆汁滤出。丹参倒入大瓦罐中，用冷水浸泡 1 小时，浸没为度，用中火烧沸后，改用文火煎半小时许，滤出头汁，再加水适量煎半小时许，约剩下大半碗药液时，滤出汁，弃渣。将黄豆汁、丹参汁一起倒入瓷盆内，加蜂蜜、冰糖，瓷盆加盖，隔水蒸 2 小时，离火，冷却，装瓶，盖紧。余下的熟黄豆可再做成菜。每日 2 次，每次 1 匙，饭后 1 小时开水冲服或米汤送下。

功效 通血脉，破瘀血，健脾

胃，补心血。

猪肉炒洋葱

原料 洋葱 150 克，瘦猪肉 50 克。

制法 洋葱、猪肉均切丝。起油锅烧至八成热，放入猪肉丝翻炒，再入洋葱同炒片刻，调味稍炒即成。佐餐食用。

功效 益气降脂。

拌黄豆芽

原料 黄豆芽 500 克，水发黑木耳 50 克，香油、精盐、味精各适量。

制法 将黄豆芽洗净，放入开水锅中，焯至断生，不能焯烂，以保持脆性，捞出；将黑木耳择洗干净，切丝，放入开水锅中焯透。黄豆芽和黑木耳丝均放入盘内，再放香油、精盐、味精等拌匀食用。

功效 黄豆芽有清热利湿等功效，可用于治疗胃中积热、水肿疼痛、小便不利诸症；黑木耳有补气益智、活血润燥、凉血止血等功效，可用于治疗高血压、冠心病、痛经诸症。适用于动脉硬化。

魔芋大蒜粥

原料 魔芋 150 克，大蒜 25 克，大米 100 克。

制法 将魔芋洗净，切成小块，大蒜去皮，切片，大米淘洗干净，备用。锅内加水适量，放入大米煮粥，五成熟时加入魔芋块、大蒜片，再煮至粥熟即成。每日 2 次，可长期食用。

功效 魔芋含有丰富的纤维素，可促进胃肠蠕动，加速排便，有利于体内有毒物质的迅速排出；魔芋还具有降低胆固醇的功能，适宜动脉硬化等心血管疾病患者食用。大蒜可稀释血液中胆固醇的浓度，心血管疾病患者应经常食用。适用于动脉硬化、冠心病等。

百合芦笋汤

原料 百合 50 克，芦笋 250 克，料酒、味精、盐、清汤各适量。

制法 百合发好洗净，芦笋洗净切段。锅中加清汤，放入百合、芦笋，加热几分钟，加料酒、盐、味精调味即可，佐餐食用。

功效 降脂，降压，促进血液循环，防治动脉硬化。

清炖香菇

原料 鲜香菇 150 克，花生油、精盐各适量。

制法 先将香菇洗净去根，放入炒锅内，加入花生油、精盐翻炒，再加入适量清水，用小火煎煮成汤。

功效 有降脂作用。适用于动脉粥样硬化。

莲子龙须猪肉汤

原料 腐竹100克，龙须菜45克，猪瘦肉100克，莲子40克。

制法 腐竹、龙须菜水发后切丝。猪瘦肉洗净，切成片，将莲子、腐竹、龙须菜一同放入锅中，加适量水煮汤，加入精盐、味精，调匀即成。

功效 健脾胃，养阴软坚，清热化痰。适用于动脉粥样硬化。

枸杞蒸蛋

原料 鸡蛋2个，枸杞子10克。

制法 鸡蛋去壳，搅匀，放入枸杞子，加少许盐，置锅内隔水蒸到蛋熟，即可食用。

功效 适用于动脉粥样硬化。

芹菜根红枣汤

原料 芹菜根50克，红枣10个。

制法 芹菜根洗净，捣烂，和红枣一起放入砂锅中，加水煎煮半小时，饮汤吃枣，每日1剂，分2次服，连服15天。

功效 平肝清热。适用于高脂血症、动脉硬化、冠心病等病症。

心 悸

　　心悸是指患者感觉心中悸动，是一种主观感觉上对心脏跳动的不适感，也就是我们通常所说的"心慌"。主要表现为心跳快而强，并伴有心前区不适感。

　　心悸由心脏功能失常引起，如冠心病、心脏病、心肌炎、心包炎等，多与眩晕、失眠、健忘、耳鸣并存。也是多种疾病的症状之一，如贫血、痰郁、阳虚气弱、气滞血瘀都可引起心悸。

由贫血引起的心悸，会伴有头痛、呼吸困难等；阴血不足者除了感到心悸外，还会出现面色无华，舌淡脉细；由痰郁引发的心悸，会出现心跳欲厥，脉滑大；而气滞血瘀引起的心悸，会伴有气短喘息，胸闷，舌色暗紫色。另外，吸烟太多或甲亢患者也会出现不同程度的心悸。

食疗方 SHI LIAO FANG

胡萝卜拌鸡蛋

原料 胡萝卜（中等大小）1根，鸡蛋2只，橘子2个，苹果1个，蜂蜜适量。

制法 胡萝卜、苹果、橘子洗净，榨汁，再将两个鸡蛋打入搅和，酌加蜂蜜食用。

功效 适用于自主神经失调引起的心悸。

五味子蒸鸽蛋

原料 五味子、龙眼肉、枸杞子各15克，鸽蛋2只，白糖适量。

制法 先将鸽蛋煮熟，去壳，与五味子、龙眼肉、枸杞子共置碗内，上笼蒸15~20分钟，加糖调食。每日1剂。

功效 五味子可敛肺滋肾益精；龙眼肉可补心健脾，养心安神，壮阳益精；枸杞子可补肾益精，养肝明目；鸽蛋可补肾养心。合食，可补心肾，益气血。适用于气血不足型及心神不宁型心悸。

萝卜生姜汁

原料 萝卜汁30毫升，生姜汁5毫升。

制法 加水稍煮，水沸温饮，每日1剂。

功效 适用于心悸之痰饮凌心。

养心安神茶

原料 龙眼肉20克，酸枣仁（捣碎）12克，柏子仁12克。

制法 将上3味水煎2次，取汁混匀，代茶饮用。每晚1剂。

功效 补降健脾，养血安神。适用于气血不足型心悸。

元参小米蜂蜜粥

原料 元参6克，小米、蜂蜜各适量。

制法 元参水煎后取汁，加入小米煮成粥后，加蜂蜜1匙食用。

功效 适用于心悸。

羊心红枣汤

原料 羊心1个，红枣15个。

制法 将羊心洗净，切块，和红枣共煲汤。每日2次，用食盐调味食。

功效 适用于血虚心悸、烦躁不安。

冬瓜子红糖茶

原料 冬瓜子30克，红糖25克。

制法 冬瓜子、红糖捣烂，开水冲服，每日1剂。

功效 适用于心悸痰热甚。

花生米粳米羹

原料 花生米40克，粳米40克，嫩花生叶50克。

制法 将上3味共捣研为末，加水600毫升，煮至400毫升，再加醋调匀。每晚睡前一次服完。

功效 适用于神经官能症心悸。

贫 血

疾病介绍

贫血是指外周血液中单位体积内血红蛋白浓度、红细胞计数和红细胞比容低于相同年龄、性别和地区的正常标准，它是临床上常见的由多种不同原因或疾病引起的一种症状。

贫血常常是一种症状，而不是一种独立的疾病。各种疾病均可以引起贫血，如慢性肾病、慢性肝病、各种慢性感染、癌症、各种原因造成的出血等。因此，出现贫血症状后，最重要的是确诊是何原因引起的贫血。

贫血的发生较为缓慢，患者常能较好地适应，早期没有症状或症状很轻。其常见的症状为头晕、头痛、面色苍白、乏力、易倦，活动后气短、眼花及耳鸣，毛发干枯，以及指甲扁平、失去光泽、易碎裂。部分患者指甲呈勺状（反甲）。

儿童或青少年发生缺铁性贫血，还可导致其发育迟缓、体力下降、智商低下、容易兴奋、注意力不集中、烦躁易怒或淡漠、异食癖和吞咽困难。

食疗方　SHI LIAO FANG

龙眼莲子粥

原料 龙眼肉5个，莲子15克，糯米30克。

制法 将上述用料一同煮成粥后食用。

功效 补气益血。主治贫血，属气血亏虚型，面色苍白，少气懒言，周身乏力，心悸失眠，头晕纳少，动则汗出，舌淡而嫩，脉象细数。

菠菜猪肝汤

原料 菠菜120克，熟猪肝100克，鸡蛋1只，姜丝、葱末、香油、料酒、精盐各适量。

制法 菠菜择洗干净，入沸水中焯2～3分钟，捞出切碎；猪肝切片；鸡蛋打入碗内搅匀。锅内加水适量，放入猪肝片、菠菜末、姜丝、葱末、料酒，大火烧沸，改用文火煮3～5分钟，兑入鸡蛋汁，调入精盐、味精、香油即成。每日1剂，连服10～15天。

功效 适用于缺铁性贫血、营养不良性贫血，症见面色萎黄、头晕、失眠等。

芝麻牛奶粥

原料 大米100克，熟黑芝麻25克，高汤400毫升，鲜牛奶100毫升，白糖适量。

制法 大米淘洗干净，加适量清水浸泡30分钟；将大米放入锅内，加入高汤煮沸，转小火煮约1小时至米粒软烂黏稠；再向粥中加入鲜牛奶，用中火烧沸，再加入白糖搅拌均匀，撒上熟芝麻即可。

功效 黑芝麻具有补血明目、祛风润肠、生津养发、补益肝肾、通乳的作用，身体虚弱者、贫血者、耳鸣者、产妇可常喝此粥。

桂圆小米粥

原料 桂圆50克，小米100克，红糖适量。

制法 将桂圆去壳取肉，小米淘净；桂圆肉与小米一起入锅中，加适量清水，旺火烧开后转用小火；待熬煮至小米软烂、粥稠时，调入红糖即成。

功效 桂圆有壮阳益气、补益心脏、养血安神、润肤美容等多种功效，可治疗贫血、心悸、失眠、健忘、神经衰弱及病后、产后身体虚弱等症。

黄芪牛肉粥

原料 黄芪20克，牛肉、粳米各100克，大枣10枚，淮山15克，盐适量，姜2片。

制法 先将黄芪、淮山、大枣放入砂锅内，加适量水，煮30分钟后去渣留汁；然后向药汁中加入粳米、牛肉、姜片一起熬煮；煮至肉熟米烂，加少许盐调味即可。

功效 牛肉富含铁质，而铁是造血的必要矿物质，此粥对贫血患者有很好的改善作用。

韭菜鸭血汤

原料 鸭血1块，韭菜1小把，嫩豆腐1块，胡椒粒1匙，鸡汤、盐、胡椒粉、香油各适量。

制法 开水煮沸，放入鸭血，彻底煮熟，取出放冷水中浸泡晾凉，切成麻将牌大小；豆腐用加了少许盐的冷水浸泡10分钟，取出切成麻将牌大小；韭菜择去老梗，洗净，切成小段。鸡汤加入锅中，胡椒粒用刀拍破，加入鸡汤中，煮沸，再下切成块的鸭血、豆腐，再煮沸，下韭菜段稍煮，关火。加盐、香油少许调味。

功效 养血，解毒，通便。适用于贫血。

枸杞红枣煲鸡蛋

原料 枸杞子10克，红枣10枚，鸡蛋2只。

制法 枸杞、红枣和鸡蛋一起放入清水中，用文火烧开，等蛋熟后去壳再煮10分钟。吃蛋饮汤，每天或隔天1次。

功效 补虚劳，益气血。适用于贫血。

紫菜鸡子粥

原料 紫菜20克，鸡蛋1只，大米100克。

制法 紫菜撕成小片；大米淘洗干净，备用。锅内加水适量，放入大米煮粥，至八成熟时加入紫菜片，再煮至粥熟，打入鸡蛋，搅匀即成。每日1~2次，连服15~20天。

功效 紫菜、鸡蛋黄均含有丰富的铁质，适用于缺铁性贫血。

水肿

水肿是组织间隙过量积液所致眼睑、头面、四肢部位浮肿，按之凹陷。它既可发生于局部，也可出现于全身，甚则伴有胸水、腹水等。

引起全身性水肿的原因很多，诸如心源性、肾源性、肝源性、内分泌失调、营养缺乏等，常见有急慢性肾小球肾炎、肾病综合征、右心功能不全，肝硬化、甲减或甲亢、肿瘤等。在局部水肿中除上述原因外，尚有机械性梗阻、脉管炎等原因，如静脉血栓、血管瘤、血栓性静脉炎、红斑狼疮、烫伤等。各种水肿发生的机制多为血浆蛋白的变化（尤以白蛋白的降低）、静脉回流障碍、水钠潴留、淋巴循环障碍、毛细血管通透性改变等诸端。

中医认为水液的代谢与肺、脾、肾三脏密切相关，其中肺主通调水道，脾主运输水谷，肾主蒸化水液，故而肺、脾、肾三脏功能的失调，会导致全身气化障碍、水液停聚，泛滥肌肤，而成水肿。明代名医张景岳说过，水肿之病，其本在肾，其标在肺，其制在脾，这是对水肿病机制的极好概括。具体而言，水肿可分为因感受风邪、湿毒、水气、湿热所致阳水和脾肾虚衰所致阴水。

食疗方　　SHI LIAO FANG

茅根米粥

原料　鲜茅根200克（干品20克），粳米150克。

制法　先将茅根洗净放入砂锅中，加水煎煮半小时去渣留汁，加入洗净的粳米煮成粥，早晚食。

功效　利水消肿。适用于水肿、尿少。

炒西葫芦片

原料　西葫芦250克，花生油20克，精盐、酱油各适量，白糖、味精各少许。

制法　西葫芦去子，连外皮洗净，切成薄片。锅上火，放花生油烧热后，将西葫芦片下锅，煸炒均匀，然后加入适量精盐、酱油、白糖，速炒几下，待作料均匀，加入味精，离

名医珍藏百病食疗

火出锅。

功效 清热解毒，利尿消肿。适用于肾炎水肿、小便不利。

玉米须西瓜汤

原料 玉米须、西瓜皮各15克。

制法 玉米须、西瓜皮，水煎服，每日2次。

功效 适用于小儿肿而小便不利。

玉米扁豆枣粥

原料 玉米50克，白扁豆25克，大枣50克。

制法 将3味分别洗净，按常法煮粥食用，每日1次。

功效 适用于营养不良性水肿。

米醋黄瓜

原料 黄瓜1根，米醋适量。

制法 黄瓜去皮切段，用醋代水煮烂，顿服。

功效 适用于遍体浮肿，小便不利，烦热口干。

冬瓜汤

原料 冬瓜250克，车前草25克。

制法 冬瓜去皮切片，与车前草加水煮汤。

功效 适用于水肿，症见尿少、口渴喜饮。

素炒豇豆

原料 鲜豇豆500克，精盐6克，姜末10克，香油10克，味精1克，熟菜子油50克，汤适量。

制法 将豇豆择洗干净，掐头去筋，切成3厘米长的段。炒锅置旺火上，放油烧热，下姜末、豇豆，放精盐，炒至豇豆变为翠绿时，掺适量汤，烧开，用小火将其焖至软熟，加味精，淋香油，起锅装盘即成。

功效 豇豆补肾生精、健脾理中、益气调营。适用于脾虚水肿。

猪肝绿豆粥

原料 绿豆、大米各50克，猪肝100克。

制法 绿豆、大米洗净，放入砂锅中加水煎煮，待绿豆开花时，加入洗净切碎的猪肝，继续煎煮至猪肝熟透即成。

功效 利尿消肿。适用于水肿、尿少。

名医珍藏百病食疗

第四节 泌尿系统疾病

慢性肾炎

疾病介绍 MAN XING SHEN YAN

慢性肾炎也称慢性肾小球肾炎。本病多发生于青壮年，是机体对溶血性链球菌感染后发生的变态反应性疾病，病变常常是双侧肾脏弥漫性病变。病情发展较慢，病程在 1 年以上，初起病人可毫无症状，但随病情的发展逐渐出现蛋白尿及血尿，病人疲乏无力、浮肿、贫血、抵抗力降低以及高血压等症。晚期病人可出现肾功能衰竭而致死亡。中医认为本病属"水肿""头风""虚劳"等范畴。

本病起病缓慢，早期可无自觉症状或有轻度浮肿、乏力、食欲不振等，另外，可有面色㿠白、头晕、头痛、全身虚弱、腰部酸痛等症状；由于病程长，长期尿中带有大量蛋白质，故使血浆蛋白含量降低，而出现低蛋白血症，浮肿严重；高血压常很顽固，可导致高血压性心脏病、心力衰竭或脑出血；尿比重始终一致，尿比重降低，尿量增加，夜尿增加明显，甚至超过日尿量；肾功能衰竭，血液中非蛋白氮升高、酸中毒，出现渐进加重的贫血等。

食疗方 SHI LIAO FANG

白果烧鸡块

原料 鸡肉 800 克，白果肉 20 粒，鲜汤 1500 克，姜片 12 克，鸭油适量。

制法 将鸡肉切块，加黄酒 10 毫升、盐 2 克腌渍 20 分钟。净锅置旺火上，下鸭油，烧至七成热，下姜片炸香，倒入鸡块炒透断生，加入白果肉再炒几下，烹入黄酒，掺鲜汤，烧开后加葱节、五香粉，用文火焖至鸡肉软烂时，加少许精盐、味精调味，汤汁稍多，用中火收汁即成。佐餐食用。

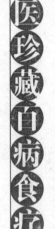

名医珍藏百病食疗

功效 温肺益气，固肾缩尿。

冬瓜黑豆炖鲫鱼

原料 冬瓜 500 克，黑豆 250 克，鲜鲫鱼 1 条（250～300 克）。

制法 将鲜鲫鱼洗净，与黑豆同煮，不加盐及其他调料。约 20 分钟后，入冬瓜同煮，至肉熟豆烂后即可。每日 1 剂，连汤食用，分 2 次食完。

功效 健脾益肾，利水消肿。

芋头红糖粥

原料 芋头 150 克，红糖 60 克，大米 100 克。

制法 将芋头去皮，洗净，切成小块，大米淘洗干净，备用。锅内加水适量，放入大米煮粥，五成熟时加入芋头块，再煮至粥熟，调入红糖，搅匀即成。每日 2 次，连服 15～20 天。

功效 芋头性平，味甘、辛，有解毒消肿、调中益气、化痰和胃、软坚散结等功效，可用于治疗慢性肾炎、无名肿毒、脾胃虚弱、肠道病及结核病等。用于慢性肾炎。

乌梅炭

原料 乌梅适量。

制法 将乌梅煅成炭，每取 15 克，加水煎汤服用。每日 1 剂，连服 1 个月。

功效 控制尿蛋白，利尿消肿。适用于慢性肾炎。

凉拌翡翠

原料 芹菜 250 克，苦瓜 250 克，白糖适量，麻油、味精各少许。

制法 芹菜切段，苦瓜去瓤去籽切片。将芹菜、苦瓜用滚沸水焯过，待凉，加白糖、麻油、味精调味即成。

功效 清热解毒，利湿消肿。芹菜清热利湿，平肝凉血，配伍苦瓜清热利湿解毒，少许白糖、麻油、味精调味，使本菜气香味甜，色鲜诱人。宜肾炎水肿经常疮疡泛发、咽喉肿痛者常服。

番茄烧牛肉

原料 牛肉 150 克，番茄 150 克，酱油 50 克，白糖 10 克，精盐 5 克，葱花、料酒各 2.5 克，姜丝、素油各少许。

制法 把牛肉洗净，切成方块；番茄洗净，去皮去籽，切成块。锅置火上，放油，烧热，放姜葱丝煸炒，下入牛肉煸炒几下，烹入料酒、酱油，加入水（浸没牛肉），放精盐、白糖，烧至熟，再加入番茄烧至入味，出锅即成。

功效 西红柿性凉味酸、甘，有清热解毒、凉血平肝、生津止渴、健胃消食等功效；牛肉营养丰富，其性温味甘、咸，有补脾和胃、益气增血、强筋健骨等功效。将二者合烹食，可平肝清热，滋养强壮。对慢性肾炎有疗效。

党参煲猪肾

原料 党参、黄芪、芡实各20克，猪肾1个。

制法 猪肾剖开，去筋膜，洗净，与药共煮汤食用，每日1次。

功效 补气，健脾，固肾。适用于慢性肾炎恢复期。

冰糖枣耳羹

原料 银耳3克，红枣30克，冰糖适量。

制法 加水，用文火煮烂成木耳羹。

功效 适用于慢性肾炎之血虚证者。

急性肾炎

疾病介绍　JI XING SHEN YAN

急性肾炎是急性肾小球肾炎的简称，多见于儿童及青少年，一般认为与甲族B组溶血性链球菌感染有关，是机体对链球菌感染后的变态反应性疾病。起病常在多次反复链球菌感染（咽炎、扁桃体炎、中耳炎等）或皮肤化脓感染（丹毒、脓疱疮等）之后1~4周。症状轻重不一，轻者可稍有浮肿，尿有轻度改变；重者短期内可有心力衰竭或高血压脑病而危及生命。一般典型症状先有眼睑浮肿，逐渐下行性发展至全身，有少尿和血尿，持续性低热，血压程度不等地升高。该病在中医学中属于"水肿""血尿"等范畴。

急性肾炎在发病前1~3周常有咽炎、扁桃体炎等上呼吸道感染或丹毒、脓疱疮等化脓性皮肤病及猩红热。在这些病愈后或病的后半期突然出现血尿及浮肿。浮肿轻重不等，常在清晨起床时眼睑浮肿，下肢及阴囊浮肿也很明显。一般浮肿持续1~2周即开始消退，重者历时较长，可达3~4周。另外，

名医珍藏百病食疗

血压升高，一般为轻度或中度，成人在 20.0 ~ 24.0 千帕/12 ~ 13.33 千帕（150 ~ 180 毫米汞柱/90 ~ 100 毫米汞柱），上下常有波动，多数 2 周左右恢复正常。儿童患急性肾炎还可出现发烧，有时体温可达 39℃ 以上，伴有畏寒。成年人常感腰酸、腰痛，少数病人有尿频、尿急、少尿的症状，尿量每日只有 400 ~ 700 毫升，可持续 1 ~ 2 周。恢复期尿量增多每日可达 2000 毫升以上。血尿轻重不一，严重时为全血尿，大多为浑浊咖啡色或洗肉水样。几天后可转为在显微镜下才能看到有红细胞的镜下血尿，6 个月左右才能消失，长者可达 2 年才能完全恢复，化验尿中还有大量蛋白质及管型。此外，还可有恶心、呕吐、厌食、鼻衄、头痛、疲乏、抽搐等症状。

　　急性肾炎的病程长短不一，短者仅数日就可痊愈，长者可达 1 年以上。

食疗方　SHI LIAO FANG

冬瓜羊肺汤

原料 羊肺 250 克，冬瓜 250 克（切片），葱、姜各适量。

制法 羊肺洗净切成条状，放在油锅中炒熟，再放冬瓜片，加水适量，文火炖煮，可放葱姜调味，不加盐，以上为 1 日量，随意食用，1 周为 1 个疗程，间隔 3 日，继续下 1 个疗程。

功效 消肿补虚。主治水肿。

玉米须车前叶粥

原料 玉米须、鲜车前叶各 30 克，葱白 1 段，粳米 50 ~ 100 克。

制法 将鲜车前叶洗净，切碎，同玉米须、葱白煮汁后去渣，然后加粳米煮粥。每日 1 ~ 3 次，5 ~ 7 日为

1 个疗程。

功效 清热利尿。适用于急性肾炎小便不利、尿血、水肿等症。

白菜薏米粥

原料 小白菜 500 克，薏米 60 克。

制法 先将薏米煮成稀粥再加入洗净、切好的小白菜，煮 2 ~ 3 沸，待小白菜熟即成，不可久煮。食用时不加精盐或少加精盐，每日 2 次。

功效 健脾祛湿，清热利尿。适用于急性肾炎的水肿少尿症。

薏米雪花团

原料 糯米粉 250 克。薏米 150 克，白莲子 100 克，冬瓜糖 30 克，白糖 250 克。

制法 薏米煮熟盛起。糯米粉放白糖 50 克，加水揉成糯米粉团。白莲子加水蒸熟捣烂，放白糖 100 克拌成馅。冬瓜糖剁成小粒放在馅中。糯米粉团与莲茸包成丸子，白糖 100 克熬成糖液，丸子涂糖液裹一层薏米仁，在蒸笼中蒸 15 分钟。随意服用。

功效 补中益气，健脾利尿。适用于肾炎性水肿。

山楂汤

原料 山楂 60 克，益母草 30 克，鲜白茅根 50 克。

制法 将上 3 味水煮服。

功效 可治急、慢性肾炎。

葫芦粥

原料 葫芦瓜 100 克，粳米 50 克。

制法 将葫芦瓜去皮去瓤，洗净切块和粳米一起放入砂锅，加水文火煮成粥即成。

功效 利尿消肿。主治肾炎。

绿豆汤

原料 绿豆 90 克，赤小豆 60 克，加熟附片 6 克。

制法 将上 3 味水煮汤，空腹饮。每日 1 剂，分 3 次服。

功效 适用于急性肾炎水肿。

姜葱粥

原料 生姜 5 片，连须葱白 5 条，白糖少许，大米 50 克。

制法 洗米煮粥，粥成，入生姜葱白加少量白糖稍煮，趁热服之。

功效 祛风散寒。适用于风水泛滥，有表证偏于寒型；眼睑浮肿，恶寒腰痛，肢节酸楚，小便不利，舌苔薄白，脉浮紧。

肾功能不全

疾病介绍　SHEN GONG NENG BU QUAN

　　肾功能不全是各种疾病引起肾脏损害的结果，病情急骤发生的称急性肾功能不全，而呈慢性发展过程的称慢性肾功能不全，尿毒症为慢性肾功能不全发展至晚期的结果。慢性肾功能不全多数由于慢性肾炎、肾盂肾炎、糖尿病性肾病、原发性高血压、肾囊肿所引起。

由于肾功能低下，本应从尿中排泄的代谢废物蓄积在机体内，如尿素氮潴留产生高尿素氮血症，氢离子潴留产生酸中毒，一方面钾、镁、钠等离子潴留，另一方面为了排泄这些物质，在肾功能不全初期，尿量增加，有明显多尿、夜间尿，由于多尿而过分限制水或钠盐，相反就会引起钾或钠的缺少。肾脏不仅生成尿，而且具有调节血压、调节红细胞生成及维持维生素 D 活性化等功能。由于肾功能不全妨碍这些功能，从而引起高血压、贫血、低钙血症，低钙血症、高磷血症又引起甲状旁腺功能亢进，还引起神经功能障碍、血小板功能异常、糖代谢异常、细胞膜 ATP 酶活性低下等。

在肾功能不全早期，临床症状并不明显，随着病情的发展，肾功能每况愈下，晚期将发展为尿毒症。患者尿少甚至无尿、贫血，且容易出血，常有皮下瘀斑、牙龈出血、恶心呕吐、厌食、乏力嗜睡、高血压、皮肤干燥脱屑奇痒、酸中毒等，由于免疫功能下降，抵抗力差，极易继发感染。

肾功能不全属中医"关格""癃闭"的范畴。为肾气衰竭而湿热内阻，肾病及肝，乃至肝、脾、肾俱伤。

食疗方 SHI LIAO FANG

决明子蜂蜜饮

原料 决明子 10 克，蜂蜜 1 匙。

制法 决明子捣碎，加水 500 毫升，煮 10 分钟，冲入蜂蜜 1 匙，搅匀饮，每日 1 次。

功效 适用于肾功能不全。

花生蚕豆汤

原料 花生仁 100 克，蚕豆 200 克，红糖适量。

制法 将花生仁、蚕豆一起放入砂锅中，加水文火煎煮 30 分钟，加入红糖拌匀，即可饮用。

功效 益气健脾，消水解毒。适用于慢性肾功能不全。

茯苓白术姜汤

原料 白术 12 克，茯苓 15 克，郁李仁 6 克，生姜 5 克。

制法 将生姜洗净切片与白术、茯苓、郁李仁等一起放入砂锅，加水文火煎煮 30 分钟，即可饮用。

功效 补气健脾，利水消肿。适用于慢性肾功能不全。

金钱茴香炖猪蹄

原料 金钱草100克，小茴香10克，猪蹄1~2只。

制法 猪蹄去毛，清洗干净，剁块，与金钱草、小茴香一同置砂锅中，加水文火炖煮至猪蹄烂熟，调味不加盐，喝汤吃肉。

功效 温中散寒，利水消肿。适用于慢性肾功能不全。

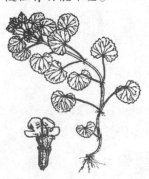

金钱草

绿豆汤

原料 绿豆30克，糖适量。

制法 绿豆加水煮烂，加糖饮服，每日1次。

功效 适用于肾功能不全者补充热量，又可以利尿解毒。

黄芪煮童子鸡

原料 童子鸡1只，黄芪30克。

制法 鸡去毛、内脏，洗净，黄芪用纱布包，入锅煮至鸡酥，食鸡喝汤。

功效 适用于肾功能不全属肾虚表不固者。

乌骨鸡汤

原料 乌骨鸡1只，六月雪60克。

制法 乌骨鸡去毛、内脏，洗净。六月雪用纱布包，放入鸡腹内，加水炖汤至酥，食鸡饮汤。

功效 适用于肾功能不全者毒素的排除与营养的补充。

木耳蜜枣汤

原料 白木耳15克，蜜枣50克。

制法 木耳泡发，与蜜枣入锅，加水煮至木耳涨大，加糖。

功效 适用于肾功能不全者维生素的补充和热量的维持。

牛奶苹果汁

原料 牛奶1瓶，苹果2个。

制法 每日早晨食牛奶、苹果。

功效 适用于肾功能不全。

肾病综合征

肾病综合征是一组由多种原因引起的临床综合征。本病以高度水肿、大量蛋白尿、血脂过高、血浆蛋白过低为特征。本病可分为原发性、继发性两大类。发病机制为肾小球毛细血管通透性改变，电荷屏障受损，导致体内大量蛋白质丢失。

本病相当于中医"肾水"的范畴，亦属"水肿""皮水"。外因有风、湿、热、毒、劳伤等；内因是肺、脾、肾脏亏虚。由于多种原因损及肾脏，致水湿停聚，气化不行，精微外泄。病位在肾、脾。病性有虚有实，实证多见于湿、热之症，虚证多见于肝、脾、肾及气阴不足。

食疗方　　SHI LIAO FANG

金针菜汤煮鸡蛋

原料　金针菜200克，鸡蛋2只。

制法　金针菜水煎去渣，用汤煮鸡蛋2个食用。

功效　适用于肾病综合征。

赤豆辣椒鲤鱼汤

原料　活鲤鱼1条（250克），花生米150克，薏苡仁、赤小豆各30克，干红辣椒2枚，大蒜1头，茶叶1小撮，精盐少量。

制法　鲤鱼去内脏，洗净，与余料一起放入锅中，加水适量，共煲烂熟，以鱼骨酥烂为佳，调入少量精盐即可。佐餐食用，5～7日服1剂。

功效　适用于肾病综合征慢性水肿者。

鱼腥草汤

原料　鱼腥草150克。

制法　开水浸泡，代茶饮，每日1剂。

功效　适用于肾病综合征。

葫芦猪肉汤

原料　猪五花肉200克，鲜葫芦300克。

制法 水煮至肉熟，吃肉喝汤。

功效 适用于肾病综合征。

浮萍竹叶粥

原料 浮萍、竹叶各 10 克，大米 100 克，白糖适量。

制法 将浮萍、竹叶择净，放入锅中，加清水适量，水煎取汁，加大米煮粥，待熟时调入白糖，再煮一两沸即成，每日 1 剂，7 天为 1 疗程，连续 3～5 疗程。

功效 散风清热，宣肺利水。适用于肾病综合征眼睑浮肿，继则四肢及全身皆肿，来势迅速，肢节酸重，小便不利等。

五苓粥

原料 茯苓、猪苓、泽泻、白术、桂枝各 10 克，大米 100 克，白糖适量。

制法 将诸药择净，放入锅中，加清水适量，浸泡 5～10 分钟后，水煎取汁，加大米煮粥，待熟时，调入白糖，再煮一两沸即成，每日 1 剂，7 天为 1 疗程，连续 3～5 疗程。

功效 健脾利湿，通阳利水。适用于肾病综合征全身水肿，按之没指，小便短少，身体重而困倦，胸闷，纳呆，恶心欲呕，苔白腻等。

桂附三子粥

原料 肉桂、附片、车前子、牵牛子、沙苑子各 10 克，大米 100 克，白糖少许。

制法 将诸药择净，放入药罐中，加清水适量，浸泡 5～10 分钟后，水煎取汁，同大米煮粥，待熟时调入白糖，再煮一两沸即成，每日 2 次，早、晚各服 1 次，7 天为 1 疗程，连续 3～5 疗程。

功效 温肾助阳，化气行水。适用于肾病综合征面浮肢肿，小便短少，四肢不温等。

桑菊竹叶粥

原料 桑叶、菊花、竹叶各 10 克，大米 50 克，白糖适量。

制法 将桑叶、菊花、竹叶择净，放入锅中，加清水适量，浸泡 20～30 分钟，水煎取汁，加大米煮粥，待熟时，调入白糖，再煮一两沸即成，每日 1 剂，7 天为 1 疗程，连续 3～5 疗程。

功效 散风清热，宣肺利水。适用于肾病综合征眼睑浮肿，畏寒，发热，咽喉疼痛等。

名医珍藏百病食疗

二椒二苓粥

原料 川椒、椒目各 5 克，猪苓、茯苓各 30 克，大米 50 克，白糖适量。

制法 将诸药择净，放入锅中，加清水适量，浸泡 5 ~ 10 分钟后，水煎取汁，加大米煮粥，待熟时调入白砂糖，再煮一两沸服食，每日 1 剂，7 天为 1 疗程，连续 3 ~ 5 疗程。

功效 温运脾阳，以利水湿。适用于肾病综合征身肿以腰以下为甚，按之凹陷不易恢复，脘闷腹胀，纳减便溏，面色萎黄，神倦肢冷，小便短少，舌质淡，苔白滑等。

第五节　内分泌系统疾病

糖尿病

疾病介绍 TANG NIAO BING

　　糖尿病是因胰岛素相对或绝对不足而引起的以糖代谢紊乱、血糖增高为主要特征的慢性疾病。早期无症状，晚期典型病人有多尿、多食、多饮、消瘦，疲乏等临床表现。早期诊断依靠化验尿糖和空腹血糖，超过了正常人的血糖浓度及葡萄糖耐量试验等；易并发感染如肺结核、疖痈等，以及发生动脉硬化、白内障等疾病。重者可发生糖尿病酮症酸中毒以致昏迷。此病属于中医的"消渴"范畴。按病情可采用饮食控制，药物对症治疗。配合食疗，有利于预防、治疗此病的发生和发展，促进早日康复。但要注意将食疗中食物热量计入全天的膳食热量中。

食疗方　SHI LIAO FANG

苦瓜榴干煎

原料　苦瓜1条，番石榴干2个。

制法　将上2味水煎服，每日1剂。

功效　润肺止渴。主治糖尿病，属上消型，烦渴多饮，形瘦乏力，尿频量多。

山药冬瓜汤

原料　山药30克，冬瓜100克，荷叶60克。

制法　将上述用料一同水煎，喝汤吃山药、冬瓜。每日1剂，分2次服用。

功效　清胃泻欠，养阴增液。主治糖尿病，属中消型，多食易饥，形瘦乏力，大便干结。

鲜洋葱猪肉

原料　鲜洋葱100克，瘦猪肉60克。

制法　先将猪肉煮熟，后下洋葱熟后服食。每日2次，可长期坚持服用。

功效　温阳固摄。主治糖尿病，属下消型，尿量频多，混浊如脂膏，干舌燥，肢软腰酸，舌红、少苔。

绿豆梨萝卜汤

原料　绿豆200克，梨2个，白萝卜250克。

制法　共煮熟服食。

功效　补脾运食，清热生津。适用于糖尿病肺胃燥热型。

葛粉粥

原料　葛根粉30克，粳米60克。

制法　共煮粥食，每日1~2剂。

功效　清热生津，润燥止渴。适用于糖尿病肺胃燥热型。

香菇烧豆腐

原料　嫩豆腐250克，香菇100克，盐、酱油、味精、香油各适量。

制法　豆腐洗净切成小块。在砂锅内放入豆腐、香菇、盐和清水。中火煮沸改文火炖15分钟，加入酱油、味精，淋上香油即可食用。适量服食，不宜过热。

功效　清热益胃，活血益气。

名医珍藏百病食疗

八五

豆腐味甘性凉，益气和中，生津润燥，清热解毒；香菇有益气活血、挥气化痰之功。此方对烦热、消谷善饥兼见瘀血型糖尿病患者尤为适宜。

瓜蒌羹

原料 鲜瓜蒌根 250 克，冬瓜 250 克，淡豆豉、精盐各适量。

制法 将鲜瓜蒌根、冬瓜分别洗净去皮，冬瓜去籽切成片，与豆豉同放锅内加水煮至瓜烂时加盐少许即成。可适量食之。连服 3 ~ 4 周。

功效 清热止渴，润燥生津。

醋蛋饮

原料 鸡蛋 2 个，醋适量，蜂蜜少许。

制法 将鸡蛋洗净后放入广口玻璃瓶中，倒入醋，密封 48 小时，待蛋壳软化，仅剩薄蛋皮包着涨大了的鸡蛋时，启封，用筷子将蛋皮挑破，将蛋清、蛋黄与醋搅匀，再放置 24 小时，加蜂蜜充分搅拌，清晨空腹时服用。分 5 ~ 7 天服完。

功效 增强体质，提高抗病能力。

肥胖症

疾病介绍 FEI PANG ZHENG

肥胖症是指人体内脂肪积聚过多，导致体重明显超过标准体重者。标准体重常用下列公式计算：标准体重（千克）= ［身长（厘米）- 100］× 0.9，超过标准体重的 20% 以上者称为肥胖症。

肥胖症可以发生于任何年龄，以中年人居多，近年来青少年发病率有增加趋势。本病与遗传、饮食因素关系密切。本病多无症状，重者可出现头晕头痛、气短多汗、腹胀便秘、心悸、下肢浮肿等，易诱发冠心病、高血压、糖尿病、胆结石等。

肥胖症属于中医"痰浊""瘀血""虚损"的范畴，严格控制饮食，加强运动至关重要。

食疗方 SHI LIAO FANG

茼蒿炒萝卜

原料 白萝卜300克，茼蒿200克，花椒、葱、姜、盐、味精、鸡汤、香油各适量。

制法 白萝卜切条；茼蒿切段；花椒入油锅炸焦捞出，再加入葱、姜、萝卜条煸炒，加鸡汤少许，翻炒至七成熟，加入茼蒿、味精、盐，出锅，淋入香油即可。佐餐食用。

功效 祛痰，宽中，减肥。适用于肥胖症，症见痰多、喘息、胸腹胀满。

海带拌白菜

原料 水发海带、大白菜心各250克，精盐、味精、辣椒油、米醋各适量。

制法 水发海带、大白菜心分别洗净，切成细丝，放入盘内，加入精盐、味精、辣椒油、米醋，拌匀即成。

功效 利尿消肿，消痰软坚。适用于肥胖症。

胡萝卜苹果汁

原料 胡萝卜4个，苹果1/2个，甜菜1个，生姜1片。

制法 将上述用料洗净后一同放入榨汁机中榨取汁液饮用。

功效 健脾祛湿。主治肥胖症，体态肥胖，纳食不馨，体虚乏力，嗜睡多梦。

盐渍五丝

原料 西瓜皮、黄瓜、冬瓜、白菜帮、芹菜各50克，番茄200克，精盐、味精、香油各适量。

制法 将西瓜、冬瓜、黄瓜分别削去外皮，挖去瓤、籽，切成细丝。将白菜、芹菜分别洗净，去叶留帮和茎，切成细丝。除黄瓜外，其余4种均分别用开水焯一下。将这5种丝，分别用精盐、味精腌半小时，调少许香油，然后分别在5个小平盘中摆成："轻""身""健""美""宴"5个字，旁边以番茄花点缀。

功效 西瓜、冬瓜、黄瓜、白菜、芹菜皆有清热利尿、消肿减肥的功效。适用于单纯性肥胖症。

雪梨兔肉羹

原料 兔肉500克，雪梨400克，车前叶15克。

名医珍藏百病食疗

制法 雪梨榨汁，车前叶煎取汁100毫升，兔肉煮熟后，加梨汁、车前汁及琼脂同煮，成羹后入冰箱，吃时装盘淋汁即可。可作点心食用。

功效 清热祛痰，利湿减肥。

什锦乌龙粥

原料 生薏米 30 克，冬瓜仁100 克，红小豆 20 克，干荷叶、乌龙茶各适量。

制法 干荷叶、乌龙茶用粗纱布包好备用。将生薏米、冬瓜仁、红小豆洗净一起放锅内加水煮熬至熟，再放入用粗纱布包好的干荷叶及乌龙茶再煎 7～8 分钟，取出纱布包即可食用。每日早晚食用。

功效 健脾利湿。

罗汉果汤

原料 罗汉果 60 克。

制法 将罗汉果水煎服。每日

1～2 剂。亦可生食鲜品。

功效 清热凉血，润肠通便。适用于胃热湿阻型肥胖症。

赤豆山楂大枣汤

原料 赤小豆、生山楂各 30 克，大枣 6 枚。

制法 将上 3 味按常法煮汤服食。每日 1 剂。

功效 健脾养胃，除湿消肿。适用于脾虚湿阻型肥胖症。

玫瑰花茶

原料 玫瑰花 5 克，茉莉花 2克，川芎、荷叶各 10 克，罗汉果1 个。

制法 将以上用料用冷水洗净，放入大茶缸中，用沸水冲泡，代茶饮。

功效 活血养胃，利尿消肿。主治肥胖症。

骨质疏松症

疾病介绍　　GU ZHI SHU SONG ZHENG

　　骨质疏松症是单位体积内的骨量减少，以致皮质骨变薄，内骨变稀疏，孔隙增大，从而产生腰背四肢疼痛、脊柱畸形以及骨折。骨质疏松症的发病因素除遗传性、某些内分泌疾病的影响、失用性如长期石膏固定以及瘫痪、严重关节炎造成不活动，骨形成作用减少等外，饮食中长期缺钙，是造成骨质疏松症的重要原因。

本病可无症状或仅表现为腰背、四肢疼痛，乏力；严重者活动受限，甚则卧床不起；无明显诱因或轻微外伤后发生骨折，不同部位的骨折有各自的临床表现。

食疗方　SHI LIAO FANG

巴戟杜仲牛鞭汤

原料　杜仲 30 克，牛鞭 1 条，巴戟天 50 克，生姜 10 克。

制法　把牛鞭汆掉膻味，切块，与杜仲、巴戟天、生姜同入锅内，煮沸后，用文火煮 3 小时，放调料。随餐食用。

功效　补肾壮阳，强壮腰膝。适用于骨质疏松，下肢乏力。

猪骨汤

原料　猪骨 300 克，乌豆 30 克。

制法　乌豆泡软，与猪骨同入锅，加水，用武火煮沸，用文火煲 2 小时，加调料。佐餐食用，用量自愿。

功效　补肾活血，祛风利湿。适用于骨质疏松症，风湿痹痛。

韭菜鸡蛋炒虾仁

原料　虾仁 50 克，鸡蛋 1 个，韭菜 200 克。

制法　用菜油炒熟，加调料，佐餐食用。

功效　适用于骨质疏松症。

鱼头炖豆腐

原料　鲢鱼头、豆腐各 500 克，生姜、蒜瓣、食醋、精盐、香油各适量。

制法　鱼头去鳃，洗净，剁成 2 大块，放入砂锅中，加姜片、蒜瓣、食醋和适量清水，用大火烧开，改用文火炖 45 分钟，加入豆腐块、香油、盐，再炖 10 分钟，至豆腐入味即可。

功效　鱼头和豆腐中均含有较高的钙质。适用于骨质疏松症。

黄豆猪皮汤

原料 黄豆30克，猪皮200克。

制法 猪皮刮去脂肪，洗净切块；黄豆洗净泡软，一起放入砂锅中，加水炖煮，去浮沫，加葱、姜，煮至黄豆烂熟，加调料即成。

功效 滋阴活血，益气补虚。适用于骨质疏松症。

赤豆核桃糙米粥

原料 赤小豆50克，糙米100克，核桃、红糖各适量。

制法 糙米、赤小豆淘洗干净，沥干，入锅加适量水以大火煮开后，转小火煮约30分钟；加入核桃以大火煮沸，转小火煮至核桃熟软；最后加红糖续煮5分钟，即可熄火。

功效 补养气血，强健筋骨，并能有效预防骨质疏松及改善睡眠质量，骨质疏松者可常食。

鳕鱼海带粥

原料 鳕鱼100克，海带100克，油菜心50克，大米100克，盐适量。

制法 海带洗净切成片，油菜心洗净，鳕鱼切块洗净备用；将大米浸泡半小时，入锅中加适量水煮沸，再放入海带一起熬煮；至粥快成时放入鳕鱼块，待鱼熟后再放进油菜心，最后加盐调味即可。

第六节　神经系统病

失眠

疾病介绍　　　　　　　　SHI MIAN

　　失眠多属神经功能性疾病，是神经衰弱的一种重要表现。以经常不易入睡，或睡后易醒，或睡后多梦为主要特征，常伴有头晕、记忆力下降。

　　引起失眠的原因很多，但大多数是精神上的压力，如情绪激动、精神紧张、过度的精神刺激、难以解决的困扰等，使大脑皮层兴奋与抑制失调，导致难以入睡而产生失眠。

失眠还可以由一些疾病引起，如脑动脉硬化、椎底动脉供血不足、脑梗死后遗症、贫血、糖尿病、颈椎病等。有些更年期妇女，也可有较重的失眠表现。失眠者，每当入夜，就担心睡不好，便试图强行控制情绪来诱导入睡，然而每每事与愿违。反而导致大脑兴奋，如此恶性循环，苦不堪言。

长期失眠对人体生理功能也会产生很大影响。有些女性会出现月经失调，男子会出现阳痿、遗精、早泄等症状，进一步增加患者的精神负担，导致失眠加重。

食疗方 SHI LIAO FANG

枣仁白术粳米粥

原料 酸枣仁 10 克，白术 10 克，粳米 50 克。

制法 枣仁、白术水煎取汁，放粳米煮粥，粥成调味即可，每次 1 碗，每日 2 次。

功效 适用于心脾两虚所致失眠健忘，纳呆乏力。

百合大枣猪脑粥

原料 合欢花 15 克，龙芽百合 60 克，大枣 5 枚，猪脑 30 克。

制法 上述材料同煮粥，早晚食用。

功效 养心宁神，镇静益智。适用于心神恍惚、忧虑寡欢、智力减退、失眠多梦。

枸杞南枣煲鸡蛋

原料 枸杞子 20 克，南枣 5 枚，鸡蛋 1 只。

制法 加适量水共煎，鸡蛋熟后，去壳取蛋再煮片刻，吃蛋饮汤。

功效 补益心脾，安养心神。适用于心脾两虚型失眠。

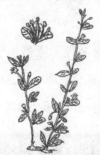

枸杞子

冰糖百合龙眼饮

原料 百合 9 克，龙眼肉 6 克，冰糖适量。

制法 用百合、龙眼肉煲冰糖，睡前服食。

功效 养血安神。适用于失眠，症见怔忡健忘，心神不宁，情志恍惚，四肢麻痹，胃纳欠佳，脉弦而虚或细弱，舌质淡红，舌苔薄白等。

猪肺果仁汤

原料 猪肺500克，白果仁50克。

制法 将猪肺洗净，切成小块，与白果仁入锅，加水适量炖汤，至猪肺熟透时，用盐调味，每天分2次食。

功效 适用于失眠、心烦。

茯苓粳米粥

原料 粳米100克，茯苓末15克。

制法 将粳米煮粥，至半熟时下茯苓末，候粥全熟即可。随意食用。

功效 适用于各种原因引起的失眠。

葡萄干蛋糕

原料 面粉250克，无籽葡萄干50克，鸡蛋4个，白糖适量。

制法 葡萄干用清水泡开，沥干待用；在容器中打入鸡蛋，加入白糖，用打蛋器顺一个方向用力搅拌，使蛋清发泡、发白。在蛋液中缓缓加入面粉，边加边搅拌成糊。取不锈钢盘子，盘底涂油，倒入准备好的面糊，表面放上葡萄干，大火蒸40分钟即可。

功效 葡萄干中的铁和钙含量十分丰富，葡萄干中还有大量葡萄糖，对心肌有营养作用，还含有多种矿物质和维生素、氨基酸，对睡眠有很好的帮助。

山药奶肉羹

原料 瘦羊肉400克，山药150克，牛奶、盐、姜片各适量。

制法 羊肉洗净，切片；山药去皮，洗净，切片。将羊肉、山药、姜片放入锅内，加入适量清水，小火炖煮至肉烂，出锅前加入牛奶、盐，稍煮即可。

功效 益气补虚，温中暖下。可改善睡眠质量。

神经衰弱

　　神经衰弱是一种以大脑功能性障碍为特征的疾病，属神经官能症的一种类型。本病多见于脑力劳动者，且多与个体素质有关，病人常常性格内向，脆弱多病，身体虚弱，对一些自身不适感觉过分关切。其发病因素有多种，如过度疲劳、中毒、精神创伤等，以上因素引起大脑功能失调，继而植物神经功能紊乱，从而导致一系列症状的产生。

食疗方 SHI LIAO FANG

鲜花生叶

原料 鲜花生叶40克。

制法 洗净鲜花生叶，加水2大碗，煎至1大碗。早晚2次分服，连服3日。

功效 镇静安神。适用于神经衰弱所致头痛、头昏、多梦、失眠、记忆力减退。对脑震荡后遗症引起的上述症状，亦有较理想的疗效。

金针鸡丝汤

原料 金针菜30克，鸡脯肉150克，香菇5克。

制法 将鸡脯肉洗净切块，放入砂锅中，加水、葱，文火炖煮至八成熟，加入香菇丝、金针菜继续文火炖煮至鸡肉烂熟，加调料，佐餐。

功效 安神补血。主治神经衰弱。

虾壳枣仁汤

原料 虾壳25克，酸枣仁15克，远志15克。

制法 共煎汤。日服1剂。

功效 安神镇静。用治神经衰弱。

柏子仁炖猪心

原料 柏子仁15克，猪心1只。

制法 将猪心洗净，将柏子仁放入猪心内，一起放入砂锅，加水文火炖煮至猪心烂熟，加调料即成。

功效 养心安神，补血，润肠。主治神经衰弱。

枸杞大枣蛋

原料 枸杞子 30 克，大枣 10 枚，鸡蛋 2 只。

制法 将大枣去核和枸杞、鸡蛋一起放入砂锅中，文火煮至蛋熟，鸡蛋取出去壳，再放入煮片刻即成。吃蛋喝汤，每日 1 次。

功效 补虚劳，益气血，健脾胃，养肝肾。主治神经衰弱、慢性肝炎、肺结核。

大枣葱白汤

原料 大枣 20 枚，葱白 7 根。

制法 将大枣洗净，用水泡发，煮 20 分钟，再将葱白洗净加入，连续用文火煮 10 分钟。吃枣，喝汤，睡前服，连服数天。

功效 补益心脾，养血安神，适用于失眠、多梦易醒、醒后难以入眠、心悸健忘、面色少华、神疲乏力。

白鸭茯麦冬瓜汤

原料 白鸭 1 只，茯神、麦冬各 20 克，冬瓜 500 克。

制法 取白鸭宰杀，去毛及内脏，放进茯神、麦冬（用纱布包），

给足水量，先煮一段时间，然后添放冬瓜，直至鸭肉熟透，冬瓜烂熟为止，最后加入少量调料。吃鸭肉和冬瓜，喝汤汁，分 2~3 次食完。

功效 清热宁心，滋阴安神。

枸杞炖鳖

原料 枸杞子 50 克，鳖 1 只，姜丝、油、盐、味精各少许。

制法 鳖先用开水烫死，去内脏洗净，与枸杞子同放瓦煲内，加水适量，慢火煲熟透，加入调味品，分次服食，每周 1 次，可常服。

功效 滋补肝肾，安神宁志。

适用于神经衰弱之肝肾阴虚型，症见头晕头痛，五心烦热，烦躁易怒，失眠健忘，耳鸣，腰膝酸软。

虫草炖鸭

原料 鸭 1 只，冬虫夏草 20 克。

制法 鸭宰杀，去毛及内脏，洗净，冬虫夏草放入鸭腹中，以竹签合拢切口，一起放入砂锅，加水适量，文火炖煮至鸭烂熟，加调料即成，饮汤吃肉。

功效 滋补心肺，滋肾益精，和胃消食。适用于神经衰弱。

头 痛

头痛不是一种病，而是临床上常见而重要的症状之一，有时是某些严重疾病的早期唯一症状，其病因较为复杂，临床上可根据病因分为四类：第一类为反复发作性头痛，如偏头痛；第二类为继发性头痛，如外伤后头痛、腰穿后头痛、感染中毒性头痛、急性青光眼头痛、急性副鼻窦炎头痛；第三类为急性头痛，如蛛网膜下腔出血、脑膜炎、脑溢血、高血压等；第四类为慢性头痛，如颅内占位性病变、高血压头痛、神经衰弱、癔病等。

中医常将头痛分为阴虚阳亢头痛、气虚头痛和血虚头痛。阴虚阳亢头痛，常为涨痛有发热感，伴烦躁、口苦咽干；气虚头痛，则感头脑空虚而痛，早晨重，晚上减轻，劳动后加重，休息后稍缓，伴精神困倦、怕冷、四肢软弱无力等；血虚头痛多在荫侧太阳穴处痛，晚上加重，常伴心慌、面色少血，多因失血过多或久病营养不足而致。

食疗方　　SHI LIAO FANG

芹菜拌海蜇

原料 鲜嫩芹菜250克，净海蜇皮200克，海米5克，精盐、味精、米醋、白糖、香油各适量。

制法 将海蜇皮漂洗干净，切丝，入沸水中烫一下，捞出过凉，沥干水分，备用；将芹菜择洗干净，切段，入沸水锅中汆透，捞出过凉，沥干水分，备用。将芹菜、海蜇放入盘内，加调料拌匀，再撒上海米粒即可食用。

功效 清热祛风，平肝止痛。主治风热型及肝阳上亢型头痛。

龙眼煮鸡蛋

原料 龙眼肉60克，鸡蛋2只，白糖适量。

制法 将龙眼肉、鸡蛋洗净，共置锅内，加水同煮，鸡蛋熟后去壳再入锅煮30分钟，调入白糖即成。每日1剂。

功效 养阴补血，宁心安神。适用于血虚型头痛。

养脑鱼头汤

原料 核桃仁 15 克，何首乌 15 克，天麻 6 克，包头鱼鱼头 1 个，生姜 3 片，精盐、味精各适量。

制法 核桃仁、何首乌和天麻用纱布包好，与包头鱼鱼头、姜片入汤锅共煮汤，至肉烂时加精盐、味精等调味即成。弃药包，吃肉，喝汤，佐餐食用。

功效 适用于内伤头痛。

桑菊饮

原料 桑叶、菊花各 15 克。

制法 2 味放入壶内，开水冲泡，去渣取汁，代茶饮。

功效 辛凉解表，疏风清热。适用于风热头痛，症见头目涨痛，发热恶风，面红目赤，口渴欲饮，尿黄或便秘，舌红，苔薄黄，脉浮数。

香附川芎茶

原料 香附子、川芎、茶叶各 3 克。

制法 水煎服。

功效 疏肝理气，活血止痛。适用于肝气郁结之头痛，症见胁肋胀痛，脘痞腹胀，心烦易怒，易发头痛，苔薄，舌质淡红，脉弦。

豆腐干拌芹菜叶

原料 嫩芹菜叶 250 克，豆腐干 100 克，精盐、味精、香油各适量。

制法 嫩芹菜叶洗净，入沸水中烫过后略晾；豆腐干沸水烫后切丝。将两者放入盘中，加精盐、味精，淋香油适量，拌匀后即可。经常佐餐食用。

功效 对高血压引起的头痛有效。

杞枣黑豆炖猪骨

原料 枸杞 15 克，黑豆 30 克，大枣 10 枚（去核），生猪骨或羊骨 250 克。

制法 加水适量熬煮，去骨，少许食盐调味，分次食用。

功效 补益阴血。适用于血虚头痛，症见头痛，头晕，神疲乏力，心悸气短，面白唇淡，舌淡苔白，脉细弱。

草决明粥

原料 草决明 15 克，白菊花 10 克，大米 100 克，冰糖适量。

制法 先将草决明微炒后，与菊花同煎汤，去渣取汁，以药汁与大米同煲粥。待粥将熟，加入冰糖，稍煮至冰糖溶化，调匀，食用。

功效 平肝潜阳止痛。适用于肝阳上亢头痛，症见头痛，头晕，烦躁易怒，睡眠多梦易醒，口干口苦，面红目赤，或见胁痛，舌红，苔薄黄，脉弦。

眩 晕

疾病介绍　　　　　　　　XUAN YUN

　　眩晕是头晕和目眩的合称。头晕即感觉自身或周围物体旋转，站立不稳；目眩即眼花或眼前发黑，视物模糊。头晕与目眩常同时并见，故合称眩晕。

　　眩晕为常见症状，体胖、体弱及老年人较易发作，轻者眩晕转眼即消失，重者自觉眼前景物旋转不定，以致站立不稳，伴见耳鸣、恶心呕吐、眼球震颤、出冷汗、手抖面白等症状。美尼尔病、高血压、严重贫血、脑震荡后遗症、神经衰弱、动脉硬化、颈椎病等均可引发眩晕症状。

食疗方　　SHI LIAO FANG

枸杞牛肝汤

原料 牛肝100克，枸杞子50克。

制法 将肝切成片，同枸杞共煮，吃肝饮汤，每日1剂。

功效 适用于肝血虚所致的头晕眼花。

龙眼肉丝粥

原料 龙眼肉15克，瘦猪肉60克，大枣6枚，大米100克。

制法 将瘦猪肉切成小块，大米淘洗干净，备用。锅内加水适量，放入大米、大枣、猪肉块、龙眼肉共煮粥，熟后即成。每日1次，连服10~15天。

功效 龙眼有补心健脾、养血安神、补精益智等功效；猪肉有滋补肾阴、滋养肝血等功效。适用于久病体虚、消瘦、头晕眼花等症。

冰糖双耳汤

原料 银耳、黑木耳各10克，冰糖30克。

制法 银耳、木耳用温水发泡，摘除蒂柄，去杂质，洗净，放入瓷碗中，加入冰糖和适量的水；置蒸笼中蒸1小时，待银耳、木耳熟烂时即成。空腹分次服完。

功效 滋肾润肺。适用于肾阴虚或肺肾阴虚所致的眩晕、高血压引起的眩晕。

黄豆芽猪血汤

原料 黄豆芽、猪血各250克，黄酒、调料各适量。

制法 黄豆芽去根洗净；猪血切成小方块，用清水漂净。锅内加油少许，烧热，爆香蒜蓉、葱花、姜末，下猪血并烹入黄酒，加水煮沸，放入黄豆芽，煮2分钟，调入精盐、味精。随意服食。

功效 润肺补血。适用于血虚眩晕。

葱白糖枣汤

原料 葱白7根，大枣15枚，白糖50克。

制法 上料煮汤服食。每日1剂，睡前服下。

功效 益气养血，祛风安神。适用于神经衰弱所引起的眩晕、失眠、烦躁不安等。

当归蒸母鸡

原料 母鸡肉250克，当归30克，川芎15克。

制法 将上3味隔水蒸熟食之。

功效 适用于血虚头晕患者。

芝麻核桃糊

原料 黑芝麻、胡桃肉（捣烂）、桑葚（研末）各等量，蜂蜜适量。

制法 混合后用蜂蜜调匀，每日3次，每次2汤匙，空腹服下。

功效 补肝肾，润五脏。适用于肝肾虚所致的眩晕。

凉拌黄瓜萝卜丝

原料 黄瓜带皮150克（切片），萝卜100克（切丝），糖、醋各适量。

制法 黄瓜片、萝卜丝装盘，加糖、醋适量，拌匀，浇上烧熟的豆油、味精调味即可，每日1次。

功效 适用于肝风夹痰上扰引起的眩晕。

天麻甲鱼汤

原料 天麻10克，甲鱼1只。

制法 甲鱼宰杀洗净，入清水，蒸至骨酥肉烂，食肉喝汤。间歇服。

功效 有平肝滋阴潜阳之功。适用于各类眩晕属阴虚阳亢。

阿尔茨海默病

阿尔茨海默病是指老年期发生的以慢性进行性智力衰退为主要表现的一种神经精神疾病。现代医学认为，这种改变是由于脑神经细胞本身的原发性变化或萎缩所引起的。

早期仅表现为思维的敏捷性与创造性方面的轻度减退，适应能力下降，易疲劳及焦虑，言语及动作渐趋迟缓，以后可逐渐出现下列表现：

（1）记忆障碍。开始时仅为近事遗忘，逐渐远期记忆力明显下降。

（2）思维和判断力障碍。开始常不能理解接受技术上或一般学说上新的发展要点，其后对原有的认识也渐趋模糊，后期一般也常出现判断衰退。

（3）性格改变。可出现浮夸、退缩、吝啬、自私，对自己的疾病表现出过分的关心等，且兴趣和社会活动日趋减少。

（4）情感障碍。轻度抑郁，常表现为呆滞、退缩、不信任感，有一些模糊的躯体不适感，也可盲目欣快，易激惹，出现发作性暴怒和动作行为。

当病情进一步发展时，患者神情淡漠，行为呆滞，衣着不洁，不能料理简单家务和自理生活，严重者长期卧床，丧失言语和行动能力。

食疗方　SHI LIAO FANG

木耳大枣蜂蜜饮

原料 黑木耳15克，大枣10枚。

制法 2味用水浸泡，去杂质，洗净后加水适量，用文火烧煮1小时成黏稠状，加入蜂蜜适量，分2天食用。

功效 滋阴补血，益气安神。对心脑疾病有良好的保健作用。

木耳大枣鸡蛋汤

原料 木耳20克，大枣20枚，鸡蛋2只。

制法 以上3味加水同煮，蛋熟去壳再煮，喜甜食者可加少许红糖，1次食完，常食有效。

功效 鸡蛋营养丰富，其中的卵磷脂、胆固醇和卵黄素对神经系统及身体生长有很大作用，经常食用有健脑益智的功效。

枸杞炖猪脑

原料 猪脑 1 个，枸杞子 100 克，食盐少许。

制法 猪脑与枸杞子一同入锅炖汤，加盐调味食用。

功效 对于老年痴呆症有良效。

鲜蘑鹌鹑蛋汤

原料 鲜蘑菇 50 克，鹌鹑蛋 3 只。

制法 加水 200 毫升，一起煮汤，加入调料，连鹌鹑蛋同蘑菇汤一并食用。

功效 补脑益智，降脂稳压。

鱼头萝卜汤

原料 胖头鱼头 500 克，白萝卜 250 克，石菖蒲 15 克。

制法 石菖蒲加水煎煮 15～20 分钟，滤渣取汁，再与鱼头、萝卜共入砂锅内，文火炖至烂熟，调味后服食，每日 1 剂，分 2 次服完。

功效 健脾扶正，化痰开窍。

适用于阿尔茨海默病之脾虚痰阻，症见终日不言，纳食不香，甚至拒食，喜怒哭笑无常，不避污秽，羞耻不顾，面色苍白，气短乏力，舌胖大色淡，脉细滑。

骨体粥

原料 牛（猪、羊）骨髓 300 克，黑芝麻 15 克，桃仁 5 克，糯米 100 克。

制法 共入砂锅，加糯米，文火炖至粥熟，加白糖调味服食，每日 2 剂，早晚各服 1 次。

功效 补肾益精，活血通络。适用于阿尔茨海默病之肾虚血滞。

肥羊肉汤

原料 肥羊肉 50 克。

制法 肥羊肉洗净，切小块，开水浸泡 1 小时，去浮沫，加葱、姜、黄酒，急火煮开 2 分钟，改文火煨 1 小时，分次食用。

功效 补益心脾。适用于阿尔茨海默病之心脾两虚，症见思虑过度，纳差心悸，气短少言。

泥鳅煲

原料 活泥鳅 200 克，黑木耳 15 克，洋葱 50 克。

制法 先将泥鳅（去皮及肠杂）油煎至金黄色，再加入黑木耳、洋葱及适量清水，文火炖至熟烂，调味后服食。每日 1 剂，1 次顿服。

功效 补益肾精，活血通络。适用于早老及老年痴呆症肾虚血滞型：表情淡漠，反应迟顿，健忘易惊，沉默寡言，舌质暗紫，或有瘀点瘀斑，苔薄白，脉弦细或涩。

中暑

ZHONG SHU

疾病介绍

中暑是因烈日曝晒或在高温炎热环境中时间过久，导致体温调节功能紊乱引起的内科急症。特别是年老体弱、健康状况差、肥胖者和患有心、肝、肾等慢性疾病的更容易中暑，而疲劳过度和大量饮酒可成为中暑的诱因。

在中暑发生以前往往先有前驱症状，在高温下一段时间后，感到全身疲乏无力，头晕、胸闷心悸，眼花，大量出汗，口渴恶心，体温可稍增高（37.5℃），如不及时处理降温，可进一步发展为中暑。轻者有面部潮红、皮肤干热、血压下降、脉搏增快等呼吸循环衰竭早期征象，体温进一步升高至38.5℃以上；重度的发生昏迷、抽搐，高热达 40℃以上。

中医有关中暑有阳暑、阴暑之分，动而得之者为阳暑，静而得之者为阴暑，中暑阳证与西医中暑及高热损害的热昏厥，中暑阴证与重症中暑的衰竭状态及高热损害的热衰竭颇为类似，其治疗原则有清热、益气、养阴、除湿、开窍等法，可辨证施用。

食疗方　SHI LIAO FANG

甘菊茶

原料 甘蔗 500 克，菊花 30 克。

制法 将甘蔗洗净切碎，与菊茶共置锅内，加水煎汤，候冷，代茶饮用。每日 1 剂。

功效 清热祛风，生津止渴。

适用于暑热烦渴、头痛等。

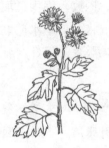

菊花

清暑二豆汤

原料 绿豆、赤豆各50克。

制法 绿豆、赤豆洗净，置砂锅中，加水适量，煎煮至豆熟烂为度，加糖或盐调味服食。

功效 有消暑解毒、利尿的功效。适用于预防中暑。

苹果绿豆汤

原料 苹果1个，绿豆50克，冰糖适量。

制法 按常法加水煎汤，候冷，频频饮服。每日1剂。

功效 清热解暑，生津止渴。适用于暑热烦渴。

冬瓜粥

原料 鲜冬瓜连皮100克，或冬瓜子15克，大米100克。

制法 将冬瓜连皮洗净，切块；大米淘净，同放入锅中，加水适量煮粥服食，或将冬瓜子水煎取汁，加大米煮为稀粥服食，每日1剂，连续10~15天。

功效 清热解毒，利湿消肿。适用于水肿胀满、小便不利、暑热烦渴、消渴等。

香薷粥

原料 香薷10克，大米100克，白糖适量。

制法 将香薷择净，放入锅中，加清水适量，水煎取汁，加大米煮粥，待熟时调入白糖，再煮一两沸即成，每日1~2剂，连续3~5天。

功效 发汗解表，祛暑化湿，利水消肿。适用于夏季外感于寒，内伤暑湿所致的暑湿表证、水肿、小便不利等。

酒浸大蒜

原料 大蒜头10克，白酒1000克。

制法 大蒜头分瓣去皮，蒸半小时，在白酒中浸泡1个月，取大蒜食。

功效 适用于中暑。

苦瓜瘦肉汤

原料 鲜苦瓜200克，猪瘦肉100克。

制法 鲜苦瓜去瓤，切片，猪瘦肉切片，加水适量煮汤，用食盐少许调味。饮汤食肉及苦瓜。

功效 清暑除热，益气止渴。适用于中暑。

第三章

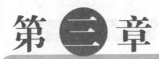

外科疾病

前列腺炎

急性细菌性前列腺炎大多由尿道下行感染所致，如经尿道器械操作。血行感染来源于疖、痈、扁桃体、龋齿及呼吸道感染灶。也可由急性膀胱炎、急性尿潴留及急性淋菌性后尿道炎等感染的尿液经前列腺管逆流引起。致病菌多为革兰阴性杆菌或假单胞菌，也有葡萄球菌、链球菌、淋球菌及衣原体、支原体等。

急性前列腺炎发病突然，有寒战和高热，尿频、尿急、排尿痛，会阴部坠胀痛，可发生排尿困难或急性尿潴留。临床上往往伴发急性膀胱炎。

食疗方　　SHI LIAO FANG

竹叶茶

原料 竹叶 10 克，茶叶 5 克，冰糖适量。

制法 将竹叶同茶叶、冰糖共入保温杯中，沸水冲泡半小时即成。代茶频饮。经常饮用有效。

功效 适用于前列腺炎。

山药茯苓汤

原料 山药 30 克，茯苓 30 克，粳米 100 克。

制法 将山药、茯苓洗净后晒干，共研细末备用。粳米洗净，放入砂锅中，加水适量煮沸后，放入山药和茯苓粉，文火煮成稠粥即成。早晚分 2 次服食，连用 5 ~ 7 日。

功效 适用于前列腺炎。

荞麦鸡蛋清

原料 荞麦、鸡蛋清各适量。

制法 荞麦炒焦，研为末，与鸡蛋清和丸。每次 20 克，盐汤下，每日 3 次。

功效 开胃宽肠，下气消积，清热止泻，补阴润燥。适用于慢性前列腺炎。

板栗炖乌骨鸡

原料 乌骨鸡 1 只，板栗 100克，海马 2 只，盐、姜各适量。

制法 乌骨鸡宰杀，去毛及肠杂，洗净切块，与板栗、海马、姜、盐同放碗内，隔水蒸熟即成。

功效 补益脾肾。适于前列腺炎。

车前绿豆高粱米粥

原料 车前子 60 克，橘皮 15克，通草 10 克，绿豆 50 克，高粱米100 克。

制法 绿豆、高粱米用清水浸泡 4 ~ 5 小时，车前子、橘皮、通草洗净，用纱布袋装好，煎汁去渣，加入泡好的绿豆和高粱米，煮粥食用。空腹喝，连服数日。

功效 利尿通淋。

萝卜蜜片

原料 萝卜 500 克，蜂蜜 500 克。

制法 萝卜洗净切片，放入蜂蜜中浸泡 40 分钟，取出放在瓦上焙干，再浸再焙（不要焙焦），连制 3 次即成，每次嚼服 5 片，每日 4 ~ 5 次。

功效 清热，解毒，润燥散瘀。适用于前列腺炎。

桃仁炖墨鱼

原料 墨鱼 200 克，桃仁 10 克，食盐少许。

制法 将墨鱼洗净切片，与桃仁一同入锅，加水煮熟，食墨鱼饮汤。

功效 有健脾利尿消肿之功。

绿豆芽汁

原料 绿豆芽 500 克。

制法 将绿豆芽洗净，切碎，放入榨汁机中，榨取鲜绿豆芽汁。早晚 2 次分服。

功效 适用于急性前列腺炎。

凉拌马兰头

原料 鲜嫩马兰头 250 克，香干

2块，精盐、味精、姜末、米醋、香油各适量。

制法 将香干洗净，切丝，马兰头择洗干净，入沸水锅中焯透，捞出过凉，挤干水分，备用。将香干丝、马兰头放入盘中，加调料拌匀即成。

功效 马兰头有清热解毒、利尿消肿、凉血止血等功效；香干有清热解毒、生津润燥等功效。适用于慢性前列腺炎、尿路感染等。

前列腺肥大

疾病介绍 QIAN LIE XIAN FEI DA

前列腺肥大是前列腺腺体、平滑肌及结缔组织的增生，所以又称为前列腺增生，是男性中老年人的一种常见病，多发生于50岁以上男性，发病的原因多认为与老年人内分泌失调，雄性激素增加有关。临床表现为夜尿增加和排尿缓慢，尿流细而无力，严重时排尿呈点滴状，常可引起尿路感染、尿路结石和血尿等并发症。

中医称本病为"老年癃闭"，由膀胱气化受阻而致水道不得通利。以药食调治对控制和缓解病情有重要意义。

食疗方 SHI LIAO FANG

枸杞黄芪炖乳鸽

原料 黄芪30克，枸杞20克，乳鸽1只。

制法 将乳鸽去毛、去内脏，和黄芪、枸杞一起放入砂锅，加水文火炖煮至鸽肉烂熟，加调料即成。喝汤吃肉。

功效 滋肾，益气，补虚。主治前列腺肥大。

醋拌腰花

原料 白醋20克，猪肾1只。

制法 将猪肾洗净，剖开洗净，切成小片，沸水中浸泡10分钟，去浮沫，再沸水煮开1分钟，调入白醋、葱、姜，拌匀即食。

功效 温肾利尿。主治前列腺肥大，属肾阳虚寒型，小便不畅，尿色清白，怕冷肢寒者。

名医珍藏百病食疗

糯米饼黄酒

原料 糯米粉、黄酒各适量。

制法 将糯米粉加水和成面团，烙成饼，临睡前食用，用黄酒送下，连食数日。

功效 可治前列腺肥大。

鲜拌莴苣

原料 鲜莴苣250克，黄酒、食盐、味精各适量。

制法 莴苣削皮、洗净、切丝，加入少量食盐，搅拌均匀，去除渗出的汁液，加入黄酒，味精拌匀即可。

功效 适于积热型前列腺肥大。

尿塞通粥

原料 丹参、泽兰、桃仁、红花、赤芍、败酱、王不留行、川楝子、白芷、小茴香、陈皮、黄柏各10克，大米50克，白糖适量。

制法 将诸药择净，放入锅中，加清水适量，水煎取汁，加大米煮粥，待熟时调入白糖，再煮一两沸即成，每日1剂，7天为1疗程，连续2~3疗程。

功效 疏肝行气，活血化瘀。适用于气滞血瘀所致的前列腺肥大、夜尿频多、小便不利等。

苁蓉羊肉饮

原料 肉苁蓉10克，羊肉、粳米各60克，葱白2根，生姜3片，精盐适量。

制法 羊肉、肉苁蓉分别洗净、切细，先煎肉苁蓉去渣取汁，再用肉苁蓉汁与羊肉、粳米一同煎煮，将熟时加入葱白、生姜，至粥熟烂后加精盐调味即成。

功效 温利肾阳。适用于肾阳虚衰型前列腺肥大。

高粱米炖猪肚

原料 猪肚1付，高粱米50~100克。

制法 猪肚洗净，高粱米纳入猪肚，用线扎紧，隔水慢火炖熟，调味食用。

功效 适用于前列腺肥大，中气下陷型，症见排小便困难。

虎杖二草红花粥

原料 虎杖、白花蛇舌草各15克，通草、红花各5克，大米100克，白糖适量。

制法 诸药择净，放入锅中，

加清水适量，浸泡5～10分钟后，水煎取汁，加大米煮粥，待熟时，调入白糖，再煮一两沸即成，每日1剂，7天为1疗程，连续2～3疗程。

功效 清热利湿，活血化瘀。适用于湿热瘀阻所致的前列腺肥大，小便短黄而灼热疼痛等。

桃红牛膝粥

原料 桃仁、红花、牛膝、泽兰、留行子各10克，大米50克。

制法 将诸药择净，放入锅中，加清水适量，浸泡5～10分钟后，水煎取汁，加大米煮粥，待粥熟时调入白糖，再煮一两沸服食，每日1剂，7天为1疗程，连续2～3疗程。

功效 活血化瘀，消痰散结。适用于痰瘀互结所致的前列腺肥大、小便淋涩等。

胰腺炎

疾病介绍　YI XIAN YAN

　　胰腺炎是一种常见急腹症，有急性、慢性两种。急性胰腺炎是由于暴饮暴食，胆总管梗阻，胰管阻塞，胰管内压力增高，引起胰液从胰管外溢，胰酶激活后消化胰腺自身组织而产生的急性炎症。若治疗不彻底，反复发作，可变成慢性胰腺炎。主要症状有左上腹部和左腰部剧烈疼痛、发热、呕吐胆汁、黄疸，严重时发生休克。发作数小时后，化验血、尿淀粉酶均升高。注意节制饮食，控制饮食，避免酗酒是预防胰腺炎的重要措施。

　　本病女性多于男性。造成这种差异的原因是女性比较情绪化，在感情上容易走向极端，情绪波动较大，容易发生胆结石，引发胰腺炎。

食疗方　SHI LIAO FANG

陈皮丁香粥

原料 陈皮10克，丁香5克，粳米50克。

制法 陈皮切碎，与丁香共煮沸，再放入粳米，煮熟即成。早晚服食，每日1次。

功效 适用于慢性胰腺炎。

猪胰炖花生米

原料 猪胰、花生米各适量。

制法 猪胰加花生米炖熟烂食用，每日1剂。

功效 适用于慢性胰腺炎。

姜丝粳米粥

原料 姜丝40克，粳米50克。

制法 加水500毫升，共煮成粥。每日2次，连服3天。

功效 适用于胰腺炎。

茵陈莱菔汁

原料 茵陈50克，莱菔子30克，白糖适量。

制法 将茵陈、莱菔子一起放入砂锅加水，文火煎煮半小时，去渣取汁，加入白糖即成，分次饮服。

功效 可清热利湿、消积。适用于胰腺炎发作期。

山楂荷叶煎

原料 山楂30克，荷叶15克。

制法 将山楂、荷叶一起放入砂锅内，加水文火煎煮半小时，去渣取汁，服用。

功效 清热，化积，散瘀。用于胰腺炎发作期。

大黄蜂蜜茶

原料 大黄20克，蜂蜜适量。

制法 将大黄置于大茶缸中，冲入沸水200毫升，闷泡15分钟，加入蜂蜜，搅匀代茶饮用。

功效 泻热润燥，通里攻下。用于胰腺炎发作期。

姜丝绿茶

原料 姜丝、绿茶各5克，白糖少量。

制法 用开水浸泡20分钟后服食。每天6次，连服10天。

功效 适用于胰腺炎。

山楂糕小米粥

原料 山楂糕750克，小米25克。

制法 山楂糕切成片，待小米粥八成熟时放入，粥熟即可食用。

功效 适用于慢性胰腺炎。

砂仁冬瓜汤

原料 砂仁10克，冬瓜300克。

制法 砂仁加水适量，煮沸，再入切成片的冬瓜，待冬瓜熟后，加入适量调味品即成。可作菜肴，也可在餐后饮汤。

功效 适用于慢性胰腺炎。

烧伤

疾病介绍　　　　　　SHAO SHANG

烧伤是指因火、沸水、蒸汽等高热物质侵害人体而引起的外伤性疾病，烧伤的轻重主要取决于面积和深度。因此，除积极预防烧伤事故的发生外，现场急救和早期处理也十分重要。

烧伤的深度一般采用三度四分法：Ⅰ度烧伤，创面潮红，灼热，疼痛，无水疱；浅Ⅱ度烧伤，剧痛，感觉过敏，有水疱，疱皮剥脱后可见创面均匀发红和潮湿水肿明显；深Ⅱ度烧伤，感觉迟钝，有水疱，水疱如溃破，基底苍白，中央有不同密度的红色小斑点；Ⅲ度烧伤，皮肤痛觉消失，无水疱，皮肤呈蜡白色，无弹性或硬如皮革。

食疗方　　　SHI LIAO FANG

米醋

原料 米醋适量。

制法 用米醋搽洗患处。

功效 既防起疱，又能止痛，用于烫火伤。

冰片西瓜皮

原料 西瓜皮50克，冰片5克，香油20毫升。

制法 西瓜皮洗净晒干烧成灰，冰片研成细粉，一并用香油调匀，用棉棒涂于烧伤处。

功效 清热，解毒，防腐。适用于烧伤、烫伤、口腔炎。

鲜牛奶

原料 鲜牛奶适量。

制法 将消毒过的纱布浸入牛奶中，取出湿敷于烧伤处，纱布干后再浸入牛奶中湿敷。

功效 生津润燥，止痛。适用于Ⅰ度或Ⅱ度烧伤。

豆腐白糖

原料 豆腐1块，白糖30克。

制法 拌匀，敷患处。等豆腐干了再换，连换3~4次。

功效 适用于烫伤、烧伤。

香蕉外用方

原料 香蕉适量。

制法 香蕉去皮，捣烂取汁，涂搽患处。每日2次。

功效 润燥生肌。适用于烧烫伤。

绿豆冰片末

原料 绿豆120克，冰片少许。

制法 绿豆研末，加冰片，用香油调敷患处。

功效 适用于烫伤、烧伤。

白酒鸡蛋汤

原料 白酒15毫升，鸡蛋清1只。

制法 上2味调匀，涂敷烧伤患处。

功效 适用于皮肤未溃破的烧烫伤。

蒲公英白糖

原料 鲜蒲公英200克，白糖10克，冰片10克。

制法 将蒲公英洗净切碎，捣烂绞汁，调入白糖和冰片，用棉棒涂于烧伤处。

功效 清热，凉血，解毒。主治Ⅰ度或Ⅱ度烧伤。

食盐人乳敷方

原料 食盐、人乳各适量。

制法 将食盐、人乳混合均匀，敷患处。

功效 适用于烫火伤。

草莓外用方

原料 鲜草莓60克。

制法 用草莓洗净，捣烂后外敷患处。每日2次。

功效 清热，润燥。用治烧烫伤。

名医珍藏百病食疗

风湿性关节炎

风湿性关节炎是关节炎的一种，主要表现为全身大关节红、肿、热、痛，活动受限，呈游走性发作，但不化脓，急性期过后，关节功能完全恢复。若没有及时治疗，转为慢性时，关节、肌肉、筋骨疼痛是一种十分常见的病痛，感受寒和湿时，疼痛加剧。风湿病痛，病情缠绵，反复发作，若不积极防治，常常可导致风湿性心脏病。此病属于中医的"痹症"范畴。

食疗方 SHI LIAO FANG

鸡脚防己汤

原料 鸡脚 8 只，防己 12 克，黑豆 100 克。

制法 将鸡脚洗净，黑豆泡软，一同放入砂锅，加水文火炖煮 1 小时，取出鸡脚，放入防己继续文火煮 30 分钟，调味饮用。

功效 祛风祛湿，利水消肿。适用于风湿性关节炎。

祛风止痛茶

原料 鸡血藤 15 克，威灵仙 15 克，忍冬藤 10 克，牛膝 10 克。

制法 各药洗净，放入大瓷杯内，加水煮沸 10 分钟，取汁饮用，每日 1 剂，代茶饮。

功效 祛风活络。主治风湿性关节炎。

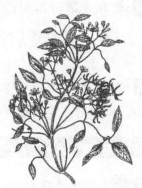

威灵仙

桑寄生母鸡玉竹汤

原料 老母鸡半只（约 500 克），桑寄生、玉竹各 30 克，红枣 4 枚，生姜 4 片。

制法 将老母鸡活宰，去毛、

肠脏、肥油，取半只斩块，并起油锅，用姜爆香备用；桑寄生除去杂质，洗净；玉竹、红枣（去核）洗净。把全部用料一起放入锅内，加清水适量，武火煮沸后，文火煮3小时，调味即可。随量饮用。

功效 养血祛风，补虚柔肝。适用于慢性风湿性关节炎、病后体虚而见上述症状者。

米酒泡樱桃

原料 米酒1000克，鲜樱桃500克。

制法 用米酒浸泡鲜樱桃，10天后方可饮服。早、晚各1次，每次30~60毫升。

功效 适用于风湿性腰腿痛、关节炎和麻木瘫痪患者服用。

红糖桑葚汤

原料 新鲜黑桑葚60克，红糖适量。

制法 将上2味水煎服。

功效 可治风湿性关节炎。

黄花菜炖猪蹄

原料 猪蹄1只，黄花菜30克。

制法 将上2味共同炖熟，加入适量黄酒调服，每隔3天食1次。

功效 治疗风湿性关节炎、老年骨节酸痛等，食用4~5次即可见效。

当归火锅汤

原料 鱼肉400克，豆腐500克，冬菇100克，当归20克，白菜适量，鸡汤或杂骨汤5碗。

制法 当归切成薄片，鱼肉洗净切片，豆腐切成小块，白菜切片，冬菇用水泡发后切丝。将鸡汤倒入火锅内，投入当归片，旺火煮沸，再改文火煮20分钟，根据汤的多少，酌情加适量水，放酱油、精盐调味，随即将肉片、豆腐、香菇等下锅，稍煮后，放入白菜片，再稍煮片刻即成。

功效 补血调经，消炎去痛，舒筋活血。适用于风湿性关节炎。

桑枝冰糖膏

原料 桑枝1000克。

制法 水煎取汁，加冰糖500克，收为膏剂。每次1匙，早、晚各1次，用温开水送下。

功效 适用于风湿性关节炎。

类风湿性关节炎

　　类风湿性关节炎是一种常见的能引起关节严重畸形的慢性全身性结缔组织的疾病。本病的发病机理至今尚未完全明确，目前认为和自身免疫有关，病变的发生是由于这种不正常的免疫反应对机体产生损害而造成。一些支原体、病毒或细菌被认为是病原体，此外寒冷、潮湿、疲劳、营养、遗传、创伤、精神因素等，常与本病发生有关。

　　初发起病缓慢，先出现疲倦乏力、体重减轻、胃纳不佳、低热和手足麻木、刺痛等前驱症状，可持续几周到几个月。随后发生某一关节疼痛、僵硬，以后关节肿大日渐显著，周围皮肤温热、潮红。开始往往是一两个关节受累，游走不定，以后发展为对称性多关节受累。发病常从四肢远端的小关节开始，逐步发展至其他关节。因此，好发于手、足等小关节是本病的特点，累及大关节则以髋、膝较多见。晨僵是发病的典型表现，其程度和持续时间往往与类风湿性关节炎的活动度相一致。随着病变的发展，受累关节最后变得僵硬、畸形，膝、肘、指、腕部都固定在屈位。活动严重受限。

食疗方 SHI LIAO FANG

猪肉鳝鱼羹

原料 黄鳝 250 克，猪肉糜 100 克，杜仲 15 克，植物油、葱、姜、料酒、胡椒粉、醋、香菜各适量。

制法 杜仲水煎去渣取汁备用，黄鳝洗净，用开水略烫，刮去外皮上的黏物，切段。猪肉糜放油锅内煸炒，加水及杜仲汁，放入鳝鱼段、葱、姜、料酒，烧沸后改用文火煮至黄鳝酥烂，加醋、胡椒粉等调味，起锅，撒上香菜即可。佐餐食用。

功效 补肝肾，益气血，祛风通络。

桑枝鸡

原料 老桑枝 60 克，绿豆 30 克，鸡肉 250 克。

制法 鸡肉洗净，加水适量，放入洗净切段的桑枝及绿豆，清炖至肉烂，以盐、姜等调味即可。饮汤吃

名医珍藏百病食疗

鸡，量自酌。

功效 清热通痹，益气补血。适用于湿热兼气血两虚型类风湿性关节炎。

银豆汤

原料 赤小豆、薏苡仁各50克，银花藤15克。

制法 赤小豆、薏苡仁加水适量，煮至豆将熟，再加银花藤继续煮至豆熟，去药渣，调盐少许，饮汤食用。

功效 清热除湿。适用于类风湿性关节炎。

香椿拌豆腐

原料 嫩豆腐150克，鲜香椿50克，盐3克，香油6克，味精少许。

制法 香椿洗净，用开水烫一下，冷却后切成碎末，放在豆腐上，加香油、盐等，搅拌即成，每日1次。

功效 适用于类风湿性关节炎发作期。

炒豆芽

原料 绿豆芽500克，盐、糖、味精、醋、黄酒、香油、葱各适量。

制法 绿豆芽去根，用沸水烫一下，放容器内；将盐、糖、醋等调料拌匀，浇在绿豆芽上，佐餐食用。

功效 适用于类风湿性关节炎。

海桐皮粥

原料 海桐皮10克，大米100克，白糖适量。

制法 将海桐皮择净，放入锅中，加清水适量，浸泡5~10分钟后，水煎取汁，加大米煮粥，待粥熟时下白糖，再煮一两沸即成，每日1剂。

功效 祛风湿，通经络。适用于类风湿性关节炎关节疼痛、四肢拘挛、腰膝疼痛等。

夏天无粥

原料 夏天无15克，大米100克，白糖适量。

制法 将夏天无择净，放入锅中，加清水适量，浸泡5~10分钟后，水煎取汁，加大米煮粥，待粥熟时下白糖，再煮一两沸即成，每日1剂。

功效 祛风通络，散寒除湿。适用于类风湿性关节炎关节疼痛、曲伸不利等。

芝麻芋头面

原料 生水芋头300克,炒芝麻30克,葱2根。

制法 芋头去皮洗净,刨成芋丝,盛放碟上,加油拌匀,隔水蒸熟取出,再加味料、葱段拌匀,撒入炒芝麻即成。

功效 补气血,通经络。主治类风湿性关节炎,属气血亏虚型,痹症日久,神疲乏力,关节疼痛肿大,屈伸不利。

甲状腺肿大

疾病介绍 JIA ZHUANG XIAN ZHONG DA

甲状腺功能亢进、地方性甲状腺肿皆可引起甲状腺肿大。前者是多种因素引起甲状腺激素分泌过多所致的一种常见内分泌疾病。常见症状为多食、消瘦、怕热、多汗、心悸、激动,有的还伴有突眼症。地方性甲状腺肿是由于缺碘,不能合成足够的甲状腺素而引起甲状腺代偿性增生肿大,是一种地方性流行疾病。多见于山区高原地带,由于土壤、饮水、食物、食盐中缺碘,引起碘质摄入量不足,或由于儿童发育,妇女怀孕、哺乳,以及各种感染、精神刺激等导致碘相对缺乏,一般除甲状腺肿大外无其他症状。

食疗方 SHI LIAO FANG

紫菜绿豆炖海带

原料 绿豆、海带各100克,紫菜50克,红糖适量。

制法 先将海带蒸半小时,再用清水泡一夜,捞出切条,与洗净的紫菜、绿豆共入锅中,加入适量清水,共煮烂熟,调入红糖稍炖即成。每日分2~3次服食,连服15~20日。

功效 适用于甲状腺肿大。

荸荠猪靥肉汤

原料 荸荠500克,猪靥肉(猪咽喉旁的靥肉)1付,调料适量。

制法 荸荠洗净,去皮,切块;猪靥肉洗净,切丁,备用。锅内加水适量,放入猪靥肉丁,大火烧沸，撇去浮沫，改用文火炖熟，加入荸荠块，稍煮，调味食用。每日 1 剂。

功效 消食化痰，软坚散结。适用于甲状腺肿大。

紫菜萝卜汤

原料 紫菜 15 克，白萝卜 250 克，陈皮 3 克。

制法 将紫菜清水洗净，白萝卜洗净切厚片，和陈皮一起放入砂锅，加水文火炖煮 1 小时，加调料即成。

功效 解凝软坚。主治甲状腺肿大。

青柿子蜂蜜

原料 青柿子（未成熟者）100 克，蜂蜜适量。

制法 将柿子洗净，切碎，捣烂，用纱布挤压取汁，放入锅中煮沸，改用文火煎熬成浓稠膏状，加入蜂蜜，搅匀，再煎如蜜，停火待冷，装瓶备用。每次 1 汤匙，用沸水冲饮，每日 2 次。

功效 可治甲状腺机能亢进和地方性甲状腺肿大等。

海带拌白菜

原料 大白菜心 300 克，水发海带 100 克，精盐、味精、香油、米醋各适量。

制法 将大白菜心、海带分别洗净，切成细丝，放入盘内，加入调料拌匀即成。

功效 清热利尿，软坚散结，消痰平喘。适用于甲状腺肿大、高血压、高脂血症、肥胖症等。

紫菜萝卜陈皮汤

原料 紫菜 15 克，白萝卜 250 克，陈皮 3 克。

制法 紫菜清水洗净，白萝卜洗净切厚片，紫菜、萝卜片和陈皮一起放入砂锅，加水文火炖煮 1 小时，加调料即成。

功效 解凝软坚。适用于甲状腺肿大。

紫菜瘦肉汤

原料 紫菜 15 克，猪瘦肉 100 克。

制法 猪瘦肉洗净切片，紫菜泡发洗净，一起放入砂锅加水，煮至肉熟，加调料即成。

功效 清热，化痰，软坚。适

用于甲状腺肿大。

绿豆海带米粥

原料 绿豆60克，海带30克，大米50克，陈皮6克，红糖60克。

制法 将海带泡软洗净切丝，绿豆、大米洗净与陈皮一起放入砂锅中，加水，文火炖煮，煮至绿豆开花，加入红糖溶匀即成。

功效 清凉解毒，消肿软坚。适用于甲状腺肿大。

黄豆牡蛎汤

原料 黄豆150克，牡蛎肉50克。

制法 加调料炖汤，常服。

功效 适用于甲状腺肿大。

腰扭伤

疾病介绍　YAO NIU SHANG

　　急性腰扭伤为常见的外科疾病，多由弯腰搬提物体，或扛抬重物，或久蹲突然站起，造成腰部肌肉强力收缩，而引发的腰部肌肉、筋膜、韧带、小关节囊、腰骶及骶髂关节等组织的损伤，常可出现剧烈腰痛、腰肌紧张、活动受限等症状。本病好发于下腰部，以青壮年为多见。

　　急性腰扭伤早期如能采取积极合理的治疗，一般可获痊愈。但如果失治或误治，常可发展为慢性腰损伤，且二者常互为因果，使扭伤部位呈逐渐加重的态势。发生本病后，除应积极采用外治与内治等方法外，饮食调理也非常必要。

食疗方　SHI LIAO FANG

葡萄干白酒粥

原料 葡萄干30克，大米50克，白酒30毫升。

制法 葡萄干、大米分别去杂，洗净，备用。锅内加水适量，放入大米煮粥，五成熟时加入葡萄干，再煮至粥熟，调入白酒即成。每日2~3次，连服3~5天。

功效 补气益血，强筋健骨，

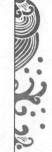

一一七

活血通络。适用于急性腰扭伤。

陈皮猪肾

原料 猪肾1只，陈皮12克。

制法 猪肾洗净切片，与陈皮一起放入砂锅加水煮熟，加调料即成。佐餐食用。

功效 顺气补肾。适用于腰扭伤。

韭菜黄酒粥

原料 鲜韭菜100克，黄酒100毫升，红糖50克，大米60克。

制法 韭菜择洗干净，切成小段；大米淘洗干净，备用。锅内加水适量，放入大米煮粥，八成熟时加入韭菜段、红糖、黄酒，再煮至粥熟即成。每日2~3次，连服5~7天。与此同时，取适量韭菜洗净，捣烂，加适量白酒调匀，敷于患处，每日换药2~3次。

功效 温补肝肾，化瘀消肿。适用于急性腰扭伤。

醋煮雄鸡

原料 刚打鸣雄鸡1只，醋适量。

制法 雄鸡宰杀，去毛及内脏，洗净切块，放油锅中先煸炒后加醋，用文火煨煮至鸡熟，加适量姜、料酒、糖等调料，再稍煮片刻即成。佐餐食用。

功效 补虚，温中，消肿。适用于腰扭伤。

丹参瘦肉汤

原料 丹参20克，猪瘦肉100克。

制法 丹参装入纱布袋内，猪瘦肉洗净切块，一起放入砂锅内，加水适量，文火煨熟，取出药袋，加调料食之。

功效 活血，强身，补肾。适用于腰扭伤。

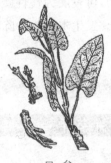

丹参

骨折

　　骨折一般是由外伤所致，有闭合性骨折和开放性骨折两种类型。现场急救处理以局部固定为主，如有伤口，就以消毒纱布或干净布覆盖并加压包扎。治疗原则有复位、固定和功能锻炼三个方面。

食疗方　　SHI LIAO FANG

茴香桃仁粳米粥

原料 小茴香 10 克，桃仁 10 克，粳米 50 克。

制法 将小茴香、桃仁洗净，炒熟，磨细末，置锅中，加粳米，加清水适量，急火煮开 3 分钟，文火煮 30 分钟，成粥，趁热食用。连服 2 周。

功效 续筋接骨，调气和胃。主治骨折中期之骨折处肿胀、青紫者。

当归猪胫汤

原料 当归 20 克，猪胫骨（粗者）500 克。

制法 将当归切片，猪胫骨砸成小块，连同附着的少许筋肉，一起放入锅内加水适量。置火上煮汤，水沸 1 小时（高压锅 15 分钟）后，加食盐调味即成，取汤温服。每日 1 次或隔日 1 次，可连用 1～2 个月。

功效 补阴血，益肝肾，强筋骨，壮腰脊。适用于骨折恢复期患者的营养食疗。

七蒸鸡

原料 鸡肉 250 克，三七粉 15 克，冰糖（捣细）适量。

制法 将三七粉、冰糖与鸡肉片拌匀，隔水密闭蒸熟。1 日内分 2 次食用，连服 3～4 周。

功效 活血化瘀，消肿止血。适用于老年体弱之骨折初期患者食用。

鲜杨梅根皮酒

原料 鲜杨梅根皮 30～60 克，黄酒适量。

制法 水煎去渣，冲黄酒。1日3次，温服。另用鲜杨梅树皮和糯米饭一同捣烂，敷于骨折患部。

功效 散瘀止血。

乌鸡酒

原料 雌乌鸡1只，白酒2500毫升。

制法 乌鸡去毛去、内脏，洗净，置酒中共煮，至酒熬至一半即可食用。每日早晚各饮服20～30毫升，连服10～15天。

功效 补益肝肾，活血通络。

猪骨粳米粥

原料 猪骨500克，粳米50克。

制法 猪骨洗净，剁碎，置锅中，加清水500毫升，煮开，去浮沫，再煮20分钟，去骨去油，取其汁。将汁置锅中，加清水500毫升，加粳米，煮成粥，分次食用。

功效 续筋骨，益脾胃。适用于骨折后期，伴腰膝酸痛、纳差、气短者。

北菇凤爪汤

原料 北菇100克，鸡脚16只，猪瘦肉250克，生姜5片，酒半汤匙。

制法 北菇水浸，去蒂，洗净；鸡脚去黄衣，斩去脚趾；猪瘦肉放入开水中煮5分钟，捞出洗净。取适量水煮开，加入鸡脚、猪瘦肉，煲1小时，加入北菇、生姜、白酒，煮至鸡脚软烂，调味即成。佐餐食用。

功效 强筋接骨。适用于骨折。

板栗焖母鸡

原料 板栗300克，嫩母鸡1只。

制法 板栗去壳取肉；嫩母鸡活杀，洗净，加酱油、黄酒、糖，板栗填于鸡肚中，同焖至鸡酥栗熟即成。佐餐食用。

功效 健脾养胃，温中补虚。适用于骨折愈合迟缓，伴脾胃两虚者。

螃蟹黄酒饮

原料 螃蟹50克，黄酒200克。

制法 螃蟹洗净，捣烂，将黄酒冲入，滤汁服用，每日1次。

功效 消肿，化瘀，止痛。适用于骨折早期瘀斑，疼痛较甚者。

肩周炎

肩周炎是肩关节周围炎症的简称，又称五十肩、冻结肩、漏肩风等。本病好发于 45 岁以上的中老年人，且多见于体力劳动者，右肩多于左肩，常为慢性发作。其主要症状为肩周围疼痛，关节活动受限和疼痛，尤以夜间疼痛为甚，有时可放射至肘、手及肩胛区，但无感觉障碍。肩周围持续疼痛，会使肩部筋肉痉挛，重者肌肉萎缩，肩关节各方向活动受限，有时因并发血管痉挛而发生上肢血液循环障碍，出现前臂及手部肿胀、发凉及手指活动疼痛等症状。

本病多由年老体弱、肝肾亏损、气血不足，以致筋失濡养，关节失利，加之创伤、劳损或风寒湿邪为诱因，致使气血瘀滞，痰浊瘀阻而发病。常食一些补肝益肾、补中益气、补血活血的食物，有利防治此病的发生。

食疗方　　SHI LIAO FANG

桑汁大枣粥

原料 桑枝 40 克，大枣 10 枚，糙米 75 克。

制法 将桑枝水煎取汁，加大枣、糙米煮粥，每日 1 次。

功效 可通络止痛。适用于肩周炎。

木瓜猪肉黄酒汤

原料 木瓜 150 克，猪肉 500 克，黄酒、生姜、精盐各适量。

制法 木瓜洗净切片；猪肉洗净切成块，开水浸泡，去浮沫。将木瓜、猪肉置锅中，急火煮开 5 分钟，加黄酒、生姜、精盐，文火煮 30 分钟，分次食用。

功效 祛风通络，补气养血。主治肩周炎，属肩部疼痛麻木、手不能举者。

附桂姜活猪蹄汤

原料 制附片、桂枝各 8 克，桑枝 40 克，羌活 20 克，猪蹄 1 对，川椒、胡椒各适量。

制法 将猪蹄去毛杂，洗净剁

块；诸药布包，加水同炖至猪蹄烂熟后，去药渣。用食盐、味精、川椒、胡椒等调味，煮沸服食。

功效 温阳散寒，通筋活血。适用于肩周炎。

鸡蛋煎茄子

原料 鸡蛋 2 枚，茄子 200 克，蒜蓉、精盐、生抽、白糖、鸡精、淀粉各适量。

制法 将鸡蛋去壳，入碗打散，加生抽拌成蛋糊；茄子去皮，斜切成块，挂上蛋糊，入锅油煎至两面呈金黄色时盛起；炒锅下油，爆香蒜蓉，投入煎茄块炒匀，调入精盐、白糖、鸡精及适量清水，煨至茄块入味，用湿淀粉打芡，上碟即可。分次服用。

功效 活血祛瘀止痛。主治肩周炎，属肩关节周围疼痛或肿胀，夜间为重，肩关节活动受限。

当归红花酒

原料 红花、桂皮、桑枝、牛膝各 10 克，当归、赤芍各 50 克，五加皮 15 克，白酒 1000 毫升。

制法 将上药物洗净，浸泡在白酒中 3～5 天后饮用。每日早、晚各服 1 次，每次 10～20 毫升。

功效 此酒有消炎止痛之功。

金雀蒸猪蹄

原料 猪蹄 500 克，金雀根 50 克，木瓜 10 克，干姜 9 克。

制法 将金雀根、木瓜、干姜用温水浸泡，猪蹄剁块，一同放入蒸碗内，加适量清水炖煮至烂熟，加盐、味精、胡椒粉调味，食猪蹄饮汤。

功效 猪蹄含有丰富的胶原蛋白，并有补血、益肾之功。适用于肩周炎。

木瓜猪肉汤

原料 木瓜 150 克，猪肉 500 克，黄酒、生姜、精盐各适量。

制法 木瓜洗净切片；猪肉洗净切块，开水浸泡，去浮沫。木瓜、猪肉置锅中，武火煮开 5 分钟，加黄酒、生姜、精盐，文火煮 30 分钟，分次食用。

功效 祛风通络，补气养血。适用于肩周炎，症见肩部疼痛麻木，手不能举。

胡椒猪肉汤

原料 胡椒 10 克，当归 15 克，黄芪 15 克，猪瘦肉 100 克。

制法 加水适量，煎煮。吃肉

喝汤，每日1剂，分2次食用。

功效 适用于肩周炎。

附桂猪蹄汤

原料 制附片、桂枝各8克，桑枝40克，羌活20克，猪蹄1对，川椒、胡椒各适量。

制法 猪蹄去毛杂，洗净，剁块；诸药布包，加水同炖至猪蹄烂熟，去药渣，用食盐、味精、川椒、胡椒等调味，煮沸服食。

功效 温阳散寒，通筋活血。适用于肩周炎。

肾结石

疾病介绍　SHEN JIE SHI

　　人体尿液中含有一种晶体聚合抑制物质，它能阻止尿中磷酸盐、尿酸盐、草酸盐等晶体从尿中沉淀出来。如果尿中晶体物质含量过高，或其抑制物质减少，都可能使尿中形成结石。尿液偏酸多形成尿酸盐、草酸盐结石；碱性尿液多形成磷酸钙结石。泌尿系感染、甲状腺功能亢进、尿路不畅、地理气候、水源环境、种族遗传等因素，均可诱发形成结石。

　　肾结石疼痛位于腰部，可为隐痛、刺痛或持续性钝痛，多在劳累时出现，常伴有肉眼血尿。肾绞痛发生时，疼痛从腰部向下腹部放射，患者坐卧不安，汗出，持续数分钟至数小时不等，发作后或有小的砂粒状结石排出。有的患者，病变相对稳定，长期无明显症状。

食疗方　SHI LIAO FANG

核桃糖酥

原料 核桃仁、冰糖各120克。

制法 将冰糖溶化浸入核桃仁肉，以香油炸酥，装于密封容器内，每次食用30~60克，每日3~4次。

也可用市售翡翠胡桃，服法同上。

功效 本品温补肺肾，润肠通便，对于无泌尿系梗阻的状如绿豆大或黄豆大的结石，有促使其排出的作用，对于结构疏松的结石可帮助其分解后排出。阴虚火旺者忌服本方。

蜜制萝卜

原料 萝卜1个。

制法 将萝卜切成一指厚5片，用蜂蜜腌4小时后焙干，反复2次，不可焦，以淡盐水送服。

功效 利尿排石。适用于肾结石虚实夹杂型，病久砂石不去，小便隐隐作痛，腰腹不舒，胃脘痞胀。

钱草蜜汁饮

原料 金钱草80克，蜂蜜50毫升。

制法 上2味煎服，每日1次。

功效 利尿排石。适用于肾结石，属实证型，尿中夹砂石，小便艰涩，尿道窘迫疼痛，少腹拘急疼痛。

葱炖猪蹄汤

原料 猪蹄1只，葱250克（连根须），食盐少许。

制法 将猪蹄洗净剁成块，与葱一同入锅，加水炖至猪蹄熟烂，加盐调味食用。连服3天，一般可显效。

功效 适用于肾结石。

绿豆芽芹菜汤

原料 绿豆芽50克，芹菜30克。

制法 将芹菜洗净切碎，与洗净的绿豆芽一同放入碗中，用开水冲泡1~2分钟，于饭前食用。

功效 有排石功效。

桃仁冰糖糊

原料 胡桃仁200克，麻油200克，冰糖200克。

制法 用麻油将胡桃仁炸酥，研细末，与冰糖调成乳状。每日1剂，分3次服。

功效 通淋排石。主治肾结石，尿中时夹石，小便艰涩，小腹拘急，尿中带血，有时腰部绞痛者。

西瓜番茄汁

原料 西瓜瓤500克，番茄1个。

制法 一同捣碎，加凉开水2000毫升。代茶饮用。

功效 适用于肾结石。

冰糖鲜梨饮

原料 鲜梨汁200毫升，冰糖50克。

制法 加凉开水2000毫升，口渴即饮。

功效 适用于肾结石。

冬瓜瓢饮

原料 除去瓜子的干冬瓜瓢50克。

制法 研碎后加水1000毫升，煮沸过滤。每次服用100毫升，早、晚各1次。

功效 适用于肾结石。

痔疮

疾病介绍　ZHI CHUANG

痔疮是痔静脉丛曲张引发的疾病。根据发病的部位，可分为内痔、外痔、混合痔三种，内痔发生于肛门齿状线以上，由内痔静脉丛曲张形成，表面为黏膜，易出血；外痔由外痔静脉丛曲张形成，发生于肛门齿状线以下，表面为皮肤；混合痔发生在齿状线上下。

内痔的早期多无明显症状，以后逐渐出现便血、内痔脱出、肛门痛痒等症状，出血为鲜红色，不与粪便相混；单纯性外痔可无明显感觉，有时肛门处有异物感，检查时可见肛缘处有圆形或椭圆形隆起，触摸有弹性，无压痛；混合痔兼有内、外痔双重症状。

中医学认为，本病多因饮食不节，过食辛辣，久泻、久蹲、久坐、负重等，造成湿热下注、气血不畅、脉络阻滞所致。治宜清热利湿、活血化瘀、凉血止血。

食疗方　SHI LIAO FANG

清蒸茄子

原料 茄子1~2个，油、盐适量。

制法 茄子洗净，放碟内，加油盐隔水蒸熟。佐餐食用。

功效 清热，消肿，止痛。适用于内痔发炎肿痛、初期内痔便血、痔疮便秘。

香蕉空心菜粥

原料 香蕉、空心菜各100克，粳米50克，精盐适量。

制法 空心菜取尖，香蕉去皮

捣为泥。粳米煮至将熟时，放入空心菜尖、香蕉泥、精盐，同煮为粥，作早餐食用。

功效 清热解毒，润肠通便。适于痔疮实热之证，大便秘结带血。

阿胶糯米红糖粥

原料 阿胶30克，糯米100克，红糖25克。

制法 糯米淘净入锅煮成粥，加入捣碎的阿胶和红糖，稍煮后服食。

功效 阿胶有养阴润燥、补血止血之功，对痔疮出血有良效。

柿饼香油蜜

原料 柿饼、香油、蜂蜜各250克。

制法 将柿饼切片，用香油炸至八成熟（呈焦黄色），出锅晾干，研成细末。把柿饼末、蜂蜜及锅中剩余香油混合后分成3等份备用。晚上睡前取药1份冲调后温服，连续服3天。未愈者半个月后以同法再服3天。

功效 此方治内痔、外痔、混合痔，兼治便秘。

无花果炖猪瘦肉

原料 无花果60克，猪瘦肉100克。

制法 瘦肉洗净切块，与无花果一起放入砂锅中，加水文火炖煮，至瘦肉烂熟，去无花果，加调料即成，饮汤吃肉。

功效 健胃理肠，清热解毒。适用于痔疮、慢性肠炎。

羊肉胡椒汤

原料 胡椒15克，羊肉250克，食盐、生姜少许。

制法 将胡椒、羊肉、生姜一起炖至羊肉熟烂，加入食盐少许即可，分餐吃肉喝汤。每2~3日1剂。

功效 本方可作为患虚寒疝气朋友的佐餐。方中胡椒具有温中散寒的力量，羊肉具有温中补益的作用。故可选用本方。

提疝汤

原料 黄芪30克，大枣50枚，升麻10克，母鸡1只。

制法 将母鸡去内脏，大枣去核，与黄芪、升麻同装入鸡肚中，隔水蒸熟，去升麻、黄芪，吃鸡肉、大枣，喝汤。每周1~2剂。

功效 本方可作为体质虚弱的疝气患者的佐餐。方中黄芪、升麻可升阳举陷，对疝气患者，伴有全身无力、劳累后疝气症状加重等情形有较好的治疗作用。

槐花米煲牛脾

原料　槐花米 15 克，牛脾 250 克。

制法　将牛脾洗净，切块，与槐花米一起放入砂锅内，加水文火煎煮 1 小时即成。饮汤吃牛脾。

功效　清利湿热，凉血止血。

主治痔疮疼痛出血。

白及黑鱼汤

原料　黑鱼 1 条（约 250 克），白及 15 克，大蒜头 3 个，盐少许。

制法　将黑鱼去鳞、内脏，洗净，与白及、大蒜头一同入锅煮汤，用少许盐调味服食。

功效　黑鱼有清热利尿、祛风消肿之功。

脱肛

疾病介绍　TUO GANG

　　脱肛是指直肠或直肠黏膜脱出肛门之外的一种病症。常见于体虚的小儿和老年人，多由中气不足，气虚下陷，肛门松弛所致；或兼有大肠湿热下注所致。本病初起只于大便时肛门脱垂，可自行回纳，迁延日久，脱出较长则需要用手托纳回，但每于行动、负重、咳嗽及用力时易脱出。肛门脱出时可有坠感不适，若脱出不能回纳则局部紫红、肿痛加重，甚至发生溃烂，从而影响生活及工作，因此应及时治疗。

食疗方　SHI LIAO FANG

郁李仁米粥

原料　郁李仁 30 克，粳米 50 克。

制法　将郁李仁洗净，纱布包扎，置锅中，加清水 500 毫升，武火煮沸 10 分钟，滤渣取汁，加粳米，武火煮开 3 分钟，改文火煮 30 分钟，成粥，趁热分次食用。

名医珍藏百病食疗

功效 补益滑肠。主治便秘引起的脱肛及小便短赤者。

黄花木耳汤

原料 黄花菜 100 克，木耳 25 克，白糖 5 克。

制法 将黄花菜、木耳洗净，加入炒锅，加水煮 1 小时，加入白糖后食用。

功效 清热，除湿，消肿。主治脱肛。

二麻煮猪大肠

原料 升麻 10 克，黑芝麻 60 克，猪大肠 1 段（约 30 厘米）。

制法 将猪大肠洗净，升麻和芝麻入袋，紧扎两端，加水适量煮熟，去升麻、黑芝麻，调味后饮汤吃猪大肠。

功效 提升中气，补益肝肾。适用于脱肛、子宫脱垂。

郁李仁粳米粥

原料 郁李仁 30 克，粳米 50 克。

制法 郁李仁洗净，纱布包扎，置锅中，加清水 500 毫升，急火煮沸 10 分钟，滤渣取汁，加粳米，急火

煮开 3 分钟，改文火煮 30 分钟，成粥，趁热分次食用。

功效 补益滑肠。主治便秘引起的脱肛及小便短赤者。

黄鳝煨猪肉

原料 黄鳝、猪肉各 400 克，黄芪 15 克，大枣 10 枚。

制法 黄鳝去内脏，切成段，猪肉切块，与黄芪、大枣一起煨至猪肉烂熟。

功效 益气健脾补肾。适用于脱肛，伴头晕耳鸣、疲倦乏力、动则气喘、腰膝酸软者。

山药红糖糯米粥

原料 山药、红糖各 25 克，糯米 50 克。

制法 山药为末，与糯米同煮为粥，放入红糖即可。可作早餐主食。

功效 补中益气，健脾温胃。适用于中气下陷型脱肛。

韭菜炒羊肉

原料 韭菜 250 克，羊肉 500 克，菜子油、精盐、料酒、味精各适量。

制法 韭菜切段，羊肉切丝，

把食盐、料酒拌入羊肉内，用菜子油炒至将熟时，放入韭菜同炒熟，加味精调味，佐餐服食。

功效 温利脾肾，益气补虚。适用于脾肾阳虚型脱肛。

金针木耳汤

原料 金针菜 100 克，黑木耳 25 克，白糖适量。

制法 金针菜、黑木耳分别用温水泡发，去杂洗净，切碎，一同放入锅内，加水适量，大火烧沸，再用文火煮 30 分钟，调入白糖即成，每日 1 剂，分 2 次服，连服 5 日。

功效 清热利湿，消炎润燥。适用于湿热所致的脱肛。

大枣陈醋汤

原料 大枣 50 克，陈醋 150 毫升，白糖适量。

制法 大枣洗净，去核，备用。砂锅内加水 1 碗，放入大枣、陈醋，大火烧沸，改用文火煮 20 分钟，调入白糖即成。每日 1 剂，2 次分服，连服 10 ~ 15 日。

功效 补中益气，养血安神。适用于脱肛。

甲亢

疾病介绍 JIA KANG

甲状腺功能亢进症简称甲亢，是由多种原因引起的甲状腺激素分泌过多所致的一种常见的内分泌疾病，弥漫性甲状腺肿大导致的甲亢在临床最为多见。遗传是主要的发病基础，而精神刺激、感染等因素则是其发病诱因。

本病在临床多见于女性，以 20 ~ 40 岁为多见，典型表现为：怕热、出汗、食欲亢进、体重减轻、疲乏无力、颈部增粗、甲状腺呈弥漫性对称性肿大，眼球不同程度地突出，并伴有眼胀、眼痛、流泪、视物重影、怕光、异物感、视力模糊等症状。神经系统的兴奋性增高，表现为神经过敏、易激动、烦躁焦虑、多言多动、失眠多梦等，肌肉兴奋性亦增高，因而出现伸舌或双手平举前伸时有细小的抖动。心血管系统方面，患者常感心悸、胸闷、气促，且在活动后加重。另外，甲亢尚能影响生殖系统，女性出现月经紊乱甚至闭经，男性则见阳痿、不育等。

食疗方　SHI LIAO FANG

紫菜蛋卷

原料 紫菜20克，鸡蛋3个，浙贝母粉3克，牡蛎粉3克，鲜橘皮5克，猪肉馅100克，姜、葱、盐、味精各适量。

制法 将鸡蛋摊成蛋皮；肉馅、浙贝母粉、牡蛎粉拌匀成黏稠状，加入橘皮末、姜末、葱末、盐、味精和成馅；摊好蛋皮，铺上一层发好的紫菜，放上馅，卷成卷，装盘，上笼蒸20分钟即可。佐餐食。

功效 疏肝理气，消痰瘿散结。适用于甲亢属于气郁痰凝者。

五味粥

原料 大麦150克，酸枣仁10克，五味子10克，麦冬10克，嫩莲子20克，龙眼肉20克。

制法 将酸枣仁、五味子捣碎，与麦冬同煮，浓煎取汁。莲子去心入水中煮烂。大麦煮粥，将熟时加入药液，放入莲子、龙眼肉，稍煮，加糖调味。每日1剂，作早晚餐食用。

功效 滋养心阴，宁心安神。

栗子烧白菜

原料 栗子250克，白菜心200克，鸡汤250克，植物油500毫升（实耗50毫升），食盐、味精、料酒、白糖、姜、葱、鸡油、水豆粉各适量。

制法 将栗子肉放入热油中，炸熟，再放入鸡汤中煨酥，捞出；白菜心切条，在沸水中烫一下，捞入凉水中。锅内放油烧热，放入姜、葱，烹入料酒，加入鸡汤、食盐、味精、白糖，调好入味，把栗子肉和白菜条放入汤内，用文火煨5分钟，加水豆粉收汁，出锅淋入鸡油即成。佐餐食，宜常食。

功效 滋肾活血，通利五脏。适用于甲亢，症见脖颈肿大、有硬结，胃脘胀满，咽膈阻塞，腰膝乏力，神疲倦怠等。

青柿膏

原料 青柿子100克，蜂蜜适量。

制法 先将青柿子捣烂绞汁，取汁浓缩至稠黏，再加蜂蜜1倍。继

名医珍藏百病食疗

续煎煮至稠黏，待凉装瓶备用。每日2次，每次1汤匙，用沸水冲服，连服10～15天。

功效 清热润躁，生津止渴。适用于甲状腺功能亢进（以下简称甲亢）阴虚火旺型的++68急躁易怒，面红目赤，怕热多汗，口苦咽干或头晕目胀，多食善饥，大便干结，尿黄，舌红苔薄黄，脉细弦数。

番茄冬笋汤

原料 西红柿150克，冬笋、木耳、豌豆各15克，豆腐4块，湿淀粉9克，葱盐等调味品。

制法 全方共炖汤，加葱盐等调味品调味后服食，隔日1剂，1次顿服，常食之。

功效 清热生津，和中润肠。适用于甲亢阴虚火旺型。

胆星瓜茹粥

原料 胆南星、瓜蒌，竹茹各10克，大米100克，白糖适量。

制法 将诸药择净，放入药罐中，加清水适量，浸泡5～10分钟后，水煎取汁，加大米煮粥，待熟时调入白糖，再煮一两沸即成，每日1剂，7天为1疗程，连续3～5疗程。

功效 化痰清热，和中安神。适用于甲亢，心悸失眠，口苦便秘等。

鲫鱼豆腐汤

原料 鲫鱼500克，豆腐4块。

制法 鲫鱼豆腐加水文火炖汤，调味后服食，每日1次顿食，连服7～10天。

功效 益气养阴，健脾补肺。适用于甲亢气阴两虚型。

红枣粟米粥

原料 红枣5个，桑仁、龙眼肉各10克，粟米50克，白糖适量。

制法 将诸药择净，粟米淘净，与上药放入锅中，加清水适量煮粥，待沸时调入白糖，煮至粥熟即成，每日1剂，7天为1疗程，连续3～5疗程。

功效 补益心脾，养血安神。适用于甲状腺功能亢进阴虚火旺型，多梦易醒，心悸健忘，头晕目眩，肢体抖动，肢倦神疲，饮食无味，面色少华，舌质淡，苔薄，脉细弱等。

桑芩钩藤粥

原料 桑叶、黄芩、钩藤、山羊角各10克，大米100克。

制法 将诸药择净，放入锅中，加清水适量，浸泡5~10分钟后，水煎取汁，加大米煮为稀粥即成，每日1剂，7天为1疗程，连续3~5疗程。

功效 疏肝泻热。适用于甲亢失眠，烦躁易怒，口苦便秘等。

颈淋巴结核

　　本病是结核菌由龋齿、扁桃体或口服卡介苗侵入人体颈部，出现一侧或双侧有单个或多个大小不等的淋巴结肿大。中医称本病为瘰疬、疬子颈、老鼠疮。在早期，肿大的淋巴结常孤立无痛，质较硬，可移动；进一步发展，几个淋巴结可融合成团，与周围组织粘连，不易移动；晚期，淋巴结液化，形成冷脓肿，溃破后，排出豆渣样或米汤样脓液，最后形成经久不愈的窦道或溃疡，少数病人伴有长期低热、盗汗、食欲不振、消瘦等症。本病大多见于儿童和30岁以下的青年。

食疗方　　SHI LIAO FANG

荔枝海带汤

原料 荔枝干5~7枚，海带15克，黄酒少许。

制法 将上3味水煎服。每日1剂。

功效 软坚散结，理气止痛。适用于颈淋巴结核。

芋头粳米粥

原料 芋头500克，粳米50克，红糖5克。

制法 将芋头洗净去皮切碎，与粳米、红糖共入锅，加清水500毫升，文火煮为粥服食。每日早晚，温热食服。

功效 适用于颈淋巴结核。

夏枯草炖海带

原料 水发海带1000克，夏枯草50克，白糖、酱油、香油各适量。

制法 将水发海带漂洗去盐分，

切成长方形大块；夏枯草洗过，包在纱布中，与海带同放入砂锅中，加水煮熟，捞出夏枯草不用。将海带切成细丝，用糖、酱油、香油拌匀即可。

功效 夏枯草有清肝火、散郁结、消瘿瘤等功效；海带有通经利尿、化瘀软坚、消痰平喘等功效。用治颈淋巴结核。

冰糖荸荠饮

原料 鲜荸荠20个，冰糖适量。

制法 荸荠洗净削皮，加冰糖、水适量，煮沸1小时，取荸荠汤，每日分次饮服，连服3～5日；或每日食鲜荸荠50～100克。

功效 适用于淋巴结核，伴口干津少。

冰糖梨汤

原料 生梨1个，冰糖适量。

制法 生梨加冰糖隔水蒸熟，食梨饮汁。

功效 清热化痰，生津养胃。适用于淋巴结核，伴面部升火，干咳痰血。

海藻猪肉汤

原料 猪瘦肉150克，海藻、夏枯草各30克。

制法 猪肉洗净，切丝，与海藻、夏枯草一同放入锅中，加水煮至肉熟，撒入精盐调味即成。

功效 清热解毒，软坚散结。适用于淋巴结核。

郁金膏

原料 郁金250克，虎杖500克，蜂蜜1000毫升。

制法 将郁金、虎杖水煎取汁，共2次，加蜂蜜再入锅，用文火煎沸5分钟离火，冷却，装瓶备用。每日2次，每次1匙，饭后开水冲服，2个月为1个疗程。

功效 疏肝解郁，清热解毒。

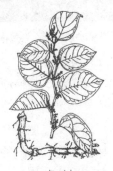

虎杖

陈皮炒肉丝

原料 陈皮10克，猪瘦肉100克。

制法 猪肉切丝后加盐、黄酒拌匀，陈皮浸泡至软切丝。锅内油烧至七成热时，下肉丝、陈皮丝一起翻炒几下，再加入少许盐、黄酒炒至香，添水焖烧 5～6 分钟，放入香葱即成。佐餐食用。

功效 理气化痰。适用于肝郁痰结型颈部淋巴结结核，颈部瘰疬，皮色不变，不热不痛，全身无不适，或伴精神抑郁，胸胁胀痛，腹胀纳呆，舌苔薄白，脉弦。

海带肉冻

原料 海带、猪肉皮等量。

制法 将海带泡软洗净切细丝，猪肉皮洗净切细小块，共放锅内。加适量水，放入八角茴香等调味品，用文火将海带、猪肉皮煨酥，加适量食盐调味，盛入盘中，晾冷成冻儿。佐餐食用。

功效 疏肝解郁，软坚化痰。适用于结核增大，皮核粘连，皮色逐渐转暗红，按之微热，或有波动感，轻微发热，食欲不振，舌质偏红，苔薄黄，脉弦数。

尿路结石

尿路结石包括肾、输尿管、膀胱和尿道结石，其形成原因非常复杂，可能诱发结石的因素有：

（1）尿液滞留。任何原因导致尿路梗阻即可引起尿流的迟滞，促使尿盐沉淀和结晶。

（2）尿路感染。感染产生的脓块、坏死组织、菌落等可构成结石核心。

（3）尿路中存在的异物也可成为结石核心，使尿液中晶体附着上去。

（4）某些全身代谢紊乱亦可引起尿路结石，如痛风病尿酸增高，易形成尿酸结石；维生素 A 缺乏，易使肾盂上皮细胞角化脱屑形成尿石核心。

尿路结石形成后将引起尿路梗阻、尿液滞留，导致肾、肾盏、输尿管积水，最终使肾萎缩，肾功能受损乃至丧失，尿路结石可直接损伤尿路黏膜，引起充血水肿，甚至溃疡出血。另外，尿路梗阻易引发感染，重者可产生肾积脓和肾周围炎。

疼痛是尿路结石的主要症状。肾结石疼痛在肾区或上腹部，可为钝痛或绞痛；输尿管结石疼痛多为典型的绞痛，往往突然发作，难以忍受，可伴有恶心呕吐；而膀胱结石疼痛在耻骨或会阴部，在排尿终末时疼痛。尿路结石的其他症状还可出现血尿、排尿困难或尿频、尿急等，属中医"石淋""血淋"范畴。

食疗方 SHI LIAO FANG

胡桃膏

原料 胡桃肉 100 克。

制法 用油炸酥，加糖熬膏，用开水送服，每日 1 次。

功效 适用于输尿管结石。

西瓜藕节汁

原料 西瓜瓤 250 克，鲜藕节 200 克。

制法 将上 2 味分别绞取其汁，混匀饮服。每日 1 剂，2 次分服。

功效 清热凉血，除烦止渴，利尿。用于尿路结石。

荸荠内金茶

原料 荸荠 120 克，鸡内金 15 克。

制法 将荸荠洗净，去皮切片，与鸡内金一同放入砂锅内，水煎取汁，代茶饮用。每日 1 剂。

功效 清热生津，消积化瘀。适用于尿路结石。

芹菜炒豆芽

原料 芹菜 50 克，绿豆芽 250 克，食油、食盐各适量。

制法 芹菜洗净，切段，与豆芽同入锅，用食油、食盐炒食。每日 2 次。

功效 适用于尿道结石。

冬瓜芥菜饮

原料 冬瓜 100 克，芥菜、荸荠各适量。

制法 将冬瓜洗净，带皮切块；芥菜洗净，切段；荸荠洗净。3 味共放入砂锅，加水用文火煎煮 1 小时取汁，代茶饮。

功效 适用于尿路结石。

三金排石汤

原料 金钱草 50 克，海金沙 15 克，鸡内金 5 克。

制法 将以上 3 味一起放入砂锅

中，加水，文火煎煮1小时，取汁饮用。

功效 清热化积，利尿通淋。主治尿路结石、胆结石。

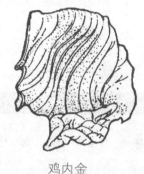

鸡内金

荠菜粥

原料 鲜荠菜120克，大米100克。

制法 鲜荠菜洗净，切成碎末；大米淘洗干净，备用。锅内加水适量，放入大米煮粥，八成熟时加入荠菜末，再煮至粥熟即成。每日2次，连服15～20日。

功效 清热止血，平肝明目，和脾利尿，软坚散结。适用于尿路结石。

鲜葫芦汁

原料 鲜葫芦1个。

制法 捣烂绞汁，每日2次，每次1匙。

功效 适用于尿路结石，促进草酸盐排出。

冻疮

疾病介绍 DONG CHUANG

　　冻疮是由于较长时间的寒冷和潮湿刺激引起的局限性充血性红斑。长期暴露于寒冷、潮湿的空气中，加上患者末梢血液循环较差为主要发病因素，缺乏运动、手足多汗、营养不良、贫血、鞋袜过紧、户外工作及慢性消耗性疾病均可为本病诱因。本病多见于儿童和青年妇女。病程较慢，春暖始愈，入冬可复发。

　　好发于肢端、耳廓、鼻尖等末梢部位。皮损为局限性水肿性紫红斑，按之色退，去压后红色恢复，严重时可有水疱，破溃后形成溃疡。局部有肿胀感，暖热后瘙痒，溃烂后疼痛。

食疗方　SHI LIAO FANG

桂姜粥

原料 桂枝 10 克，干姜 3 克，糯米 50 克。

制法 先把桂枝、干姜加水煎煮，用其汁液与糯米煮粥。早晚分次食用。

功效 温阳散寒，通经活络。

阳和粥

原料 熟地 30 克，白芥子、甘草、干姜、肉桂、麻黄各 5 克，鹿胶 10 克，大米 100 克，白糖适量。

制法 将诸药择净，放入锅中，加清水适量，水煎取汁，再加大米煮粥，待熟时调入鹿胶、白糖，再煮一两沸即成，每日 1 剂，7 天为 1 疗程，连续 1～2 疗程。余药渣可加清水适量水煎取汁外洗患处，每次 10～30 分钟，每日 2～3 次。

功效 活血化瘀，温经散寒，消肿止痛。适用于冻疮。

温经养血粥

原料 吴茱萸、当归、川芎、白芍、党参、桂枝、阿胶、牡丹皮、甘草、生姜、姜半夏、麦冬各 10 克，大米 100 克，白糖适量。

制法 将诸药择净，放入锅中，加清水适量，水煎取汁，再加大米煮粥，待熟时调入白糖，再煮一两沸即成，每日 1 剂，7 天为 1 疗程，连续 1～2 疗程。余药渣可加清水适量水煎取汁外洗患处，每次 10～30 分钟，每日 2～3 次。

功效 活血化瘀，温经散寒，消肿止痛。适用于冻疮。

山楂归枣汤

原料 山楂 30 克，当归 15 克，大枣 6 枚，红糖适量。

制法 山楂、大枣去核，与当归同入砂锅，加水，旺火煮沸，用文火煮 40 分钟，滤渣取汁，加红糖即可。每日 1 剂，连服 10 天。

功效 活血化瘀，散寒止痛。适用于冻疮。

红花酒

原料 红花、川芎、当归、生姜各 10 克，白酒 500 毫升。

制法 以上药一起放入大酒瓶中，加入白酒 500 毫升，浸泡 1 周后即可服用，每次饮酒 10 毫升，每日 2 次。

功效 可活血散瘀。适用于冻疮。

当归四逆粥

原料 当归、桂枝、白芍、大枣各10克，炙甘草、细辛、通草各5克，大米100克，调味品适量。

制法 将诸药择净，放入锅中，加清水适量，水煎取汁，再加大米煮粥，待熟时调入白糖，再煮一两沸即成，每日1剂，7天为1疗程，连续1~2疗程。余药渣可加清水适量水煎取汁外洗患处，每次10~30分钟，每日2~3次。

功效 活血化瘀，温经散寒，消肿止痛。适用于冻疮。

大蒜煲牛肉

原料 大蒜250克（去皮衣），牛肉500克（切块），调料适量。

制法 起油锅放入大蒜炒香后与牛肉同放入砂锅内，加水适量，用武火烧开后，改用文火，煲至牛肉熟烂，调味即成。

功效 补益气血，祛寒除湿。适宜于寒湿型冻疮。

第四章

皮肤科疾病

疖

疖是细菌侵入毛囊或皮脂腺内引起的化脓性炎症。可向四周扩散，引起毛囊和周围的蜂窝组织坏死、溶解，最后形成脓肿。疖的致病菌通常是葡萄球菌，多发生在颈、头、面、背、腋下、臀部等处。疖常是单发的，若身体各部同时或先后反复出现多个疖，称疖病。

以单个毛囊皮脂腺为中心的硬结，局部红、肿、热、痛，直径多在1厘米左右，呈锥形隆起。一般无全身发热、寒战等症状。数日后硬结中间变软，出现黄白色小脓栓，继而脓栓破溃脱落，排出脓液，炎症亦逐渐消退痊愈。

小的疖一般无全身症状。大的疖可引起发烧、畏寒、全身不适、食欲不振、头痛等症状。特别是在口鼻周围危险三角区内的疖肿，如挤压或挑刺，可引起颅内感染而出现高烧、寒战、头痛、昏迷等严重后果。疖肿常为糖尿病或营养不良造成。

食疗方　SHI LIAO FANG

凉拌马齿苋

原料 马齿苋500克。

制法 马齿苋洗净，放入沸水中烫数分钟，取出略挤干，切碎，加入糖、盐、味精、麻油拌和，分次佐餐服用，也可空腹服。

功效 清热解毒。适用于疖未成脓时，局部潮红，也可用于夏天预防疖肿。

菠菜汤

原料 菠菜100克。

制法 将菠菜洗净切段。锅中入水煮沸，放入菠菜煎煮15分钟，加调料即成。喝汤吃菠菜。

功效 清热凉血，利尿消炎。主治疖肿。

凉拌苦菜

原料 鲜嫩苦菜500克，精盐、味精、香油、蒜泥、米醋各适量。

制法 苦菜去杂，洗净，入沸水锅中焯一下，捞出晾凉，挤干水分，切碎装盘，加精盐、味精、香油、蒜泥、米醋拌匀即成。

功效 清热解毒，凉血利湿。适用于疖肿。

海白菜炒肉丝

原料 海白菜300克，猪肉250克，料酒、精盐、味精、酱油、葱花、姜丝各适量。

制法 海白菜去杂，洗净，切丝；猪肉洗净，切丝，放碗内，加入料酒、精盐、味精、酱油、葱花、姜丝腌渍一会儿。油锅烧热，倒入猪肉炒熟，再倒入海白菜炒至入味，点入

味精调味，出锅即成。

功效 清热解毒，软坚散结。适用于疖肿。

枸杞叶白糖饮

原料 鲜枸杞叶500克，白糖适量。

制法 将鲜枸杞叶洗净，捣烂取其汁液，加入白糖，用滚开水冲服，每日2次。

功效 清血热，消肿解毒，消结化瘀。主治疖肿。

银翘黄花粥

原料 金银花、连翘、大黄、紫花地丁、蒲公英、栀子、白芷、黄芩、赤芍、浙贝母各10克，大米100克，白糖少许。

制法 将诸药择净，放入锅中，加清水适量，水煎取汁，加大米煮粥，待熟时调入白糖，再煮一两沸即成，每日2剂，连续3～5天。余药渣可加清水适量水煎取汁外洗患处，每次10～30分钟，每日2～3次。

功效 清热解毒，消肿散结。适用于疖病。

穿心莲粥

原料 穿心莲、路边青各10克，

大米 100 克，白糖少许。

制法 将诸药择净，放入锅中，加清水适量，水煎取汁，加大米煮粥，待熟时调入白糖，再煮一两沸即成，每日 2 剂，连续 3～5 天。余药渣可加清水适量水煎取汁外洗患处，每次 10～30 分钟，每日 2～3 次。

功效 清热解毒，消肿散结。适用于疖病。

蒲公英粥

原料 蒲公英、板蓝根各 10 克，大米 100 克，白糖少许。

制法 将诸药择净，放入锅中，加清水适量；水煎取汁，加大米煮粥，待熟时调入白糖，再煮一两沸即成，每日 2 剂，连续 3～5 天。余药渣可加清水适量水煎取汁外洗患处，每次 10～30 分钟，每日 2～3 次。

功效 清热解毒，消肿散结。适用于疖病。

消炎解毒粥

原料 蒲公英、金银花、甘草、防风、连翘各 10 克，大米 100 克，白糖少许。

制法 将诸药择净，放入锅中，加清水适量，水煎取汁，加大米煮粥，待熟时调入白糖，再煮一两沸即成，每日 2 剂，连续 3～5 天。余药渣可加清水适量水煎取汁外洗患处，每次 10～30 分钟，每日 2～3 次。

功效 清热解毒，消肿散结。适用于疖病。

痤 疮

疾病介绍　　CUO CHUANG

　　痤疮俗称青春痘、粉刺、暗疮。一般认为与雄性激素、皮脂和毛囊离微生物有关，青春期雄性激素增多，皮脂腺肿大，皮脂腺分泌增多，都会使毛囊、皮脂腺导管角化过度，皮脂瘀积与毛囊形成脂栓，进而出现痤疮。

　　中医认为，本病因肺经风热，熏蒸于肌肤，或过食辛辣肥甘厚味之乱湿热内生，阻于肌肤，或冲任不调，肌肤疏泄功能失畅所致。

桃仁山楂米粥

原料 桃仁、山楂各9克，粳米100克，白糖适量。

制法 将桃仁、山楂水煎取汁，调入粳米粥内，加入白糖服食。每日1剂，连服7~10日。

功效 活血化瘀，润肤散结。主治湿阻血瘀型痤疮。

海带绿豆玫瑰汤

原料 海带30克，绿豆50克，枇杷叶15克，玫瑰花5克，红糖适量。

制法 海带洗净，切碎；枇杷叶、玫瑰花装入纱布袋。将绿豆、海带、纱布袋放入锅中，加水小火熬煮40分钟，取出纱布袋，调入红糖，稍煮即可。吃海带、绿豆，喝汤。

功效 此粥清热解毒，凉血清肺。

藕栗炒莴苣

原料 火腿50克，鲜藕100克，鲜莴苣100克，鲜栗子100克。

制法 火腿切片、栗子去壳切片同炒，至半熟时加入切好的藕片，炒至将熟时，加入莴苣。再加调料，炒熟。佐餐食用。

功效 清热益气，化瘀散结。

芪枣芹菜汤

原料 黄芪10克，大枣10枚，鲜芹菜50克。

制法 将上3味水煎服。每日1剂，连服7~10日。

功效 益气健脾，清热利湿。主治肺胃血热型痤疮。

荸荠玉米散

原料 荸荠、玉米各15克。

制法 将上2味研粉混匀，加冰糖少许，开水调饮，每日1次，连服1月。

功效 清热利湿。主治痤疮、丘疹，伴有口臭、口干、小便黄赤者。

参莲白果茶

原料 沙参、白果各10克，莲子15克。

制法 将沙参制粗末，莲子、白果用文火炒熟后捣碎，一同放入保温杯中，冲入沸水，加盖闷30分钟，代茶饮用。每日1剂。

功效 清热润肺，补脾清心。适用于肺胃血热型痤疮。

茄汁炒藕片

原料 鲜藕300克（切片），番茄100克（绞汁），菜子油、白糖、精盐各适量。

制法 先将藕片用菜子油煸炒，然后加入白糖、精盐等调料，将熟时加入番茄汁即可。

功效 清热除湿，凉血益阴。适用于痤疮。

三瓜炒肉片

原料 猪瘦肉50克，苦瓜100克，丝瓜100克，黄瓜100克，精盐、味精、料酒各适量。

制法 先将猪瘦肉煸炒至半熟，依次将苦瓜片、丝瓜片、黄瓜片下锅同炒，待下黄瓜片时，加入精盐、味精、料酒，翻炒均匀即可。

功效 清热除湿，凉血消肿。适用于湿热上蒸型痤疮，症见皮疹红肿，或有脓疱，口臭口干。

荠菜烧牡蛎

原料 生牡蛎肉300克（切丝），荠菜200克（切段），调料适量。

制法 将牡蛎煸炒至半熟，加调料后，再入老汤、荠菜，武火烧开，文火焖透，至汤汁稠浓即可。

功效 活血通络，软坚散结。适用于瘀血阻络型痤疮。

荨麻疹

疾病介绍 QIAN MA ZHEN

荨麻疹是皮肤出现红赤色或白色的疹块，以突然发作，痒而不痛，时隐时现，消退不留任何痕迹为特征。

中医称本病为"瘾疹"，俗称"风疹块"。临床特点为突发性局部或全身大小不一的风团，瘙痒难忍。风团出现快，消退亦快，此起彼伏，退后不留任何痕迹。严重者可伴有恶心、呕吐、腹痛、腹泻、胸闷心烦、面色苍白、四肢不温、呼吸急促等全身症状。

根据发病时间的长短，一般把起病急、病程在 3 个月以内者称急性荨麻疹。反复发作超过 3 个月以上者称为慢性荨麻疹。中医认为，风、寒、热、虫、气血不足等均可引发本病。

中医将荨麻疹分为以下几个类型。风热袭肺型：发病急，风团色红，灼热剧痒，伴发热，恶寒，咽喉肿痛，或呕吐腹痛，遇热皮疹加重，苔薄黄，脉浮数。治宜辛凉透表，宣肺清热。风寒束表型：皮疹色粉白，遇风冷加重，口不渴，或有腹泻，舌淡体胖、苔白，脉浮紧。治宜辛温解表，宣肺散寒。阴血不足型：皮疹反复发作，迁延日久，午后或夜间加剧，心烦口干，手足心热，舌红少津或舌淡，脉沉细。治宜滋阴养血，疏散风邪。

食疗方　SHI LIAO FANG

牛肉南瓜条

原料 牛肉 300 克，南瓜 500 克。

制法 牛肉炖至七成熟，捞出切条；南瓜去皮、瓤，洗净，切条，与牛肉同炒即可。

功效 固卫御风。适用于风寒束表型荨麻疹。

黄芪栗子鸡

原料 老母鸡 1 只，黄芪 50 克，栗子 100 克，葱白 20 克，生姜 10 克。

制法 母鸡宰杀，去内脏，洗净，栗子去皮，洗净，葱白切段，与黄芪同炖。

功效 益气固表，祛风散寒。

适用于风寒型荨麻疹。

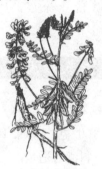

黄芪

鸡冠花饮

原料 白鸡冠花、向日葵各 9 克，冰糖 50 克。

制法 药煎汁，冰糖调味炖服。

功效 清热凉血止痒。适用于风疹。

银蹄汤

原料 银柴胡 30 克，猪蹄 1 只。

制法 炖熟饮汤食肉。

功效 养血止痒。适用于荨麻疹。

山楂麦芽煎

原料 山楂 30 克，麦芽 15 克，竹叶 6 克，甘草 6 克。

制法 共煎服，每日 1 剂。

功效 清热解毒，活血止痒。适用于食物过敏性荨麻疹。

芋头茎炖猪排骨

原料 芋头茎 60 克，猪排骨 100 克。

制法 把芋头洗净，加猪排骨炖熟。每日 2 剂。

功效 清热，利湿。适用于荨麻疹，皮疹色赤，遇热则发，尿黄。

三七鸡肉汤

原料 三七 1 ~ 1.5 克，去骨鸡肉 100 克。

制法 三七切成薄片，用鸡油或猪油炸黄，加入鸡肉拌匀，放入碗中，再加水适量，用文火蒸炖 1 小时，加入少量食盐调味，药肉汤 1 次服完，每天或隔 1 ~ 2 天服 1 剂，连服 2 ~ 3 剂。

功效 补益气血。适用于气血两虚所致的荨麻疹。

使君猪肉丸

原料 使君子 9 克，瘦猪肉 90 克，山楂 18 克。

制法 将山楂洗净煎汤，使君子去壳留肉。将猪肉洗净，加入使君子一起剁成肉泥，制成麻雀蛋大小肉丸，放入开水中煮熟，加入山楂汁。也可在汤中加少许使君子壳同煮。吃肉丸，饮汤。

功效 祛风健脾。适用于荨麻疹。

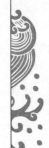

荔枝粥

原料 荔枝干 15 枚，粳米 100 克，红糖适量。

制法 将上 3 味按常法煮粥食用。每日 1 剂。

功效 补脾益肝，养血活血。主治气血两虚型荨麻疹，风团反复发作，迁延数日，甚则数年，每遇劳累即发。

名医珍藏百病食疗

带状疱疹

　　带状疱疹是疱疹病毒引起的病毒性皮肤病，其特征性病变是：出现成簇水泡，痛如火燎。本病好发于面部和躯干，常单侧发生，沿周围神经分布，排列呈带状，多突然发病，发病前有局部疼痛、灼热感和全身不适等症状，皮损初起为红斑或丘疹，继而出现多数成群的米粒至绿豆大小的水泡，常成批出现，疱疹之间，间隔正常皮肤，严重时可出现出血点、血泡甚或坏死。本病发于面部者，病情较严重，常引起剧烈疼痛，并可损害眼球各部，甚至引起全眼球炎、溃疡性角膜炎而失明，应予警惕。病程约2～4周，患病后可获终身免疫，少有复发。老年患者，往往疼痛较剧，皮疹消退后，疼痛仍可持续一段时间后消失。

　　本病属中医"蛇串疮""蜘蛛疮"范围，多为肝胆火盛，外受湿热毒邪所致，当以清热疏肝，泻火解毒为治，可选用下列药粥治疗方。

食疗方　SHI LIAO FANG

双黄连粥

原料 金银花（双花）、黄芩、连翘、桑叶各10克，大米100克，白糖少许。

制法 将诸药择净，放入药罐中，加清水适量，浸泡5～10分钟后，水煎取汁，同大米煮粥，待熟时调入白糖，再煮一两沸即成，每日2剂，连续5～7天。余药渣可加清水适量水煎取汁外洗患处，每次10～30分钟，每日2～3次。

功效 清热疏肝，泻火解毒。适用于带状疱疹。

银黄青叶粥

原料 金银花、黄芩、大青叶各10克，大米100克，白糖适量。

制法 将诸药择净，放入锅中，加清水适量，浸泡5～10分钟后，水煎取汁，加大米煮粥，待粥熟时调入白糖，再煮一两沸服食，每日2剂，连续5～7天。余药渣可加清水适量水煎取汁外洗患处，每次10～30分钟，每日2~3次。

功效 清热疏肝，泻火解毒。适用于带状疱疹。

陈皮当归煮鸡蛋

原料 陈皮、当归各9克，柴胡15克，鸡蛋1枚。

制法 将上4味洗净，共置锅内，加水同煮，鸡蛋熟后去壳再入锅煮15~20分钟，去渣，吃蛋喝汤。每日1剂，连服6~7日。

功效 活血养血，理气止痛。适用于气滞血瘀型带状疱疹。

绿豆百合汤

原料 绿豆50克，百合、冰糖各30克。

制法 将绿豆加水煮熟，再入百合、冰糖煮熟，待溶化饮用。

功效 用治带状疱疹。

茉莉花糖水

原料 茉莉花5克，红糖适量。

制法 茉莉花与红糖放锅内，加清水适量，煮至水沸，去渣。代茶频饮。

功效 理气活血，解郁止痛。

白花蛇舌草蜜露

原料 白花蛇舌草125克，蜜糖250克。

制法 白花蛇舌草洗净，水煎去渣取浓汁约250毫升。将药汁放入瓷盆，加蜜糖搅匀，文火隔水炖1~2小时，冷却备用。开水送服，每次5~10毫升，每日2次。

功效 清热解毒，消炎止痛，适用于带状疱疹，证属热毒内蕴者。

天葵薏米粥

原料 紫背天葵（鲜品）、薏米、粳米各50克。

制法 上3味洗净共入锅，加水适量同煮粥，粥成拣去天葵，调味即成。每日1剂，分餐食之。

功效 清热解毒，健脾化湿。适用于带状疱疹，证属湿热内蕴者。

三花汤

原料 白菊花、银花、野菊花各10克。

制法 将上3味加清水3碗，煎至1碗半，去渣，加红糖适量调味饮用。

功效 适用于带状疱疹。

龙胆泻肝粥

原料 龙胆草、炙甘草、木通各5克，柴胡、黄芩、栀子、泽泻、车前子、当归、生地黄各10克，大米100克，白糖适量。

制法 将诸药择净，放入锅中，加清水适量，浸泡5~10分钟后，水煎取汁，加大米煮粥，待粥熟时调入白糖，再煮一两沸服食。每日2剂，连续5~10天。余药渣可加清水适量水煎取汁外洗患处，每次10~30分钟，每日2~3次。

功效 清热疏肝，泻火解毒。适用于带状疱疹。

皮肤瘙痒症

疾病介绍 PI FU SAO YANG ZHENG

皮肤瘙痒症是指无原皮疹，但有瘙痒的一种皮肤病。冬季寒冷皮肤干燥，夏季炎热皮肤多汗，穿着化纤织品，使用碱性过强的肥皂，接触某种药物及化学物品，也可促使本病的发生。也可能与神经衰弱、大脑动脉硬化、甲状腺功能亢进、糖尿病、白血病、霍奇金病、肾炎、膀胱炎、习惯性便秘等有关。好发于老年及青壮年，多见于冬季，少数亦有夏季发作者。

最初瘙痒仅限于一处，进而逐渐扩展至身体大部或全身。瘙痒时发时止，多夜间为甚。少数因抓破不洁而引起疮、疖。某些瘙痒仅发生于身体某一部位，如肛门、阴囊、女阴等处。

食疗方 SHI LIAO FANG

芪枣包子

原料 黄芪300克，大枣300克，面粉300克。

制法 黄芪加水煎煮20分钟后去渣，入大枣再煮，熟后捞出大枣，去皮核取肉，捣烂为馅做包子，蒸熟即得。可作主食。

功效 益气补血。

姜丝鸡肉

原料 山鸡肉300克，生姜50克。

制法 山鸡肉、生姜切丝，先用温油煸炒山鸡肉，待半熟时入调料及姜丝，翻炒即成。佐餐食用。

功效 温中，散寒，止痒。

菠菜粳米粥

原料 菠菜250克，粳米100克。

制法 菠菜洗净，放沸水锅内，略烫2分钟，捞出后切细。粳米淘洗干净，放入锅内，加水适量，置武火烧开，加入菠菜，用文火熬熟即成。作早、晚餐食用。

功效 养血润燥。适用于血虚肝旺之皮肤瘙痒。

川芎白芷炖鳙鱼头

原料 川芎3~9克，白芷3~9克，鳙鱼头500克，葱、胡椒、姜、盐各适量。

制法 将鱼头去鳃，洗净；川芎、白芷洗净。将鱼头、川芎、白芷放入砂锅内，加水适量，再放入葱、胡椒、姜，武火烧沸。再以文火炖半小时，入盐调味，分2次于早、晚吃鱼喝汤。

功效 祛风散寒。适用于风寒侵表之皮肤瘙痒。

车前蜂蜜汁

原料 车前草、蜂蜜各适量。

制法 鲜车前草捣烂，取汁100毫升，调入蜂蜜适量，顿服，每日2次。

功效 清热利湿。适用于治湿热下注之皮肤瘙痒。

芥末拌猪肚

原料 猪肚400克，芥末20克，芫荽10克。

制法 猪肚洗净，煮熟，切丝，加调味品及芥末、芫荽等，佐餐食用。每3~5日1剂。

功效 祛风散寒，补养气血。适用于皮肤瘙痒症，症见皮肤干燥、揩之脱屑、每遇风寒病情加重、面色不红润。

白茅银耳汤

原料 银耳10克，冰糖50克，金银花5克，白茅根30克，淡竹叶10克。

制法 先取白茅根、淡竹叶，加水300~400毫升，煎15分钟，去渣取汁，如此反复煎煮3次，将药液混合待用。银耳用温水泡发，洗净，

名医珍藏百病食疗

与药液一同入锅内煮沸，改用文火炖2小时，最后加入冰糖、金银花，略煮即可。每日1剂。

功效 清血热。适用于血热型皮肤瘙痒症，症见患处皮肤色红，搔之更甚，口干心烦。

鳢鱼冬瓜汤

原料 鳢鱼1条（约500克），冬瓜500克，葱白3~5根，食盐适量。

制法 鳢鱼去鳞、腮、内脏，洗净；冬瓜（不去皮）洗净，切块。同放入砂锅，加水适量放入葱白，武火烧沸，文火炖熟，加食盐调味。食鱼、冬瓜，喝汤。佐餐食用。

功效 清热利水。适用于湿热下注型皮肤瘙痒症。

疣

疾病介绍　　　　　　　　　　YOU

　　疣是病毒引起的以细胞增生反应为主要特征的皮肤浅表性良性赘生物，多见于青少年，好发于面部、手背、指背等处，初为局限性稍隆起的粗糙皮肤损害，色灰白，边清无晕，表面平滑，一般无明显自觉症状，常见的有扁平疣、寻常疣、跖疣等。

食疗方　　SHI LIAO FANG

清煮黄豆芽

原料 黄豆芽350克。

制法 将黄豆芽放入锅内，加水适量，煮熟即可食用。吃豆喝汤，连续3日当主食服用。服食期间忌食油和其他粮食。

功效 适用于寻常疣。

炒酸苦瓜

原料 鲜苦瓜适量。

制法 将鲜苦瓜洗净切开去籽，放入泡菜坛内浸1周，取出切丝，在花生油锅中爆炒，加调料盛盘，佐餐。每日2次，每次100克，连食15天。

功效 滋阴降火，明目解毒，润脾补肾。主治扁平疣。

生薏米粉

原料 生薏米、白砂糖各500克。

制法 将薏米研成细末，然后加白糖拌匀。每日服3次，每次1汤匙。

功效 健脾除湿，杀虫去疣。主治疣。

化毒清疣汤

原料 大青叶、蒲公英、板蓝根、白花蛇舌草、土茯苓、牡蛎（先煎）、磁石（先煎）、鲜生地各30克，黄芩12克，制大黄9克。

制法 水煎服，每日1剂。

功效 清热消疣。主治外感风毒，内动肝火。

薏仁粥

原料 白果仁12粒，薏米100克。

制法 将白果仁和薏米一起放入砂锅内，加水煮沸，改文火煮成稀粥，加入冰糖或白糖即成。

功效 清热祛湿。适用于治扁平疣。

桑菊板蓝饮

原料 桑叶、菊花、板蓝根各20克。

制法 以水煎服。

功效 适用于扁平疣。

四皮饮

原料 黄瓜皮、丝瓜皮、茄子皮、花生皮各20克。

制法 水煎服。每日1剂，连用10日。

功效 适用于扁平疣。

醋蛋

原料 鸭蛋7个，食醋100克。

制法 鸭蛋煮熟，去壳，切成4等份，在食醋内浸泡2~6小时。分2~3次服用。服食时忌食盐、酱油。

功效 适用于扁平疣。

百合薏米仁

原料 百合50克，薏米100克。

制法 将百合和薏米一起放入砂锅，加水煮沸，改文火煮成粥。

功效 健脾去湿，美容健肤。主治扁平疣、雀斑、痤疮。

去疣方

原料 连翘、夏枯草、藿香、佩兰、薏苡仁、茯苓、板蓝根、白藓皮、扁豆各 15 克，白术、陈皮各 10 克，甘草 3 克。

制法 每日 1 剂，水煎 3 次，分 3～5 次服用。

功效 清热除湿。主治湿热发于皮肤。

湿疹

　　湿疹是由多种内外因素引起的一种过敏性炎症的反应性皮肤病。分急性、亚急性、慢性三种。不分男女，任何年龄、任何部位均可能患病。发病原因复杂，与体质、神经精神状态、内分泌，血液循环、消化系统、代谢营养、内脏功能改变以及各种内外致敏病原有关。皮损可发生于身体任何部位，多在小腿、肘窝、胸窝、阴囊、女阴、脐窝、乳头周围、头面部等处。常因外界各种激发因素（海鲜、药物、慢性病、花粉）发病或加剧。中医认为本病是风湿热浸入肌肤而成。急性、亚急性以湿热为主；慢性乃因久病耗血所致。

食疗方　SHI LIAO FANG

绿豆百合苡仁汤

原料 绿豆 30 克，百合 30 克，薏苡仁 15 克，芡实 15 克，淮山药 15 克，冰糖适量。

制法 将绿豆、百合、薏苡仁、芡实、淮山药一起下锅，加水适量，烂熟后，加冰糖即成。每日分 2 次服完，连服数日。

功效 清热解毒，健脾除湿。适用于脾虚湿盛型湿疹，皮损不红、渗出较多、瘙痒不剧、口淡、舌苔腻者。

萝卜藕汁饮

原料 鲜藕 100 克，白萝卜 100 克，蜂蜜 30 克。

制法 将鲜藕、白萝卜洗净切

碎，放入榨汁机中榨汁，过滤后在汁中调入蜂蜜即可饮用。每日2次，随饮随榨。

功效 凉血止血，润肠养肺。适用于血虚风燥型湿疹。皮损肥厚、伴有抓痕血痂者。

莲花粥

原料 初开莲花5朵，糯米80克，冰糖适量。

制法 将莲花用清凉水洗净，掰成单片；糯米淘洗干净；冰糖用温水化开。锅上火，加水，放入糯米煮粥，煮至粥快熟时，放入莲花及冰糖，再煮片刻，即成。

功效 活血止血，祛湿消风。适用于湿热俱盛型湿疹。

芡实杞龙龟苓汤

原料 芡实50克，枸杞子30克，龙眼肉50克，土茯苓60克，乌龟1只（约500克），姜、盐、油等各适量。

制法 将芡实、枸杞子、龙眼肉、土茯苓洗净；乌龟放入盆中，淋热水使其排尿、排粪便，用开水烫死后洗净，杀后去内脏、头爪。把全部用料放入锅内，加清水适量，用大火煮沸后，再改小火煲3

小时，调味即可。

功效 滋阴清热，祛湿解毒，健脾益肾。适用于湿疹、疮毒、骨蒸潮热者。

车前草冬瓜皮汤

原料 车前草15克，冬瓜皮、薏苡仁各30克。

制法 加水煎汤后饮服，吃薏苡仁，每日1次。

功效 清热利湿。适用于湿疹。

芹菜炒瘦肉

原料 芹菜250克，瘦肉50克。

制法 芹菜洗净切段，瘦肉洗净切丝。炒锅加油，放入瘦肉丝稍炒，加芹菜一同炒熟，加调料即成。佐餐。

功效 清热化湿，解毒。主治湿疹。

绿豆芡实山药汤

原料 绿豆50克，薏米80克，芡实15克，山药30克，冰糖适量。

制法 将绿豆、薏米、芡实、山药一起下锅，加水适量，煮至烂熟后，加冰糖即成。每日分2次服完，连服数日。

名医珍藏百病食疗

功效 芡实补中益气，山药健脾益胃，薏米健脾祛湿。此汤可清热解毒，健脾除湿。

葱白猪肠汤

原料 葱白 500 克，猪肠 500克，砂糖 75 克。

制法 猪肠洗净与其他料一起放入砂锅，加清油炒拌 4 分钟左右，再加少许水后，用碗盛起，放在普通容器内蒸熟，汤和食物一同吃下。

功效 适用于慢性湿疹。

斑 秃

斑秃，俗称"鬼剃头"，这种脱发常突然而迅速，往往一夜之间头发成片脱落，严重者可在几天至几月内头发全部脱光而成全秃。

本病属中医"油风"范畴，多为肝肾亏虚，血虚不能上荣，或肝气郁结，气机不畅，发失所养所为，当以补益肝肾、活血化瘀为治，可选用下列药粥治疗方。

食疗方 SHI LIAO FANG

斑秃粥

原料 熟地黄、制何首乌、当归、丹参、地黄、白芍、五味子、木瓜、羌活各 10 克，大米 100 克，白糖适量。

制法 将诸药择净，放入锅中，加清水适量，水煎取汁，共煎 2 次，2 液合并，分作 2 份，加大米煮粥，待熟时调入白糖，再煮一两沸即成，每日 2 次，早、晚各 1 次，7 天为 1疗程，连续 2~3 疗程。

功效 补益肝肾，活血化瘀。适用于斑秃。

七宝美髯粥

原料 制何首乌、当归、补骨脂、枸杞子、菟丝子、茯苓、牛膝各 10 克，大米 100 克，白糖适量。

制法 将诸药择净，放入锅中，

加清水适量，水煎取汁，共煎 2 次，2 液合并，分作 2 份，加大米煮粥，待熟时调入白糖，再煮一两沸即成，每日 2 次，早、晚各 1 次，7 天为 1 疗程，连续 2~3 疗程。

功效 补益肝肾，活血化瘀。适用于斑秃。

黄精首乌粥

原料 黄精、何首乌、大枣、龙眼肉、当归各 10 克，大米 100 克，白糖适量。

制法 将诸药择净，放入锅中，加清水适量，水煎取汁，共煎 2 次，2 液合并，分作 2 份，加大米煮粥，待熟时调入白糖，再煮一两沸即成，每日 2 次，早、晚各 1 次，7 天为 1 疗程，连续 2~3 疗程。

功效 补益肝肾，活血化瘀。适用于斑秃。

首乌肝片

原料 猪肝 250 克，何首乌 10 克，水发木耳 75 克，青菜 50 克，酱油 25 毫升，料酒 10 毫升，味精 1 克，水淀粉 15 克，葱 5 克，姜 2 克，清汤适量。

制法 首乌切片，按水煮提法，提取何首乌浓缩液 100 毫升；将猪肝切成柳叶片，葱切丝，姜切片，水发木耳择干净，青菜洗净切成片，用开水焯一下。用木耳、青菜、葱丝、姜片、酱油、料酒、味精、水淀粉、何首乌提取汁和适量的汤，对成碗芡。锅内放植物油，旺火上烧至七八成熟，先把猪肝在热水中焯一下，控净水分，下油锅内一过，熟透后倒漏勺里。锅底留油，用旺火，把猪肝倒回炒锅，随即把芡汁烹入，搅拌均匀，淋入少许明油即成。佐餐食。

功效 补血乌发。适用于脱发，须发早白。

芝麻三合泥

原料 糯米 200 克，大米 150 克，黑芝麻 75 克，黑豆 65 克，核桃仁 75 克，绿豆 35 克，白糖 250 克，熟猪油 350 毫升。

制法 将糯米、大米、黑豆、绿豆用温水发涨，炒熟，碾成细粉，用开水冲调拌匀成泥糊；芝麻炒熟碾细；核桃仁入油锅内炸脆，压成碎米。炒锅置火上，加入熟猪油，再下泥糊，不断翻炒至干，加糖炒酥起锅，装盘后撒上酥桃仁末、芝麻粉即可。作早点食用，随量服食。

功效 滋养肝肾，补益脾肺，乌发生发。适用于白发早生、发枯、脱发等症。

莴苣炒藕片

原料 莴苣、藕各200克。

制法 上2味洗净，切片，热油煸炒至半熟，入调料炒至八成熟即可。可长期食用。

功效 清热凉血。适用于血热生风型斑秃。

枸杞子烧海参

原料 水发海参300克，枸杞子15克，桑葚10克。

制法 海参切条，热油加调料翻炒，汤沸后文火火煨，至熟时加入蒸熟的枸杞子、桑葚，淀粉勾芡即可。

功效 补益精血，生发乌须。

适用于精血不足型斑秃。

荸荠鲜藕茅根汁

原料 荸荠、鲜藕、鲜茅根各200克。

制法 将上3味洗净，加入适量水，煮沸30分钟，去渣后服用。每天1剂，连续服用。

功效 适用于斑秃。

菊花莲草饮

原料 黄菊花10克，旱莲草5克。

制法 煎汤代茶，频饮。

功效 清热凉血。主治斑秃，属血热生风型，伴有目眩眼花、口干口苦者。

紫癜

　　紫癜是指皮肤、黏膜出现瘀点或瘀斑，重者有血肿，内脏也有出血倾向，其病因复杂，有的与遗传、自身免疫有关，有的可由感染、药物、食物等引起。有的因血小板生成不足或破坏损耗过多，或因凝血障碍而产生，临床常分为血管性紫癜和血小板减少性紫癜两类。

　　紫癜属于中医的阴斑，分血热、阴虚、气虚三型。血热者宜清热解毒、凉血止血，阴虚者宜滋阴、清热止血，气虚者宜健脾益气、摄血。

过敏性紫癜又被称作出血性毛细血管中毒症。是一种常见的微血管变态反应性出血性疾病，在儿童和青年人群中较为多见。

食疗方 SHI LIAO FANG

荸荠汤

原料 鲜荸荠 500 克。

制法 洗净，加冰糖 50 克，水适量，煮沸 1 小时成荸荠汤，每日 1 次或分次服完，连服 3～5 日。或每日食鲜荸荠 150 克。

功效 适用于紫癜伴口干津少、咽喉干痛。

荞麦叶藕节汤

原料 鲜荞麦叶 50 克，藕节 2 个。

制法 将上 2 味一同放入砂锅内，以水煎服。每日 2 剂，连服 10 天。

功效 适用于过敏性紫癜。

桂圆党参瘦肉汤

原料 桂圆 15 克，党参 30 克，猪瘦肉 200 克。

制法 猪肉洗净，切块，桂圆去壳，与党参一起放入砂锅，文火炖煮至肉烂熟，加调料即成，饮汤吃肉。

功效 益气养血。适用于紫癜。

百合莲子煲猪肉

原料 百合、莲子各 30 克，猪瘦肉 250 克。

制法 加水煲热，调味服用。

功效 适用于紫癜，症见心悸失眠，低热盗汗，神经衰弱。

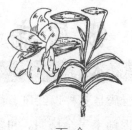

百合

血糯米粥

原料 血糯米 50 克，小麦米 50 克。

制法 煮粥加糖。

功效 适用于皮肤紫癜伴中气虚弱，神疲乏力。

石斛木耳饮

原料 白木耳 50 克，石斛 30 克。

制法 加水适量，煮烂加砂糖。

功效 适用于紫癜伴有五心烦热，口干咽痛，虚烦失眠。

无花果方

原料 无花果1~2个。

制法 水煎或空腹时生食，每日2次。

功效 适用于紫癜伴大便燥结，便后出血。

金银生地饮

原料 金银花、生地各30克，砂糖30克。

制法 水煎代茶饮。

功效 用于皮肤紫癜、瘀斑，伴有低热盗汗，五心烦热，口干舌红刺痛。

银屑病

疾病介绍　YIN XIE BING

　　银屑病是一种以红斑、鳞屑为特征、易复发的慢性炎症性的常见皮肤病。病因尚未完全阐明，可能与遗传、免疫功能紊乱、病毒感染等因素有关。环境因素、代谢障碍、精神创伤、过度紧张、疲劳、外伤、手术、月经、妊娠、药物、食物、菌苗、潮湿、季节变换等都可能成为发病诱因。初发年龄以15~45岁居多。病程缓慢，容易复发，有夏重冬轻或冬重夏轻的倾向。

　　通常出现红色或棕红色斑丘疹或斑块，表面覆盖着银白色鳞屑，边界清楚，多半发生于头皮四肢伸侧。鳞屑刮去后可见透明薄膜，除掉此膜，下露出点状出血现象，并有不同程度的瘙痒。皮疹数目、大小不定，可分局限或全身分布。其形态有点状、钱币状、地图状和牡蛎壳状等等。患者指（趾）甲可以变厚，失去光泽，表面有点状小凹陷。发于头部者，毛发可呈束状，且不断脱落。病情发展缓慢，反复发作，而且冬季重于夏季。但是，久病之后则无明显季节特点。

食疗方 SHI LIAO FANG

乌梅膏

原料 乌梅 1500 克。

制法 将乌梅洗净，去核，水煎，熬成乌梅膏，装瓶备用。每次 1 汤匙，白糖调味，开水冲服，每日 3 次，服用天数视病情而定。

功效 消毒解渴。适用于银屑病。

车前子薏米粥

原料 车前子 15 克，蚕沙 9 克，薏米 30 克。

制法 车前子和蚕沙分别装入棉布袋内，扎紧袋口放入锅内，加入适量的水烧开半小时。取出布袋，在汁液中加入薏米煮成粥，再加入适量白糖调匀即可食用。每日进食 1 次，10 天为 1 个疗程。

功效 清热解毒，祛风利湿。

橄榄大青叶茶饮

原料 橄榄 12 个，山豆根 15 克，大青叶 30 克。

制法 水煎代茶饮。

功效 适用于咽喉疼痛，口渴心烦，皮肤红色丘疹融合成片。

芹菜红枣汤

原料 芹菜 200 克，红枣 50 克。

制法 煎汤分次服。

功效 适用于各型银屑病伴有高血压、慢性胆石病、便秘者。

土茯苓炖龟肉

原料 土茯苓 250 克，乌龟 1 只（宰杀，去内脏、头、爪，连龟甲同用）。

制法 土茯苓先煮熬 1 小时，放龟再煎 3 小时以上，食龟肉饮汤，每日 1 次，可连服 2~4 次。

功效 适用于寻常型银屑病伴关节肿痛、拘急不利和虚烦失眠。

金针炖蚌肉

原料 蚌肉 30 克，金针菜 15 克，丝瓜络 10 克。

制法 食盐适量，把蚌肉洗净，与金针菜、丝瓜络共同煎汤，调味后服食，每日 1 剂，连服 10~12 剂。

功效 用于治疗血热引起的牛皮癣。

红枣炖鸽肉

原料 鸽子1只，红枣15枚，发菜10克，盐、味精各适量。

制法 把鸽子洗净，与红枣、发菜一起，加水炖至鸽肉酥烂，调味即成，饮汤吃鸽肉、红枣。

功效 润燥效果明显。

菠菜粥

原料 菠菜、粳米各200克。

制法 先将菠菜入沸水中滤过，用其水煮粳米为粥，后加菠菜煮沸，加蜂蜜调味分餐食用。

功效 养血润燥。适用于红皮病型银屑病后期鳞屑较多者。

荆芥粥

原料 荆芥10克，薄荷5克，淡豆豉5克。

制法 加水煎沸后5分钟（不宜久煎），取汁，去渣；另将粳米100克煮粥，待粥将熟时，加入药汁，同煮为稀粥。

功效 解毒疏风清热。适用于寻常型银屑病进行期。

白癜风

疾病介绍 BAI DIAN FENG

白癜风为一种皮肤色素缺乏症，是由于皮肤表皮与真皮交界处色素细胞功能丧失，不能产生黑色素所致。可发生于任何部位皮肤，常见于面、颈、手、背、前臂等处，大小、形态不一。患处皮肤色素消失呈白色，界限清楚，毛发往往变白，边缘可有色素沉着，患处皮肤知觉、分泌、排泄功能均正常，无自觉症状。属于中医学"白癜""白驳""白驳风"范畴。

中医学认为，本病系风湿郁于皮毛，气血失和，肤失濡养所致。治则以活血疏风、调和气血为主。

食疗方　SHI LIAO FANG

黑豆炖鳗鲡

原料　活鳗鲡（白鳝）2 条（约 500 克），黑豆 100 克。

制法　白鳝去肠杂，洗净，切成段，加黑豆，同入砂锅，加适量清水，用文火煨至肉熟豆烂，加入调料，即可食用。

功效　适用于白癜风。

何首乌炖猪肝

原料　何首乌 100 克，猪肝 200 克，食盐少许。

制法　何首乌水煎，然后去渣，加入猪肝，用文火煮约 30 分钟，再加入食盐。每日空腹服 1 次，连服 7~10 日。

功效　适用于白癜风。

马齿苋冰糖粥

原料　新鲜马齿苋 120 克，大米 60 克，冰糖 30 克。

制法　马齿苋洗净，切碎；大米淘洗干净；冰糖捣碎，备用。锅内加水适量，放入大米煮粥，八成熟时加入冰糖、马齿苋末，再煮至粥熟即成。每日 2 次，连服 15~20 日。

功效　清热利湿，消炎止痢。适用于白癜风。

蒺藜猪肝

原料　沙苑蒺藜 60 克，猪肝 1 个。

制法　将沙苑蒺藜研末；将猪肝煮熟，切片。将猪肝蘸药末吃。

功效　适用于白癜风。

浮萍芝麻丸

原料　浮萍、黑芝麻各 120 克。

制法　将浮萍、黑芝麻共研细末，调成水丸如绿豆大。每次 9 克，每日 3 次。

功效　适用于白癜风。

蒸猪胰

原料　猪胰 1 具，白酒适量。

制法　取猪胰放入酒内浸泡 1 小时，然后取出放在米饭上蒸熟食之。每日 1 次，连续吃 10 次为 1 个疗程。

功效　适用于白癜风。

羊骨薏米莲子粥

原料 薏米 30 克，莲子 18 克，杏仁 12 克，羊骨 100 克。

制法 将上 4 味水煎服。每日 1~2 次。

功效 主治白癜风。

乌豆皮

原料 乌豆 50 克，豆腐皮 50 克。

制法 加清水适量煮汤，加油、盐调味服食。

功效 适用于脾胃虚弱，阴虚盗汗，口干津少，虚烦失眠。

桃蚕蛹

原料 桃肉 150 克，蚕肾 50 克（炒）。

制法 隔水炖服，分 3~4 日食。

功效 适用于腰膝酸软，小便频数，气促，头晕，耳鸣。

酒渣鼻

　　酒渣鼻俗称"红鼻子"，是发生于面部中央和鼻部红赤，并伴有局部组织增生肥厚的皮肤病。多见于中年男女，其临床特征为：颜面中央部、鼻部潮红、丘疹、脓疱，并伴有局部毛细血管扩张，皮脂腺和结缔组织增生。中医称本病为"酒糟鼻"，其基本病机为肺热胃火上攻，血瘀成髓。

食疗方 SHI LIAO FANG

桃仁茅根粥

原料 桃仁 10 克，白茅根 15 克，粳米 100 克，白糖适量。

制法 将前 2 味水煎取汁，对入粳米粥内，调入白糖即成。每日 1 剂，连服 7~10 日。

功效 清热利湿，活血化瘀。适用于酒糟鼻之颜色暗红、患部皮肤肥厚者。

黑豆糖水

原料　黑大豆 250 克，红糖适量。

制法　黑豆煲水，熟烂后根据口味加入红糖适量即可。

功效　滋补肾阴，活血。黑大豆甘平，活血，利水祛风；红糖甘温，和中散寒，活血祛瘀。适用于血瘀型酒糟鼻。

绿豆枇杷叶汤

原料　绿豆、枇杷叶各 30 克，白糖适量。

制法　将枇杷叶用纱布包好，与洗净的绿豆共置锅内，加水煎汤，熟后拣出枇杷叶袋，调入白糖即成。每日 1 剂，连服 15～20 日。

功效　清热解毒，利尿消肿。主治肺热型酒糟鼻，每当摄入辛辣刺激性食物或情绪紧张时丘疹明显加重者。

山楂茵陈汤

原料　山楂 20 克，茵陈 30 克，丹参、野菊花各 15 克，凌霄花、黄芩各 10 克。

制法　水煎服。每日 1 剂，2 次分服。

功效　清热解毒，破瘀消肿。适用于酒糟鼻。

鲜藕炒肉片

原料　鲜莲藕 500 克，瘦猪肉 250 克。

制法　将鲜藕洗净，去青皮，切薄片；瘦猪肉洗净，切片调味。先起油锅，将肉片炒至八成熟，放入藕片，炒至熟，调味即成。

功效　滋阴清热，凉血。适用于血瘀型酒糟鼻。

白果酒糟方

原料　白果仁 3 枚，酒糟少许。

制法　将白果仁与酒糟共捣烂如泥，每晚睡前敷于鼻上，次晨洗去。

功效　解毒，杀虫。主治酒糟鼻。

栀子金花粥

原料　栀子、金银花、黄芩、黄柏、大黄、黄连、知母、天花粉各 10 克，大米 100 克，白糖适量。

制法　将诸药择净，放入锅中，加清水适量，浸泡 5～10 分钟后，水煎取汁，加大米煮粥，待粥熟时调入白糖，再煮一两沸服食，每日2剂，连续5~7天。

功效 泻肺清热，活血化瘀。适用于酒糟鼻。

三黄清肺粥

原料 黄连、黄芩、黄柏、枇杷叶各10克，大米100克，白糖适量。

制法 将诸药择净，放入锅中，加清水适量，浸泡5~10分钟后，水煎取汁，加大米煮粥，待粥熟时调入白糖，再煮一两沸服食，每日2剂，连续5~7天。

功效 泻肺清热，活血化瘀。适用于酒糟鼻。

银黄二叶粥

原料 金银花、黄芩、枇杷叶、大青叶各10克，大米100克，白糖适量。

制法 将诸药择净，放入锅中，加清水适量，浸泡5~10分钟后，水煎取汁，加大米煮粥，待粥熟时调入白糖，再煮一两沸服食，每日2剂，连续5~7天。

功效 泻肺清热，活血化瘀。适用于酒糟鼻。

第五章

男科疾病

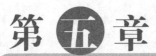

遗 精

遗精是指男子在非性交时出现的射精现象，发生在夜间睡梦中的称为"梦遗"，发生在白天清醒时的称为"滑精"，以梦遗多见。

一般性成熟后的男子，每月有 1～2 次遗精，属正常生理现象，但遗精次数过频，甚至白天遗精者，则属病理现象。除少数因器质性疾病如前列腺炎、精阜炎等引起外，大多属功能性的，如思虑妄想、梦中情欲、长期手淫造成的性中枢和射精中枢处于易激状态；或因过度疲劳、神经衰弱引起内抑制减弱而使性中枢处于相对兴奋状态，加上思想过度集中在性的方面也会刺激射精中枢，导致遗精，甚至可以在清醒时或有正常性生活的情况下发生。

中医认为遗精乃精关不固所致。情志不调、疲劳过度、手淫妄想、饮食失常等因素可以引起心火妄动、湿热下注、心脾亏损、肾虚不固，从而直接或间接影响精关的固摄功能，导致梦遗或滑精。遗精初起多为心火、湿热引起，久遗则以肾虚为主。

食疗方　SHI LIAO FANG

白果莲子粥

原料　白果 10 枚，莲子 50 克。

制法　莲子加水煮熟，加入炒熟白果（去壳）共煮粥，加白糖调味食用。

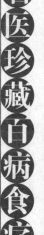

功效 补肾固精。白果补肾收涩，莲子补肾固精，且能清心安神。两者味甘性平，常作晚餐，有益肾固精作用。

白果鸡蛋羹

原料 白果仁 2 枚，鸡蛋 1 只，精盐少许。

制法 将白果仁研为细末，放入碗内，打入鸡蛋，加盐及清水少许，调匀后上笼蒸熟食用。每日早、晚各 1 剂。

功效 滋阴补肾，涩精。适用于阴虚火旺型遗精。

韭菜香油炒鸡蛋

原料 韭菜 300 克，鸡蛋 3 只，麻油、食盐各适量。

制法 韭菜洗净切段，鸡蛋打入碗中搅匀。锅入麻油烧热，放入韭菜略炒，加入鸡蛋液、盐，炒熟佐餐。

功效 可治肾气不足而致遗精。

核桃猪肾汤

原料 核桃仁 50 克，猪肾 1 对。

制法 将猪肾去筋膜，洗净，切花刀，与核桃仁一起加水炖熟，入食盐调味。佐餐食用。

功效 温肾助阳，固精止遗。适用于遗精频作，甚至滑精，头昏目眩，耳鸣腰酸，面白少华，形寒肢冷，舌质淡，脉沉细。

苦瓜泥

原料 苦瓜 1 条，芡实末 15 克，冰糖 30 克。

制法 把苦瓜捣成泥，加芡实粉、冰糖拌匀。每日 1 剂。

功效 滋阴降火，安神固精。适用于早泄、梦遗、耳鸣、心悸、乏力、腰痛。

金樱子煲鲫鱼

原料 金樱子 30 克，鲫鱼 250 克。

制法 鲫鱼洗净，与金樱子加清水适量煲汤，用油、盐等调味。食鱼饮汤。

功效 健脾益气，补肾固精。

东风螺汤

原料 东风螺 100 克，巴戟天、北芪、当归、枸杞子、桂圆各 150 克，盐、葱、姜、味精各适量。

制法 将螺洗净，并使其吐清泥沙，然后和巴戟天、北芪、当归、枸杞子、桂圆炖汤，佐以调料饮之。

功效 滋补肾阴，益气壮阳。适用于肾虚之阳痿、遗精、四肢疲软、困倦乏力、腰困等。

瘦肉蚕蛹韭菜汤

原料 猪瘦肉 120 克，蚕蛹 60 克，韭菜 250 克，鸡蛋 1 只，盐、味精各适量。

制法 蚕蛹洗净，下油锅略炒；猪瘦肉洗净，切块；韭菜去黄叶杂质，洗净切段。先将蚕蛹、猪肉放入锅内，加清水适量，武火煮沸后，文火煲约 1 小时，下韭菜及搅匀的鸡蛋液，再煮约 10 分钟，调味供用。

功效 温肾助阳，益精缩尿，补虚健脾。适用于遗精、早泄，小便频多清长而淡，夜尿频频，甚至遗尿，腰膝酸软，神疲乏力。

沙苑莲子汤

原料 沙苑子、莲肉各 12 克。

制法 煎服，莲肉可食。

功效 补肾固精。适用于肾虚遗精。

牡蛎猪肚

原料 锻牡蛎 30 克，白术 30 克，苦参 15 克，猪肚 1 个。

制法 将 3 味药用纱布包与猪肚炖，熟后去药，盐调味，饮汤食肉。

功效 平肝潜阳，健脾祛湿，收敛固涩。适用于肾虚遗精。

早　泄

疾病介绍　ZAO XIE

　　早泄是指性生活时射精过早，甚或在阴茎尚未进入阴道之前或一经接触立即射精的现象。早泄是男科常见病，在性功能障碍中高居第二位，不仅影响夫妻性生活的乐趣，还影响夫妻感情。

　　目前认为，早泄的发病原因与精神因素、情绪、心理等极为密切，如过分激动、紧张、兴奋、焦虑、忧郁、恐惧等，均可导致早泄。中医认为，本病的病位在心、肝、脾、肾，主要病理机制为肾气亏虚、阴虚火旺，心脾两虚、肝经湿热，当以补肾益气、清热利湿、养心健脾为治。

名医珍藏百病食疗

鹿蓉猪鞭粥

原料 鹿茸粉 1 克，肉苁蓉 10 克，猪鞭 30 克，大米 50 克，调味品适量。

制法 将肉苁蓉择净，切细。猪鞭洗净，切片，加葱、姜、椒、盐、黄酒及清水适量煮沸后，转文火煮至半熟，加大米、2 药同煮为粥，待熟时调入味精、猪油适量服食，每日 2 剂，早、晚服食，7 天为 1 疗程，连续 2～3 疗程。

功效 温补肾气，固精止泄。适用于入房早泄，临房阴茎勃起缓慢，性欲减退，或病久阳痿，腰膝酸软，牙齿松动，头发脱落，精神不振，夜尿频多，畏寒肢冷，面色㿠白，舌质淡胖，苔薄白，脉沉弱等。

二胶枣皮粥

原料 龟板胶、鱼鳔胶、枣皮各 10 克，大米 100 克，白糖适量。

制法 将大米淘净，加清水适量煮粥，待熟时，调入捣碎的二胶、枣皮、白糖，再煮一两沸即成，每日 1 剂，7 天为 1 疗程，连续 2～3 疗程。

功效 滋阴降火，益肾固精。适用于阴虚火旺所致的早泄、手足心热等。

金钱苦参粥

原料 金钱草、苦参各 10 克，大米 100 克，白糖适量。

制法 将诸药择净，放入锅中，加清水适量，水煎取汁，加大米煮粥，待熟时调入白糖，再煮一两沸即成，每日 1～2 剂，7 天为 1 疗程，连续 2～3 疗程。

功效 清肝泻火，清利湿热。适用于肝胆湿热所致的早泄、口苦、小便短黄等。

山药羊肉羹

原料 山药、羊腿肉各 50 克，料酒、姜末、葱花、盐、味精、菱粉各适量。

制法 山药去皮，洗净，切丝；羊腿肉洗净，开水浸泡约 2 小时，去浮沫，切丝。山药丝、羊肉丝同置锅中，加料酒、姜末、葱花、盐、味精，大火煮沸约 10 分钟至熟，加菱粉调成羹即成。

功效 适用于肝经湿热型早泄，

症见胁痛烦闷、小便赤黄、淋浊尿痛者。

苦瓜牛肉汤

原料 苦瓜 300 克，牛肉 250 克，生姜末 5 克，花生油、精盐、味精、葱花各适量。

制法 苦瓜剖开，去籽，洗净切块，放盐略渍片刻；锅中放花生油滑锅后，放入姜末略炒，下苦瓜翻炒，加清水适量煮沸；牛肉切片，待苦瓜煮软后，下牛肉片，煮熟后加精盐、味精调味，撒上葱花即成。

功效 清肝泻热。适用于湿热型早泄，症见口苦胁痛、小便黄赤。

虾仁海马子鸡

原料 仔公鸡1只，虾仁15只，海马10克，黄酒、味精、食盐、葱、生姜、清汤各适量。

制法 将鸡宰杀，去毛、内脏，洗净，装入大碗内。将海马、虾仁用温水泡发洗净，散放在鸡上面，加黄酒、味精、盐、葱、姜、清汤，上笼隔水蒸至熟烂食用。

功效 海马有补肾壮阳之功。主治早泄、阳痿、遗精。

泥鳅炖豆腐

原料 河泥鳅数条，豆腐1块，食盐适量。

制法 将泥鳅除去内脏、鳃，洗净，放入锅中，加入适量清水炖至五成熟，加入豆腐、盐，再炖至泥鳅熟烂食用。

功效 泥鳅可清利湿热。适用于湿热下注型早泄。

阳痿

疾病介绍　YANG WEI

阳痿即男性阴茎不举，或举而不坚，不能正常完成性交活动的一种性功能障碍性病症。很多患者往往羞于求医问药，以致陷入难以自拔的痛苦之中。阳痿多是因肾精不足或肾阳亏虚所致，通过补肾壮阳之类的食物调理，可以达到肾阳充盈、疾病自愈的目的。

韭菜栗子粥

[原料] 韭菜、栗子各 50 克，粳米 60 克。

[制法] 将韭菜择洗干净，切段，栗子去皮切碎，粳米淘洗干净，备用。锅内加水适量，放入栗子、粳米煮粥，将熟时加入韭菜段，再煮数沸即成。每日 1 剂。

[功效] 温肾壮阳，固精强腰。适用于肾阳不足型阳痿、早泄等。

黄酒烫河虾

[原料] 鲜活河虾 50 克，黄酒 100 毫升。

[制法] 将活河虾洗净，用烧得滚烫的黄酒烫死活虾，吃虾喝酒。每日 1 次，连服 7 天为 1 个疗程。

[功效] 可治男子阳痿、早泄。

肥羊肉汤

[原料] 肥羊肉 200 克。

[制法] 将肥羊肉洗净，切小块，入开水浸泡 1 小时，去浮沫，置锅中，加清水 500 毫升，加黄酒、葱、姜、食盐、味精等，武火煮开 3 分钟，改文火煮 30 分钟，分次食用。

[功效] 补中益气。主治阳痿，属心脾亏虚型，伴精神不振者。

枸杞子炒肉丝

[原料] 枸杞子 30 克，猪肉丝 50 克。

[制法] 将枸杞子洗净，猪肉丝洗净。起油锅，将枸杞子、猪肉丝同炒，加黄酒、葱、食盐调味后食用。

[功效] 滋阴壮阳。主治阳痿，属阴虚火旺型，阳事兴而痿软、五心烦热、失眠盗汗者。

东坡羊肉

[原料] 羊肉 240 克，土豆、胡萝卜各 24 克，酱油 60 克，料酒 60 克，糖 4.5 克，大葱 9 克，蒜适量，生姜 3 克，大料 0.5 克，花椒 0.75 克，植物油 120 克。

[制法] 把羊肉切成小块；土豆、胡萝卜、土豆刮去外皮，切成菱角形的块。把大炒勺放在旺火上，倒入植物油，烧到油见烟时，把羊肉块放入，翻炒 5 分钟，肉变金黄色时即可捞出，倒去余油。把砂锅放在微火上，倒入炒好的羊肉块，加入清水，然后将酱油、葱、蒜、姜、花椒、大料、料酒、糖一并放入，一直煨到肉烂（约 2 小

名医珍藏百病食疗

时），再放入炸过的土豆、胡萝卜块一起再煨5分钟，倒入汤盘内即成。

功效 温肾壮阳。适用于肾阳亏虚的阳痿不举，腰膝酸软，头晕目眩，精神萎靡，面色苍白，舌淡苔白，脉多沉细。

泥鳅酸枣仁汤

原料 泥鳅、酸枣仁各50克。

制法 泥鳅活杀，去内脏，洗净，切段；酸枣仁洗净。同置锅中。加清水500毫升。加姜、葱、黄酒，急火煮开3分钟，去浮沫，改文火煮15分钟。分次食用。

功效 补益心脾。适用于心脾两虚型阳痿。

炒鳝鱼丝

原料 鳝鱼丝180克，芹菜、洋葱、水发玉兰片各15克，酱油2.1克，黄酒4克，湿团粉12克，香菜6克，高汤、猪油、花生油各30克，味精、胡椒面各0.3克。

制法 将鳝鱼切成1寸宽、1寸半长的细丝；芹菜、洋葱、水发玉兰片切成3.3厘米的细丝。将花生油倒入炒勺中，在旺火上烧开，放入鳝鱼丝，炸半分钟；放入洋葱、芹菜和玉兰片丝，炸约10分钟迅速捞出，倒出余油。接着再把炒勺放在旺火上，加入猪油烧热，放入刚捞出的各种原料炒一下，放入酱油、黄酒、白糖、味精、胡椒面、高汤、湿团粉，再连续翻炒几次，随即倒入盘内，把香菜末放入盘子边沿即成。本品随意佐餐服食。

功效 补气益精。适用于肾阳亏虚阳痿。

海参炒黄鱼片

原料 海参30克，黄鱼1条。

制法 海参发好，黄鱼去内脏洗净切片，同炒，加酒、姜、盐调味服用。

功效 补脾肾，填精壮阳。海参补肾益精，黄鱼益气填精。二者合用，适用于肾阳不足型阳痿。

糖拌芹菜

原料 白糖20克，芹菜50克。

制法 鲜芹菜洗净，切成小段，开水煮沸2分钟，捞起，切成细末。白糖凉拌后食用。

功效 清热利湿。适用于湿热下注型阳痿，伴口干、小便短赤、阴部潮湿者。

名医珍藏百病食疗

不射精症

不射精症是指性行为时有正常的性兴奋，阴茎勃起坚硬，性行为持续时间较长，但无性高潮，没有精液排出，是男性不育症的重要原因之一。

食疗方　　SHI LIAO FANG

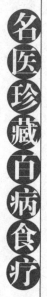

肉桂鸡肝汤

原料 肉桂 5 克，雄鸡肝 1 付，生姜、大葱、食盐、料酒、味精各适量。

制法 肉桂洗净，切成 1 厘米×2 厘米的块。雄鸡肝洗净，切成 4 片，放入碗内，加入肉桂块、葱段、生姜、食盐、料酒及清水，放入锅中，隔水炖至鸡肝熟，加味精少许。趁热食用，每日 1 次。

功效 温补肾阳，暖脾和胃。

适用于肾阳虚弱所致不射精症。

壮元补身粥

原料 肉苁蓉、枸杞子、地黄、山茱萸、菟丝子、女贞子、山药、续断、狗肾、白芍各 10 克，大米 100 克，白糖适量。

制法 将诸药择净，放入锅中，加清水适量，浸泡 5～10 分钟后，水煎取汁，加大米煮粥，待粥熟时调入白糖，再煮一两沸服食，每日 1 剂，7 天为 1 疗程，连续 2～3 疗程。

功效 补益肾精，滋养精源。

适用于肾精亏损所致的不射精、腰膝酸软、记忆力下降等。

五子衍宗粥

原料 枸杞子、菟丝子、五味子、覆盆子、车前子各 10 克，大米 100 克，白糖适量。

制法 将诸药择净，放入锅中，加清水适量，浸泡 5～10 分钟后，水煎取汁，加大米煮粥，待粥熟时调入白糖，再煮一两沸服食，每日 1 剂，7 天为 1 疗程，连续 2～3 疗程。

功效 补益肾精，滋养精源。

适用于肾精亏损所致的阴茎尚能勃起但不坚硬，性交而不射精，腰酸腿软，头晕目眩，毛发不荣，记忆力下

名医珍藏百病食疗

降，舌质淡，苔薄白，脉细弱等。

知柏地黄粥

原料 知母、黄柏、熟地、山药、枣皮、茯苓、泽泻、牡丹皮各10克，大米50克，白糖适量。

制法 将诸药择净，放入锅中，加清水适量，水煎取汁，再加大米煮粥，待熟时调入白糖，再煮一两沸即成，每日2剂，7天为1疗程，连续2～3疗程。

功效 滋阴降火，通络开关。适用于阴虚火旺所致的性交而不射精、手足心热等。

枸杞鲤鱼汤

原料 枸杞子25克，鲤鱼1条（约500克），生姜、调料各适量。

制法 鲤鱼宰杀，去内脏，不去鳞。将鲤鱼、枸杞子、生姜一同放入煲内，加入适量清水，煮1小时，调味即成。

功效 益肾强精。适用于不射精症。

水蛭雄鸡汤

原料 水蛭10克，雄鸡1只，食盐适量。

制法 水蛭洗净，雄鸡宰杀，

去毛及内脏，洗净，一同入砂锅，加水适量，中火煲至肉熟烂，加食盐调味即可。喝汤吃肉，隔3日1剂。

功效 活血通络，行气理滞。适用于不射精症。

鹿茸附片汤

原料 鹿茸10克，附片30克，猪蹄2只，生姜、盐、味精各适量。

制法 鹿茸、附片、猪蹄洗净，同入砂锅，文火久煮，起锅时加生姜、盐、味精调味即成。每日分2次，早、晚食用。

功效 补肾壮阳，益精养血，强筋健骨。适用于肾阳不足、精液亏虚所致不射精症，症见畏寒身冷、腰膝酸痛、阳痿、精冷不育、精神疲乏。

仙戟补肾粥

原料 人参、鹿茸、仙灵脾、巴戟天、蛤蚧、肉苁蓉、杜仲、麦冬、枸杞子各10克，大米100克，红糖适量。

制法 将诸药择净，同放锅中，加清水适量，浸泡5～10分钟后，水煎取汁，加大米煮粥，待熟时，调入白糖，再煮一两沸即成，每日1剂，7天为1疗程，连续2～3疗程。

一七三

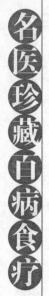

功效 温补肾气，鼓精外出。适用于肾气亏虚所致的性欲低下、性交而不射精、腰酸腿冷、四肢不温、精神不振、尿后余沥、夜尿频多，或见滑精，可见胡须稀少、前列腺萎缩、阴茎短小、舌质淡、苔薄白、脉细弱等。

不育症

疾病介绍 BU YU ZHENG

男性不育症指婚后 1 年，未采取避孕措施而未能生育，而且女方已被确认有健全的性器官和正常的性功能，具备生育能力，责任在男方者，临床可伴有早泄、阳痿、不射精或逆行射精等男性功能障碍的表现。一般将本病分为性功能障碍和性功能正常两类，后者依据精液分析结果可进一步分为无精子症、少精子症、弱精子症、精子无力症和精子数正常性不育。

食疗方 SHI LIAO FANG

枸杞子炖鸽蛋

原料 枸杞子 15 克，龙眼肉 15 克，菟丝子 15 克，五味子 10 克，鸽蛋 4 枚，白糖适量。

制法 鸽蛋煮熟去壳，同枸杞子、龙眼肉、菟丝子、五味子共炖，加糖食用。每日 1 次。

功效 用于婚后久不生育、阳痿、遗精、早泄、精虫少、活动力低、伴头晕、神疲、腰腿酸痛、舌质淡红、苔白、脉沉细无力。

山药大枣藕粉糊

原料 山药 60 克（切片），大枣（去核）5 枚，核桃仁 3 个，藕粉 50 克。

制法 前 3 味先煎熟，后加入藕粉煮沸搅匀即成，每日 1 料。

功效 用于痰湿内阻型不育症。

枸杞子海参粥

原料 海参 30 克，枸杞子 30 克，山药 30 克，糯米 100 克。

制法 将海参浸透、剖洗干净，切片煮烂；将糯米、山药、枸杞子煮成稀粥并与海参混合再煮片刻，调味食，每日1料。

功效 用于婚后不育、腰膝酸软、神疲乏力、头晕目眩、性欲减退、时或亢进、遗精、精虫少、活力低、精液少、五心烦热、夜寐不安、舌质红、苔少、脉细数。

五蛋麦片粥

原料 麻雀蛋10枚，鸽蛋5枚，鸡蛋1枚，鹌鹑蛋5枚，鸭蛋1枚，麦片、盐、葱、麻油、味精各适量。

制法 将各蛋打碎搅匀，冲入麦片粥内，加盐、葱、味精、麻油等调味食用。

功效 补肾添精，种子有嗣。

鸡鸭猫耳绒汤

原料 鸡肾、鸭肾各10枚，猪骨头浓汤1碗，火腿丝1撮，淀粉1汤匙，生姜末、葱白末、胡椒、食盐各适量。

制法 先把鸡、鸭肾洗干净，放入锅内，用沸水烫一下，随即捞出，把外膜轻轻除去，用面粉发湿，做成30个猫耳朵，食量大者可以酌加，同时将煮好的猪骨头浓汤入锅烧沸，先下猫耳朵，煮熟之后即下胡椒末、食盐、火腿丝，混同煮约5分钟，随即放入淀粉，浓缩原汁，做成绒汤，盛入碗内，撒上生姜末、葱白末，调和即成，本方可随意服用。

功效 补肾助阳。适用于肾阳虚衰之阳痿、不育等症。

鲫鱼赤小豆汤

原料 鲫鱼1条，赤小豆20克。

制法 鲫鱼活杀，去鳞鳃、内脏，洗净，置锅中，加清水500毫升，加黄酒、姜、葱、猪油、食盐、赤小豆，急火煮开，去浮沫，改文火煮20分钟，分次食用。

功效 清利湿热。主治男性不育症，属湿热下注型，精液稠黄，尿短赤灼热，茎中热痛，两腿沉重，身倦乏力。

猪腰炒韭黄

原料 猪腰子1只，韭菜黄50克。

制法 将猪腰子洗净，剖开，切成小片，洗净，开水浸泡1小时，去浮沫；韭菜黄洗净，切成段。起油锅，同炒，加黄酒、食盐、味精，调味后食用。

功效 温补肾阳。主治男性不

名医珍藏百病食疗

育症，属肾阳不足型，精液稀而冷，四肢不温，形寒畏冷，面色无华，阴部湿冷者。

黄鳝炒韭菜

原料 新鲜黄鳝 250 克，韭菜 100 克，嫩姜丝 15 克。

制法 将新鲜黄鳝切成丝，韭菜切段，嫩姜切丝，同炒烹制成菜，常吃甚佳。

功效 补虚损，壮肾阳。适用于男子不育症。

男性更年期综合征

男性更年期综合征是指男子在一定年龄内（一般认为在 50～60 岁之间），骤然发生的各种反常心理状态，并由此产生各种各样、轻重不同的临床表现。本病男女均可发生，但男性更年期综合征直到最近几年才引起人们的重视。

中医学对本病没有专题论述，但根据其发病年龄、病理及症状特点，将其称作"天癸竭"。也有学者提出可与女性之绝经前后诸症相应，故名为"男性老年前期诸症"。本病多发于 50～60 岁的男性，持续时间长短不一，短者数月，长者可达数年。

食疗方 SHI LIAO FANG

逍遥粥

原料 柴胡、当归、茯苓、白术、白芍各 10 克，甘草、干姜、薄荷各 5 克，大米 50 克。

制法 将诸药择净，放入锅中，加清水适量，浸泡 5～10 分钟后，水煎取汁，加大米煮为稀粥服食，或将逍遥丸 9 克研细，调入稀粥中服食，每日 2 剂，7 天为 1 疗程，连续 2～3 疗程。

功效 疏肝解郁，健脾养血。适用于男性更年期综合征、性机能减退、胸胁胀满、喜叹息、腹胀等。

大补阴粥

原料 熟地黄、知母、黄柏、

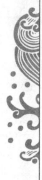

龟甲、猪脊髓各 15 克，大米 50 克，白糖适量。

制法 将诸药择净，放入锅中，加清水适量，水煎取汁，再加大米煮粥，待熟时调入白糖，再煮一两沸即成，每日 2 剂，或将大补阴丸 9 克研细，调入稀粥中服食，7 天为 1 疗程，连续 2~3 疗程。

功效 滋补肾阴，清热降火。适用于男性更年期综合征、性机能减退、头晕耳鸣、记忆力减退、腰膝酸软等。

豆豉萝卜苁蓉汤

原料 干豆豉 100 克，萝卜 50 克，小芋头 5 个，白豆腐 90 克，肉苁蓉 8 克，干鱼片 10~20 克，大葱、食盐、酱油、味精、香油各适量。

制法 取锅加水 500 毫升，加入肉苁蓉，用文火煎 1 小时，待药汁煎至约 300 毫升时，用纱布滤去药渣，汁内加入干鱼片，煮成汤。豆豉压碎，萝卜、小芋头切丝，一并放入煮好的肉苁蓉鱼汤中煮沸，加食盐、酱油、白豆腐，再加少许葱花、味精，煮到豆腐烂时，离火，加香油即可食用。

功效 适用于男子更年期性欲减退。症见眩晕耳鸣、口干口苦、大便不爽。

杞菊地黄粥

原料 枸杞子、菊花、熟地、山药、枣皮、茯苓、泽泻、牡丹皮各 10 克，大米 50 克，白糖适量。

制法 将诸药择净，放入锅中，加清水适量，水煎取汁，再加大米煮粥，待熟时调入白糖，再煮一两沸即成，或将杞菊地黄丸 9 克研细，调入稀粥中服食，每日 1 剂，7 天为 1 疗程，连续 2~3 疗程。

功效 滋补肝肾，育阴潜阳。适用于男性更年期综合征、性机能减退、肢体麻木、皮肤刺痒或干燥失荣、大便干结等。

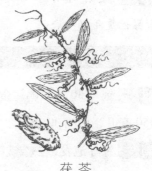

茯苓

首乌猪肾米粥

原料 何首乌 30 克，猪肾 1 对，小米 100 克，调料适量。

制法 将猪肾剖开，剔去筋膜

膔腺，洗净、切片，何首乌用纱布包好，共置砂锅内，加水煮 40~50 分钟，拣出药袋，加入淘洗干净的小米煮为稀粥，调味服食。每日 1 剂。

功效 滋肝养血，补肾益精。适用于肝肾阴虚型男性更年期综合征，症见烦热盗汗、发作时面部及四肢潮红、性情急躁、耳鸣耳聋、腰膝酸软、大便秘结、小便频数等。

核桃仁莲子肉米粥

原料 核桃仁 20 克，莲子肉、芡实各 18 克，猪肉、大米各 50 克。

制法 按常法煮粥服食。每日 1 剂。

功效 健脾补肾，益气养血。适用于男性更年期综合征。

银耳蛋奶

原料 银耳 30 克，鹌鹑蛋 5 只，牛奶 150 毫升，白糖 30 克。

制法 银耳泡发，去杂洗净，撕成小片，加水煮沸 3~5 分钟，打入鹌鹑蛋搅匀，加入牛奶，再煮沸，调入白糖即成。每日清晨空腹服 1 剂。

功效 滋阴润燥，补虚益气。适用于男性更年期综合征，症见潮热盗汗、口干咽燥、疲乏无力等。

海参玉兰片羹

原料 水发海参 200 克，水发玉兰片 65 克，虾米 27.5 克，白糖、葱、姜、黄酒、酱油、味精、食盐、香油各适量。

制法 海参、玉兰片切丁，虾米用酒、水浸发。锅中放油烧热，爆葱、姜，然后下虾米、玉兰丁，翻炒片刻，加水煮沸后调入黄酒、酱油、味精、食盐、白糖，下海参丁，续煮 10 分钟勾芡，淋上用热香油爆香的葱油即成。

功效 阴阳双补，养血润燥。适用于肾亏不固、精血虚少型男性更年期综合征，症见阳痿不举、遗精、滑精、尿频、腰膝酸软。

柏子蒸猪心

原料 猪心 1 付，柏子仁 15 克，珍珠末 1 克，姜丝、精盐、味精、香油适量。

制法 猪心剖开，留心血，纳入柏子仁、珍珠末，用线缝合，装于大碗中，加入姜丝、精盐及清水 300 毫升，盖好，隔水蒸熟，下味精，淋香油。分 2 次趁热服食。

功效 适用于肾阴虚型男性更年期综合征，症见心悸、失眠。

第六章

妇科疾病

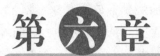

月经不调

　　月经不调是妇女常见病，是指月经周期、经期、经量、经色、经质异常。月经不调的范围很广，常见有月经先期、月经后期、月经先后期、月经先后无定期、经期延长，以及月经过多、月经过少等。月经周期提前 7 天以上，即少于 21 天，甚至十余日一行者，称为月经先期；月经延后 7 天以上，即超过 35 天，甚至四五十日一行者，称为月经后期；月经或者提前或者延后 7 天以上者，称为先后无定期；经期超过 7 天，甚至淋漓半月方净者，称为经期延长；经量过多，超过 80 毫升者，称为月经过多；经量少于 30 毫升或经期缩短不到 2 天者，称为月经过少。以上 6 种情况，统称为月经不调。气候、地域、环境的改变，生活习惯的变化，以及精神情绪的波动因素等，均足以影响月经的正常规律。对于偶而失常一两次，能够自行调整者，一般不作为疾病看待。

食疗方   SHI LIAO FANG

韭菜炒羊肝

原料 韭菜 250 克，羊肝 200 克，姜片 10 克，盐、水淀粉各适量。

制法 韭菜择洗干净，切段。

羊肝切片，加水淀粉挂浆。锅中放油烧热，加姜片炒香，入羊肝片爆炒，放韭菜段炒熟，加盐调味即成。

功效 温肾固精，补肝明目。适用女子月经不调。

豆豉羊肉汤

原料 豆豉 500 克，羊肉 100 克，生姜 15 克，食盐适量。

制法 前 3 味共置砂锅中，煮至熟烂，加盐调味。每次月经前 1 周开始服，连服 1 周。

功效 温经散寒，养血调经。适用于月经不调属血寒型，症见月经后期量少色暗，小腹冷痛坠胀，舌苔白。

金针甲鱼汤

原料 甲鱼 1 只（约 500 克），猪瘦肉 200 克，金针菜 30 克，木耳 15 克。

制法 金针菜、木耳泡发，洗净；猪瘦肉洗净，切块；甲鱼剖净，斩块。把全部用料放入炖盅内，加开水适量，炖盅加盖，隔水炖 2 ~ 3 小时，调味食用。

功效 滋阴降火，补肾和血。适用于月经不调属血虚型，症见月经后期，量多色淡，质稀无块，面黄头晕。脾胃寒湿者不宜食用。

芹菜藕片汤

原料 鲜芹菜 120 克，鲜藕片 120 克，生油 15 克，精盐、味精各少许。

制法 将鲜芹菜、鲜藕片洗净，芹菜切成 1 寸长。将炒锅放在旺火上，下生油烧熟，放入芹菜、藕片，调入精盐适量，颠炒 5 分钟，再调入适量味精即成。

功效 清热凉血。适用于血热月经先期，症见经血先期而下，月经量多，色紫稠黏，心胸烦闷，舌苔薄黄，脉滑数有力。

归芪乌骨鸡汤

原料 乌骨鸡 1 只，当归、黄芪、茯苓各 9 克。

制法 将鸡洗净，去脏杂，把药放入鸡腹内用线缝合，放砂锅内煮烂熟，去药渣，调味后食肉喝汤，分 2 ~ 3 次服完。月经前，每天 1 剂，连服 3 ~ 5 剂。

功效 健脾养心，益气养血。适用于月经先期气虚型。

黑豆蛋酒汤

原料 黑豆 60 克，鸡蛋 2 只，米酒 120 克。

制法 将黑豆、鸡蛋用文火同煮（鸡蛋煮熟后去壳取蛋再煮），服食加米酒，吃蛋喝汤。

功效 益气养血，散寒调经。适用于经行后期虚寒型，症见经行后期，量少色淡，小腹空痛，身体瘦弱，面色萎黄，皮肤不润，眼花心悸，舌淡少苔，脉虚细。

两地汤

原料　鲜生地、鲜地骨皮各50克，猪瘦肉100克。

制法　将猪瘦肉切片，与鲜生地、鲜地骨皮同放入砂锅内，加水适量，煎30分钟，加入调料，即可去渣饮汤食肉。

功效　滋阴清热。治阴虚血热引起的月经先期患者。

芹菜益母鸡蛋汤

原料　芹菜250克，益母草50克，鸡蛋2只。

制法　上3味加水适量同煮汤，油、盐调味食，食蛋饮汤。

功效　补血调经。主治月经不调。

鸡蛋马齿苋汤

原料　马齿苋250克，鸡蛋2只。

制法　将马齿苋洗净与鸡蛋共煮，熟后蛋去壳，再煮，每日1剂，分2次服食，食蛋饮汤。

功效　清热凉血调血。主治月经不调属血热型，症见量多色红，质黏有块，口渴心烦。

带下

疾病介绍　　　　　　　　　　DAI XIA

　　带下是一种常见的妇科疾病，征象为妇女阴道排出一种黏腻的如带一样绵绵不断的分泌物，其色、质、气味异常。如出现带下过多，且色质反常、秽臭，或伴有局部瘙痒、灼热疼痛，或腰酸、小腹胀痛、头晕倦怠等症，称病理性带下。妇科的多种生殖器炎症，如阴道炎、宫颈炎、宫颈糜烂、盆腔炎及宫颈癌，也常带下量多、色杂、气味恶臭。

　　中医理论认为，带下病症主要由于脾虚肝郁，湿热下注，或肾气不足，下元亏损等所致。常食一些补胃益气、健脾益肝的食物，如山药、莲子、白果、瘦猪肉、乌骨鸡等，有利于防治此病的发生。

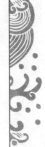

名医珍藏百病食疗

莲子炖乌鸡

原料 乌母鸡1只，莲子、白果仁（去衣）、胡椒、江米各适量。

制法 将乌骨鸡宰杀，去毛、内脏，洗净，与莲子、白果仁、胡椒、江米一同入锅，加水炖熟食用。

功效 此菜有健脾益气、温阳补肾、固涩止带之功效。适用于体虚、带下量多质清稀之妇女。

鸡蛋莲子丸

原料 莲子、荞麦粉各200克，鸡蛋6只。

制法 将莲子砸碎研粉，鸡蛋打破取蛋清，再将莲粉、蛋清加水和荞麦粉，揉匀，做成绿豆大的丸。每日饭前用温开水送服，每日2次，每次10克。

功效 治妇女久年白带不净，身体虚弱。

冬瓜仁糖煎

原料 冬瓜仁、冰糖各50克。

制法 将冬瓜仁捣成末，加冰糖、开水炖服。每日服2次，连服数天。

功效 清热除湿止带。主治带下病，属湿热型，症见带下量多，色黄，质黏，有臭气，或带下色白，质黏如豆腐渣，阴痒，舌苔黄腻，脉濡数。

参术止带粥

原料 党参、苍术、白术、车前子、山药、陈皮、白芍、荆芥、柴胡、炙甘草各10克，大米100克，白糖适量。

制法 将诸药择净，放入锅中，加清水适量，浸泡5～10分钟后，水煎取汁，加大米煮粥，待熟时调入白糖，再煮一两沸即成，每日1剂，7天为1疗程，连续2～3疗程。

功效 健脾益气，升阳除湿。适用于带下病，症见带下色白或淡黄，质黏稠，无臭气，绵绵不断，面色㿠白或萎黄，四肢不温，精神倦怠，纳少便溏，两足跗肿，舌淡苔白或腻，脉缓弱等。

易黄粥

原料 山药、芡实、车前子、白果、黄柏、蒲公英、鱼腥草各10克，大米100克，白糖适量。

制法 将诸药择净，放入锅中，加清水适量，浸泡5~10分钟后，水煎取汁，加大米煮粥，待熟时调入白糖，再煮一两沸即成，每日1剂，7天为1疗程，连续2~3疗程。

功效 清热解毒，除湿止带。适用于带下病，症见带下量多，色黄绿如脓，或夹血液，或浑浊如米泔，有秽臭气，阴中瘙痒，或小腹痛，小便短赤，口苦咽干，舌质红，苔黄或黄腻，脉滑数等。

白菜绿豆饮

原料 白菜根茎1个，绿豆芽30克。

制法 将白菜根茎洗净切片，与绿豆芽一同放入锅内，加水适量，将锅置武火上烧沸，改用文火熬15分钟，去渣，待凉装入罐中。代茶频饮。

功效 清热解毒，利湿止带。

山药羊肉汤

原料 羊肉500克，山药50克，生姜15克，葱30克，胡椒6克，黄酒20毫升，食盐3克。

制法 把精羊肉入沸水中氽去血水；将山药清水闷透后切片，与羊肉同煮，投入葱、姜和调料，武火烧

沸后去浮沫，再以文火炖至酥烂。羊肉捞出切片，放入碗中，把原汤连山药一同倒入羊肉碗中。佐餐食用，每日1次，连服1个月。

功效 补脾益肾，温中暖下。

淡菜墨鱼芡实汤

原料 淡菜、干墨鱼、猪瘦肉各50克，芡实9克，盐适量。

制法 淡菜、墨鱼浸软，洗净，墨鱼保留其内壳，墨鱼及内壳切成3~4段，芡实洗净。猪瘦肉洗净，与淡菜、芡实、墨鱼放砂锅，加清水4小碗，用大火煮沸后，再用小火煮2小时，加食盐调味即可饮用。

功效 收敛止带，滋阴清热。适用于妇女带下量多，色微黄质稀，带色黄赤，质稠如糊，阴道有热辣感觉，热痛，睡卧不宁，烦闷不安，口干便结。

黄精冰糖煎

原料 黄精30克，冰糖30克。

制法 共煎1小时饮汤食黄精，每日2次。

功效 补中益气，养阴润肺。适用于妇女白带增多、阴虚低热、干咳、咯血，常服能补虚强身。

痛经

痛经是指经期内或经期前后发生下腹部疼痛，严重者可伴有恶心呕吐、脸色苍白、出冷汗、四肢厥冷甚至昏厥等全身症状，痛经可分原发性和继发性两种。

原发性痛经常发生于月经初潮后不久的未婚或未孕的年轻妇女，生殖器官无器质性病变；继发性痛经是由于生殖器官器质性病变所致，常见于子宫内膜异位症、急慢性盆腔炎、肿瘤、子宫狭窄或阻塞等。

痛经的程度因为个体差异而有所不同。引发痛经的原因主要是精神紧张、子宫发育不全、子宫颈口狭窄以及内分泌失调等。特别是初次月经时，由于子宫发育未成熟，子宫颈狭小，所以在排血时感觉很痛。

减轻痛经的妙方是保持身体温暖，促进血液循环。不过，继发性痛经者应去医院进行诊断，不能延误。

食疗方　　SHI LIAO FANG

猪肉益母草汤

原料 猪瘦肉、益母草各60克，葱花、姜片、八角、茴香各5克，豆油、盐、红糖、料酒各适量。

制法 将猪肉洗净，切成2厘米见方块；益母草及八角、茴香装入纱布袋内成药包。炒锅上火，放入豆油10克，烧热后投入葱花、姜片，炒香，再投入猪肉块，翻炒至水气散出时，加入清水1000毫升，放入盐、红糖、料酒及药袋，烧至汤开后，改用文火，再煮90分钟即成。

功效 此汤菜补气行气、调经止痛，可辅治气滞血瘀型痛经。

姜枣花椒汤

原料 生姜24克，大枣30克，花椒9克。

制法 将生姜、大枣洗净，姜切薄片，同花椒一起置锅内加适量水，以文火煎成1碗汤汁即成。热服，每日2次。

功效 温中止痛。适用于寒性痛经。

香附乌药茶

原料 香附、乌药、延胡索各10克，肉桂3克。

制法 上药共研细末后，以沸水冲泡为茶，每日1剂，连服5天。

功效 可温经理气、止痛。适用于气滞血瘀之痛经。

山楂葵子汤

原料 山楂50克，葵花子仁50克，红糖100克。

制法 将山楂洗净，加入葵花子仁放入锅内，加水适量，用小火炖煮将成时加入红糖。再稍煮即成汤。

功效 此汤健脾胃、补中益气。行经前2～3日服用，可减轻经前、经后痛经。适用于气血两虚型痛经。

泽兰茶

原料 泽兰叶20克（干品，10克），绿茶1克。

制法 将泽兰叶与茶叶一起放入杯中，用沸水冲泡，加盖，5分钟后可代茶饮用。不拘时服。

功效 活血散瘀，通经利尿，健胃舒气。适用于月经提前错后、经血时多时少、气滞血阻、小腹胀痛的患者。

红花酒

原料 红花200克，白酒1000毫升，红糖适量。

制法 将红花洗净，晾干表面水分，与红糖同装入洁净的纱布袋内，封好袋口，放入酒坛中，加入白酒，加盖封闭，浸泡7天即可饮用。每日1～2次，每次饮服20～30毫升。

功效 养血，活血通经，散瘀止痛。适用于妇女血虚、血瘀型痛经。

干丝瓜汤

原料 老的干丝瓜1个。

制法 将丝瓜洗净，放入锅内，放入清水3碗，文火煮至1碗，分早晚服。

功效 通经止痛。主治气滞血瘀之痛经，症见小腹胀痛，痛引腰尾部，经血流通不畅，色泽黯黑，有血块，舌紫有瘀点，脉弦。

血藤炖河蟹

原料 鸡血藤30克，河蟹250克，米酒适量。

制法 将鸡血藤、河蟹洗净，一

同放入瓦罐中，加清水适量，用小火炖沸后，调入米酒，再炖至河蟹熟，趁热饮服。每日1剂，连续5~7天。

功效 活血化瘀，通经止痛。适用于经前或经期小腹胀痛，按压痛，或伴随乳胀者。

桃仁鲢鱼

原料 鲢鱼1条，桃仁10克，肉桂5克，干姜8克，胡椒10粒，香菜、食盐、味精各适量。

制法 将鲢鱼去鳞、鳃、内脏，洗净，入热油锅中煎至两面金黄色，放入桃仁、肉桂、干姜、胡椒及清汤，煮沸后改小火继续煮20分钟，加盐、味精，最后撒上少许香菜服食。

功效 此菜可以散寒除湿、温阳活血。适用于寒湿凝滞型及气滞血瘀型痛经。

闭 经

闭经即不来月经，是妇女常见的一种症状。妇女超过18岁仍不来月经叫原发性闭经；已经建立了正常月经周期后，连续3个月以上不来月经叫继发性闭经。青春期前、妊娠后、哺乳期及绝经期后的闭经是正常的，不属于病态。子宫发育异常，如先天性无子宫、刮宫过深、子宫内膜结核以及先天性无卵巢、放疗破坏了卵巢组织，或患有严重贫血、慢性肾炎、糖尿病、甲状腺及肾上腺功能亢进或减退，环境改变、惊吓、恐惧、过度紧张、劳累等原因均可引起闭经的发生。

食疗方　　SHI LIAO FANG

桂圆粥

原料 干桂圆肉9克，薏苡仁30克，红糖1匙。

制法 干桂圆肉与薏苡仁同煮粥，加红糖1匙即可食用。每日1剂。

功效 健脾养血通经。适用于

气血虚弱型闭经，由经量少、经期延长渐至经闭，神疲乏力，面色少华，发色不泽，舌淡苔少。

黄芪煮猪肝

原料 猪肝500克，黄芪60克，姜、花椒、精盐各适量。

制法 黄芪（布包）水煎取汁，猪肝洗净，放入锅内，加水烧开，撇去血沫，再加入调料煮至肝熟，调入味精即成。去黄芪食猪肝喝汤。

功效 益气养血通经。适用于气血虚弱型闭经，症见月经逐渐后延，量少，经少淡而质薄，继而停闭不行或伴头晕眼花，或心悸气短，神疲肢软或食欲不振，毛发不泽易脱落，羸瘦萎黄，脉沉缓或虚数，舌淡苔少，或白薄。

王不留行炖猪蹄

原料 王不留行30克，茜草、淮牛膝各15克，猪蹄250克。

制法 前3味布包扎口，与猪蹄共炖至烂熟，食肉饮汤，每日1次。

功效 行气血，化瘀滞。适用于气滞血瘀型闭经，症见月经数月不行，甚至经年不至，兼见精神抑郁、烦躁易怒、胸胁胀满不舒、少腹胀痛拒按。

姜丝炒墨鱼

原料 生姜50～100克，墨鱼（去骨）400克，油、盐各适量。

制法 将姜丝切细丝，墨鱼洗净切片，放油、盐同炒。每日2次，佐膳。

功效 补血通经，益脾胃，散风寒。适用于血虚闭经。

桃仁牛血汤

原料 桃仁10克，鲜牛血（已凝固）200克，精盐适量。

制法 牛血切块，与桃仁一起加清水适量煲汤，食时加精盐调味。

功效 破瘀，行血，通经。适用于气血瘀滞型闭经，症见月经数月不行，少腹疼痛拒按，舌紫黯有瘀点。

蒸柏子仁猪肝

原料 柏子仁10克，猪肝150克。

制法 将猪肝洗净，切口装入柏子仁，上锅蒸熟。每日1剂，分2次服，每次以25毫升黄酒温服。

功效 补气，养血，通经。主治闭经属气血虚弱型，症见面色少

名医珍藏百病食疗

华，心悸气短，发色无泽易脱落，食欲不振，舌红苔少。

冬虫夏草炖鸭

原料 雄鸭 1 只（约 500 克），冬虫夏草 10 克，作料适量。

制法 将雄鸭去毛及内脏，洗净，放砂锅内，加冬虫夏草、食盐、葱、姜，加水以小火煨炖，熟烂即可食用。

功效 滋阴清热，调经。主治阴虚血燥型闭经。

鹿茸炖乌鸡

原料 鹿茸 10 克，乌鸡 1 只（250 克）。

制法 将乌鸡宰杀后去毛及内脏，洗净，切成小块，与鹿茸同放入炖盅内，加开水适量，炖盅加盖，文火隔水炖 3 小时，调味即可。随量饮用。

功效 滋肾益精，调经。适用于肝肾不足型闭经。

八珍益母粥

原料 当归、川芎、白芍、熟地、党参、茯苓、炙甘草、白术、益母草各 10 克，大米 100 克，白糖适量。

制法 将诸药择净，放入药罐中，加清水适量，浸泡 5～10 分钟后，水煎取汁，加大米煮粥，待熟时调入白糖，再煮一两沸即成，每日 2 剂，7 天为 1 疗程，连续 5～7 个疗程。

功效 益气扶脾，养血调经。适用于月经由后期量少而渐至停闭，面色苍白或萎黄，头晕目眩，心悸怔忡，气短懒言，神倦肢软，或纳少便溏，唇舌色淡，脉细弱或细缓无力等。

子宫脱垂

　　子宫脱垂是指子宫由正常位置沿阴道下移，多发生于从事重体力劳动的中年妇女，而以产后为多见。本病的发生，多因气虚体弱、产后劳动过早或生产过多等因素引起。

　　子宫脱垂主要表现为阴道坠胀及腰部疼痛不适，劳累及久立后更明显，同时自觉有块状物自阴道脱出，行走劳动受障碍，脱出的宫颈与衣裤摩擦，易形成炎症或溃疡，分泌物增多。如伴有膀胱或直肠膨出，可出现尿频、排尿困难、尿失禁或大便困难等症状。

食疗方　SHI LIAO FANG

芪术鸡煎

原料 党参30克，黄芪50克，炒白术20克，母鸡1只（宰杀后去毛及内脏）洗净。

制法 将前3药放入鸡腹内，加水放入砂锅煮至鸡肉熟烂，饮汤食肉。

功效 补益中气。适用于子宫下移或脱出于阴道口外，劳则加剧，小腹下坠，四肢无力，少气懒言，面色少华，小便频数，带下量多，质稀色白，舌质淡红，苔薄白，脉细弱。

荷叶黑枣

原料 新鲜荷叶5张，黑枣250克，猪油、黄酒各适量。

制法 将荷叶洗净，并把每张荷叶裁剪成10~12个方块，备用；再将黑枣用温水浸透半小时后，洗净，沥水，加黄酒3匙拌匀湿润。又将黑枣用荷叶包起来，每小张包1枚

黑枣，包时，在黑枣表面涂上一层熟猪油，荷叶要包紧，不使散开。包好后放入瓷盆内，最后将荷叶枣用旺火隔水蒸2~3小时，瓷盆加盖，不让水蒸气进入，以后，每次可取数只，在饭上蒸热吃。每日2次，每次4~6只。

功效 健脾益气。适用于脾虚下陷所致的子宫下垂。

鳊鱼黄芪汤

原料 鳊鱼1尾，黄芪20克，枳壳10克，调料适量。

制法 将鳊鱼去鳞杂，洗净，与芪、枳加水同煮沸后，再煮30分钟，去渣取汁，食盐、味精、料酒调服，每次200毫升，每日2次。

功效 益气升提。适用于气虚下陷所致的子宫脱垂。

鲜藕蜂蜜糯米粥

原料 鲜藕500克，糯米150克，蜂蜜50克，白糖150克，湿淀

粉适量。

制法 糯米浸泡2小时，晾干水分，灌入藕孔内，封口，上笼蒸半小时，取出放到清水中，去皮捣烂，加蜂蜜、白糖拌匀，再蒸十多分钟，取出用湿淀粉拌匀，再回锅烧熟，每日1剂。

功效 适用于子宫脱垂。

山药泥鳅汤

原料 泥鳅500克，山药100克，料酒、生姜、葱、精盐、味精、米醋各适量。

制法 泥鳅去头及内脏，洗净，放锅中，加精盐、生姜、葱、料酒、米醋、水各适量；山药去皮，切成菱形块，备用。锅置大火上，加入泥鳅、水，烧沸后，用小火炖至五成熟时，加入山药，再炖至泥鳅熟烂即可，出锅前加味精少许。

功效 补脾益肾，益气止泻。适用于子宫脱垂。

巴戟炖猪大肠

原料 巴戟50克，猪大肠250~300克。

制法 将猪大肠翻转，以粗盐擦洗干净后，再翻转复原。把巴戟纳入大肠内，加水适量，隔水炖至猪大肠熟烂。去巴戟，食肠。空腹食，每周2次。

功效 调血，补肾，壮阳。适用于子宫脱垂。

炖雄鸡何首乌

原料 雄鸡1只（约500克），何首乌30克，盐、味精各适量。

制法 将鸡宰杀，去毛、内脏，洗净。何首乌碾成末，用纱布包好，塞入鸡肚中，入锅加水炖至鸡熟，取出何首乌，加盐调味食用，分2次食完。

功效 适用于肾气亏损型子宫脱垂。

韭菜炒猪腰

原料 鲜韭菜100克，猪腰1个。

制法 将韭菜洗净切段，猪腰剖开切成片。将锅烧热，放入素油，先放猪腰，待将熟时加入韭菜，起锅时临时加盐少许即成。每日1剂，以供佐餐。

功效 补肾益髓，升提固脱。适用于肾虚型子宫脱垂。

核桃大枣韭菜粥

原料 核桃仁30克，大枣10

名医珍藏百病食疗

枚，韭菜 50 克，芡实 20 克，粳米 100 克，冰糖适量。

制法 将上几味按常法煮粥食

用。每日 1 剂，2 次分服。

功效 补肾益气，收敛固涩。适用于肾虚型子宫脱垂。

功能性子宫出血

疾病介绍　GONG NENG XING ZI GONG CHU XUE

　　功能性子宫出血（简称宫血），中医称为"崩漏"，是指经血来时暴下不止或淋漓不尽。来势急，出血量多，称为"崩"；来势缓，出血量少，而持续时间长，称为"漏"。是妇科常见病，亦是疑难重症。临床主要表现为月经周期和月经量发生严重紊乱，月经不按周期而妄行；出血或量多如注，或淋漓不断，甚至屡月未有尽时。本病发生原因较多，如控制月经周期的激素水平紊乱、子宫肌瘤、盆腔感染、子宫内膜异位等，子宫内放置避孕器位置不当，也能引发本病。平时应注意生活劳逸有度，补充足够营养，经期勿冒雨涉水，免使小腹受寒，这样才能避免本病的发生。

食疗方　SHI LIAO FANG

龙眼童子鸡汤

原料 龙眼 30 克，荔枝肉 30 克，童子鸡 1 只。

制法 炖服，每份食 2 日。

功效 适用于功能性子宫出血，伴乏力、心悸、四肢无力。

金针凉拌鲜芦笋

原料 鲜芦笋、金针菜各 100 克，香油、味精、盐各适量。

制法 鲜芦笋、金针菜，加香油、味精、盐，凉拌当菜食，每日 1 剂。

功效 适用于功能性子宫出血，伴口苦目赤、头痛、牙龈肿痛、大便干结。

鸡冠花鸡蛋汤

原料 鸡冠花 30 克，鸡蛋 1 个。

制法 鸡冠花放入锅中，加水 2

碗，煎取 1 碗，去药渣。再将鸡蛋去壳，加入药汁中煮熟，加盐调味食用。每日 1 剂，连服 4 日。

功效 清热凉血调经。适用于实热型功能性子宫出血。

墨鱼炖乌鸡

原料 墨鱼 250 克，甲鱼 1 只，乌骨鸡 1 只。

制法 将墨鱼去骨；甲鱼去壳、爪、内脏，用开水烫后去黑衣；乌骨鸡去毛、内脏洗净后一起入锅，加适量水，武火煮沸，改用文火炖 1 小时至烂熟，加食盐调味。佐餐随量食用。

功效 滋阴养血，化瘀调经。

黑木耳蒸鸡

原料 黑木耳 30 克，鸡肉 200 克。

制法 将黑木耳用清水泡发，洗净，备用；把鸡肉切成小块，加入食盐、酱油、生粉、白糖、味精腌渍 20 分钟，再加入黑木耳搅匀，文火隔水蒸熟。佐餐随量食用。

功效 祛瘀止血。

豆浆韭汁饮

原料 豆浆 1 碗，韭菜 250 克。

制法 韭菜洗净，捣烂取汁。

对入豆浆，空腹时一次饮下。

功效 主治气虚型崩漏。

炖糖酒猪皮

原料 猪皮 150 克，黄酒 50 克。

制法 以文火将猪皮煮至熟烂，加入黄酒及适量红糖同食。每日 1 剂，月经前后连服 2 周。

功效 补血止血。主治崩漏属脾虚血亏型，经血非时而至，血色淡而质薄，面色苍白，神疲气短，胃纳欠佳。

玉米须蒸瘦肉

原料 玉米须 30 克，瘦肉 120 克，精盐适量，味精少许。

制法 将瘦肉切块，与玉米须一起放入陶罐内，加水 500 毫升，上蒸笼加盖蒸至肉熟，加精盐、味精调味，趁热服用。

功效 适用于血热型出血。

荔枝莲子煲

原料 荔枝干果 30 克，莲子 60 克。

制法 洗净放在瓷罐内，加水 500 毫升上蒸笼，蒸熟即可食用。

功效 适用于脾虚型子宫出血。

名医珍藏百病食疗

盆腔炎

女性内生殖器周围组织及盆腔腹膜发生炎症称为盆腔炎。该病主要症状为下腹部疼痛、高热、寒战、头痛、食欲下降。如有腹膜炎则会出现消化系统症状，如恶心、呕吐、腹胀、腹泻等。

本病为妇科常见病，急性炎症可能引起弥漫性腹膜炎、败血症以及感染性休克等；慢性炎症久治不愈，反复发作，给患者造成痛苦。因此，盆腔炎的防治非常重要。

食疗方   SHI LIAO FANG

冬瓜银花黄连汤

原料 冬瓜仁 20 克，金银花 20 克，黄连 2 克，蜂蜜 50 克。

制法 先煎金银花，去渣取汁，用药汁煎冬瓜仁 15 分钟后入黄连、蜂蜜即可。每日 1 剂，连服 1 周。

功效 清热解毒。主治盆腔炎，属湿热瘀毒型，症见下腹及小腹两侧疼痛，拒按，微发热，自汗，带下色黄量多，舌红苔黄。

丹参香附煮鸡蛋

原料 丹参 30 克，香附 15 克，鸡蛋 2 只。

制法 丹参、香附、鸡蛋加水同煮，熟后剥去蛋壳再煮片刻，去药渣，吃蛋饮汤。每天 2 次。

功效 适用于盆腔炎。

荔枝核蜂蜜饮

原料 荔枝核 30 克，蜂蜜 20 克。

制法 荔枝核敲碎后放入砂锅，加水浸泡片刻，煎煮 30 分钟，去渣取汁，趁温热调入蜂蜜，拌和均匀即可。早晚 2 次分服。

功效 理气，利湿，止痛。主治各类慢性盆腔炎。症见下腹及小腹两侧疼痛，不舒，心情抑郁，带下量多。

槐花薏米粥

原料 槐花 10 克，薏米 30 克，

名医珍藏百病食疗

冬瓜仁20克，大米适量。

制法 将槐花、冬瓜仁水煎成浓汤，去渣后再放薏米及大米同煮成粥服食。

功效 治疗急性盆腔炎。

青皮红花茶

原料 青皮、红花各10克。

制法 青皮晾干后切成丝，与红花同入砂锅，加水浸泡30分钟，煎煮30分钟，用洁净纱布过滤，去渣取汁即成。当茶频频饮用，或早晚2次分服。

功效 理气活血。主治盆腔炎，属气滞血瘀型，症见下腹部及小腹两侧疼痛如针刺，腰骶酸痛，舌紫，脉弦。

肉桂油菜子粥

原料 油菜子、肉桂各60克。

制法 将其研成细粉和匀备用。治疗时，每次取药粉2克，白开水冲服，每日服2次。

功效 适用于慢性盆腔炎。

冬瓜双花饮

原料 冬瓜仁、薏苡仁、蒲公英各30克，金银花15克。

制法 水煎服用，每日1剂，分2次服用。

功效 适用于慢性盆腔炎。

山楂佛手苦菜汤

原料 山楂30克，佛手15克，苦菜60克。

制法 水煎服。每日2次。

功效 适用于慢性盆腔炎。

皂角刺大枣粥

原料 皂角刺30克，大枣20枚，粳米50克。

制法 将皂角刺、大枣加水煎汤，取汁对入粳米粥内，再煮沸即成。每日1剂，2次分服。

功效 消肿排脓，祛风杀虫。适用于湿热郁毒型盆腔炎。

瓜汁饮

原料 西瓜（连皮）、冬瓜（连皮）各500克。

制法 将上2味洗净，捣烂取汁，混匀后饮服。每日1剂。

功效 清热解毒，利尿消肿。适用于湿热下注型及湿热郁毒型盆腔炎。

不孕症

疾病介绍 　　BU YUN ZHENG

　　不孕症分为原发性和继发性两种。凡夫妇婚后 2 年以上未采用避孕措施而未能受孕者，称为原发性不孕症；若曾有过妊娠，而后又未避孕，相隔 2 年未再受孕者，称为继发性不孕症。如果夫妇一方的生殖器官有先天或后天生理缺陷而致不能受孕者，为绝对性不孕症；因某种因素阻碍受孕，或生育能力降低，致使女方暂时不能受孕，通过治疗去除阻碍受孕因素后仍能受孕者，称为相对性不孕症。男方生殖生理功能健全，不能怀孕是由女方因素而导致的，为女性不孕症。

　　中医认为妇人不孕多为肾气不足，或为七情六欲损伤脏腑，气血失调所致。临床可分为肾虚、肝郁、痰湿、血瘀四个证型。肾虚：月经后期，量少色淡，面色晦黯，腰酸腿软，性欲淡漠，小便清长，大便不实，舌淡苔白，脉沉细或沉迟。肝郁：经期先后不定，经来腹痛，行而不畅，量少色黯，有小血块，经前乳房胀痛，精神抑郁，烦躁易怒，舌质正常或黯红，苔薄白，脉弦。痰湿：形体肥胖，经行延后，带下量多，质黏稠，面色苍白，头晕心悸，胸闷泛恶，苔白腻，脉滑。血瘀：月经后期，量少，色紫黑，有血块，经血排出不畅，小腹疼痛，块下痛减，舌质紫黯有瘀点，脉沉细或涩。

食疗方 　SHI LIAO FANG

韭菜炒羊肝

原料 韭菜 100 克，羊肝 150 克，葱、姜、盐各适量。

制法 将韭菜洗净，切段，羊肝切片，加葱、姜、盐调味，共放铁锅内用旺火炒熟。佐餐服食。每天 1 次，月经前连服数天。

功效 适用于肝郁型不孕症。症见月经先后不定期，经量时多时少，胸胁或乳房胀痛，时常叹息。

双核茴香粥

原料 荔枝核、橘核各 15 克，小茴香 10 克，粳米 60 克。

制法 将前 3 味水煎去渣，加入

名医珍藏白病食疗

粳米煮粥食用。于月经结束后开始每日早、晚各服 1 剂，连服 7 日，下个月经周期再服 7 日，连服 3 个月。

功效 舒肝解郁，养血调经。适用于肝郁气滞型不孕症。

益母草元胡鸡蛋汤

原料 益母草 30~60 克，元胡 20 克，鸡蛋 2 只。

制法 将益母草、元胡与鸡蛋同煮，鸡蛋熟后去壳，再煮片刻，去药渣。吃蛋喝汤，每天 1 次，每次月经前连服 5~7 天。

功效 适用于血虚型不孕症。症见月经错后，经期腹痛拒按，经血黯黑有块。

炒韭菜青虾

原料 青虾 250 克，韭菜 100 克。

制法 上 2 味共炒调味食用。每日 1 剂。

功效 温肾养血，调补冲任。主治不孕症，属肾阳虚者，症见婚久不孕、月经后期、腰酸腿软、性欲淡漠、舌淡苔白、脉沉细或沉迟。

附子山药羊肉汤

原料 熟附子、山药、当归各 10 克，鲜羊肉 100 克，姜、葱、盐各适量。

制法 将鲜羊肉洗净，切小块，加入熟附子、山药、当归一同煲汤，肉熟后加姜、葱、盐调味即可。吃肉，喝汤。于月经前服食，每日 1 剂，连服 5~7 日。

功效 适用于肾虚型不孕症。症见月经量少、经期延长、经色暗而质清、腰膝酸软、下腹冷坠、白带清稀。

雪莲花炖鸡肉

原料 雪莲花 30 克，当归、黄芪、党参各 10 克，童子鸡 1 只（约 500 克）。

制法 童子鸡宰杀，去毛及内脏，切成数块，与前 4 味共炖至鸡肉熟烂即可。拣出药料，吃鸡肉喝汤。于月经前服食。

功效 补肾，壮阳，调经。适用于肾虚型不孕症。

莱菔子粥

原料 莱菔子 15 克，陈皮 10 克，粳米 100 克，白糖少许。

制法 粳米淘净，煮粥，待粥将成，放入莱菔子、陈皮，煮至粥成，放入白糖，搅匀即成。可作主

名医珍藏百病食疗

食，每日 1 剂，长期服用。

功效 燥湿化痰。适用于痰湿型不孕症，症见形体肥胖，月经延迟，带下量多质黏稠，胸闷恶心。

海参粥

原料 海参 15 克，大米 60 克，葱、姜、盐各适量。

制法 海参用温水泡发，洗净切成小块；大米洗净，入锅内，加入海参、葱、姜、盐及适量水，煮粥，作主食。每日 1 剂，常食。

功效 滋阴养血，清泻虚火。适用于肾虚型不孕症。

先兆流产

疾病介绍 XIAN ZHAO LIU CHAN

怀孕以后，阴道有少量下血，或时下时止，或淋漓不断，自感胎动不安，有腰酸腹胀等表现者，称为先兆流产。导致本病的原因较多，例如孕卵异常、内分泌失调、胎盘功能失常、血型不合、母体全身病症（包括急性传染病、慢性病如贫血、心衰、高血压、营养不良和药物中毒）、精神过度紧张、生殖器官畸形及炎症、外伤等，均可导致先兆流产，甚或流产。

先兆流产主要表现为闭经后阴道少量出血（比正常月经量少），开始血为鲜红色、粉红色，渐变为深褐色。存在早孕反应，有时伴有轻微下腹痛、腰痛腹坠。

食疗方 SHI LIAO FANG

菟丝杜仲粥

原料 菟丝子 30 克，杜仲 16 克，大米 100 克，白糖适量。

制法 将前 2 药择净，捣碎，水煎取汁，加大米煮粥，待熟时调入白糖，再煮一两沸即成，每日 1 剂，连续 5~7 天。

功效 滋补肝肾，益气安胎。适用于先兆流产、腰膝酸软、头目眩晕等。

苎麻根煲鸡

原料 雌鸡1只（约500克），干苎麻根30克（鲜者用60~90克）。

制法 将鸡去毛、肠杂、头爪。将苎麻根放鸡腹内，加水煲汤，入味即可。食肉饮汤，每日2次。

功效 补阴养血安胎，调经止带，适用于先兆流产、妇女崩漏、带下等疾患。

鲤鱼汁粥

原料 鲤鱼1尾，大米50克，调味品适量。

制法 将鲤鱼去鳞杂，洗净，切块，水煎取汁备用。先取大米淘净，放入锅中，加清水适量煮粥，待煮至粥熟时，调入鲤鱼汁、调味品等，再煮一两沸即成，每日1剂，连续5~7天。

功效 健脾补气，固肾安胎。适用于先兆流产、心悸头晕、肢软乏力等。

圣俞汤

原料 当归、白芍、川芎、熟地、党参、黄芪、杜仲、续断各10克，砂仁5克，大米100克，白糖适量。

制法 将诸药择净，放入锅中，加清水适量，浸泡5~10分钟后，水煎取汁，加大米煮粥，待熟时，调入白糖，再煮一两沸即成，每日1剂，连续5~7天。

功效 补气和血，安胎止血。适用于妊娠期跌仆伤胎、阴道少量下血等。

小黄米母鸡粥

原料 老母鸡1只，红壳小黄米（即糯粟）适量。

制法 将鸡宰杀后去毛和内脏，洗净，切成小块入锅，加适量水炖煮，先以武火煮沸除去汤面浮物，改文火慢炖至鸡软，将淘洗净的小黄米倒入鸡汤煮粥，煮至鸡烂粥稠即成。

功效 安胎防流产。适用于胎动不安、滑胎（即习惯性流产）。

糯米黄芪饮

原料 糯米30克，黄芪15克，川芎5克。

制法 上3味加水1000毫升，煎至500毫升去渣即成，每日2次温热服。

功效 调气血，安胎。适用于妊娠胎动不安。

平菇炒鸡蛋

原料 鲜平菇 300 克，鸡蛋 5 枚，精盐、胡椒粉、葱丝、生油各适量。

制法 平菇去杂，洗净，切成细丝；鸡蛋磕入碗内搅匀。炒锅放油烧热，加入平菇丝、葱丝煸炒，加精盐、胡椒粉调味，把炒好的平菇丝放于锅边，再将鸡蛋炒熟，然后拌匀调味即成。

功效 补气血，安五脏。适用于阴血亏虚所致的先兆流产，症见虚

烦不眠、心中烦闷、心悸心慌、多梦易醒。

荸荠豆浆

原料 豆浆 250 克，荸荠 5 个，白糖 25 克。

制法 用沸水烫荸荠 1 分钟，捣成泥状，用干净纱布绞汁待用。豆浆入锅用中火烧沸，掺入荸荠汁水，待再沸后，倒入碗内，加白糖搅匀即成，顿服。

功效 清润凉血。适用于血热所致的先兆流产。

习惯性流产

疾病介绍 XI GUAN XING LIU CHAN

连续流产发生 3 次或 3 次以上者，称为习惯性流产。一般在妊娠 3 个月以内，胎儿尚未成形而下者，称为"堕胎"；妊娠 3 ~ 7 个月，胎儿已成形而下者，称为"小产"。中医称本病为"滑胎"。主要原因是脾肾两虚，气血虚弱，胎失所养；或阴虚血热，宿有症疾，有碍胎元而致。根据临床症状可分为脾肾两虚型、气血虚弱型、阴虚血热型。宜食补益脾肾、养血清热之品，不宜食用活血散瘀、辛辣刺激的食物。

食疗方 SHI LIAO FANG

荔枝大枣汤

原料 干荔枝、干大枣各 7 枚。

制法 干荔枝、干大枣洗净，入锅加水煎服。每日 1 剂。

功效 适用于习惯性流产。

参杞大枣煮鸡蛋

原料 党参 15 克，枸杞子 12 克，大枣 10 枚，鸡蛋 2 只。

制法 上 4 味洗净，共放砂锅内，加水适量煎煮，至鸡蛋熟后捞出剥壳，再入锅内煮片刻即可。去渣，食蛋饮汤，每日 1 剂，连服 7 日。

功效 益气，补血，安胎。适用于气血虚弱所致习惯性流产。

山药桂圆粥

原料 鲜生山药 100 克，桂圆肉 15 克，荔枝肉 3~5 个，五味子 9 克，白糖适量。

制法 山药去皮，切成薄片，与桂圆、荔枝、五味子同煮为粥，调入白糖，即可食用。早、晚各 1 次，可常服。

功效 补益心肾，固涩安胎。适用于脾肾两虚所致的习惯性流产。

杜仲猪肚汤

原料 猪肚 200 克，杜仲 25 克。

制法 将杜仲洗净切片，同猪肚共入锅中，加水适量煮沸后，再炖 1 小时后调味即成。每日 1 剂，怀孕前经常佐餐食用。

功效 适用于脾肾两虚型习惯性流产。

苣蓿子煮鸡蛋

原料 苣蓿子 10 克，鸡蛋 2 只，味精、香油各适量。

制法 将苣蓿子水煎去渣取汁，同鸡蛋共入锅中，上火炖熟，取出鸡蛋去皮再炖片刻，调入味精、香油即成。食蛋饮汤，每日 1 剂，怀孕前经常佐餐食用。

功效 适用于阴虚血热型习惯性流产。

红糖黑豆汤

原料 黑豆 15 克，韭菜子 6 克，合欢花 10 克，红糖 30 克。

制法 将上 4 味水煎服，每日 2 次。

功效 适用于习惯性流产。

木耳芝麻茶

原料 黑木耳 60 克，黑芝麻 15 克。

制法 先将黑木耳 30 克入锅中不断翻炒，炒至略带焦味时起锅待用；再炒黑芝麻，炒出香味即可，然后加水约 1500 毫升，同时入生、熟黑木耳，用中火煮沸约 30 分钟，起锅过滤，装入器皿中待饮。每次饮 100 毫升，每日 2 次。

功效 凉血止血，润肠通便。主治阴虚血热之习惯性流产。

莲子萸肉糯米粥

原料 莲子肉 60 克，山萸肉 45 克，糯米适量。

制法 将上 3 味洗净后同放入锅中，加水适量，用小火煮沸后即可食用，可常食。

功效 健脾益肾，补血填精。主治脾肾两虚之习惯性流产。

大枣参芪粥

原料 大枣 15 克，党参、白术各 10 克，黄芪 30 克，糯米 60 克。

制法 将前 4 味水煎取汁，放入煮熟的糯米粥内，再煮 1 沸即成。每日 1 剂，早晚分服。

功效 益气养血，补肾安胎。适用于气血虚弱所致的先兆流产、习惯性流产。

妊娠呕吐

疾病介绍　REN SHEN OU TU

妊娠呕吐是妊娠早期常见的症状，多见于年轻孕妇，一般在停经 40 日前后出现。妊娠呕吐由于早期妊娠时绒毛膜促性腺激素功能旺盛，使胃酸分泌减少，胃蠕动减弱，自主神经功能失调，副交感神经兴奋而出现呕吐，又称早孕反应。中医称恶阻、子病、病儿、阻病等。分轻、重两种。轻症表现为反复呕吐，厌食，偏食，软弱无力，有时伴失眠和便秘，但体温、脉搏正常，体重减轻不明显，尿酮体阴性；重症又称妊娠剧呕，呕吐频繁，不能进食，呕吐内容物除食物黏液外，还有胆汁或咖啡样食物，严重者出现水及电解质平衡失调，尿酮体阳性或体重减轻 5% 以上。

中医认为病因为脾胃虚弱，冲气亡逆犯胃，或脾虚不运，痰湿内生，上逆而致呕吐。此外，可因肝胃不和、肝旺伤胃、胃失和降而致呕吐。临床常见情志变化，如对妊娠恐惧和焦急也可致妊娠呕吐。

食疗方　SHI LIAO FANG

乌梅红糖饮

原料 乌梅 24 克，生姜 10 克，红糖 30 克。

制法 水煎取汁，每日 1 剂，随意饮服。

功效 适用于肝胃不和之妊娠呕吐。

姜汁牛奶

原料 鲜牛奶 200 毫升，生姜汁 10 毫升，白糖 20 克。

制法 将鲜牛奶、生姜汁、白糖混匀，煮沸后服用。温热服，每日 2 次。

功效 益胃，降逆，止呕。适用于妊娠呕吐之不能进食者。

白糖米醋蛋

原料 鸡蛋 1 个，白糖 30 克，米醋 60 克。

制法 先将米醋煮沸，加入白糖使其溶解，打入鸡蛋，待蛋半熟即成。每日 2 次。

功效 健胃消食，滋阴补虚。适用于妊娠呕吐及肝胃不和者。

柚子皮饮

原料 柚子皮 15~20 克。

制法 洗净切碎，水煎代茶饮，每日 1 剂。

功效 有理气健胃降逆之功效。适用于妊娠呕吐。

丁香炖雪梨

原料 丁香 4 粒，大雪梨 1 个。

制法 雪梨洗净，在雪梨上切一正方形小孔；丁香洗净，擦干，打碎呈粗末，塞入雪梨孔，用切下的梨块塞上，干净竹签固定；放入碗中，文火隔水炖 1 小时，去雪梨皮后，吃雪梨及丁香。

功效 暖胃止呕。适用于妊娠呕吐，脾胃虚寒型，症见妊娠期间恶心呕吐、口淡流涎、食少脘胀者。

山药炒肉片

原料 鲜山药 100 克，生姜丝 5 克，瘦肉 50 克。

制法 山药切片，与肉片一起炒至将熟，然后加入姜丝，熟后即可服食。

功效 健脾和胃，温中止呕。适用于妊娠呕吐。

花生山药粥

原料 花生米 50 克，山药 30 克，大米 100 克，冰糖 30 克。

制法 花生米、大米去杂，洗净；山药洗净，去皮，切片；冰糖捣碎，备用。锅内加水适量，放入花生米、大米煮粥，八成熟时加入山药片、冰糖末，再煮至粥熟即成。每日 2 次，连服 5~7 日。

功效 健脾开胃。适用于妊娠呕吐。

薯蓣粥

原料 生山药 30 克，清半夏 30 克，白砂糖适量。

制法 将清半夏淘洗数遍至无味为度，置清洁无药味的砂锅内文火煎煮 45 分钟左右，去渣取清汤约 100 毫升，调入已研好的山药细末，煎三四沸，成粥糊状，调入白砂糖适量，稍冷后频频食之，每次量由少渐增，每日 1 剂，如不效，翌日可如法再进。

功效 降逆止呕，和胃安胎。

扁豆黄连粉

原料 生扁豆 75 克，黄连粉 1 克。

制法 生扁豆晒干研细末，每天 3 次，每次 9 克，米汤送服，若重症呕吐者配黄连粉 1 克，饭前服下。

功效 平肝和胃，调气降逆，安胎。适用于妊娠呕吐酸水或苦胆水的重症呕吐者。

妊娠水肿

疾病介绍　REN SHEN SHUI ZHONG

　　妊娠后，肢体面目发生肿胀者，称为妊娠水肿，是孕妇的一种常见病，一般发生在妊娠 6 个月之后。本病的临床特点是浮肿，先从下肢开始，逐渐蔓延，伴尿量减少、体重增加，严重者可因"妊娠中毒症"而危及母子生命。如水肿仅发生在踝关节以下，而并无其他不适症状，则属正常生理现象，不需治疗即可自行消失。

本病属中医"水肿"范畴，多为脾肾亏虚，水湿内停所致，当以健脾益肾，利湿消肿为治。

食疗方　SHI LIAO FANG

蒜头炖黄花鱼

原料 黄花鱼 150 克，大蒜头 30 克。

制法 将黄花鱼切成块，大蒜头切片，入锅内，加水 750 毫升，用文火煮沸，至黄花鱼熟透即可食。每日 1 次，一般服 5～7 次有效。

功效 适用于身体虚弱及脾肾虚之妊娠水肿。

白豆莲肉炖排骨

原料 白豆、莲肉各 50 克，红枣 10 枚，猪排骨 250 克。

制法 将猪排骨洗净切块，与白豆、莲肉同放于砂锅中，加水 600 毫升，烧开，小火炖至酥烂，下精盐、味精调匀。分 2 次趁热服。

功效 适用于妊娠脾虚、体弱食少、下肢浮肿、脚气水肿。

黑鱼冬瓜汤

原料 大黑鱼 1 条（约 500 克），冬瓜 500 克，调料适量。

制法 先将黑鱼洗净，冬瓜切块，同放瓦锅内煮烂，再加少许葱白、大蒜，不加盐，煮熟后吃鱼喝汤。

功效 温肾利尿安胎。黑鱼甘温，温肾补虚；冬瓜利尿。适用于肾阳虚型妊娠水肿。

千金鲤鱼汤

原料 鲤鱼 250～300 克，白术 9 克，茯苓 5 克，橘红 2 克，当归、白芍各 3 克，生姜 3 片，水 100 毫升。

制法 将鲤鱼去腮、鳞及肠杂，洗净，置锅内加上述药和水，大火煮沸，小火煎汤，汤沸后放少许调料，食鱼饮汤，每日 1 剂，分 2～3 次食。

功效 健脾养血利水。适用于妊娠水肿属脾胃虚弱型。

黑豆红糖汤

原料 黑豆 100 克，大蒜 30 克，红糖 30 克。

制法 将黑豆、大蒜洗净，大

蒜切成薄片，砂锅放在武火上，加水500毫升，煮沸后倒入黑豆、大蒜、红糖，用文火烧至黑豆熟透即可服食。一般5～7次。

功效 温阳化气行水。适用于肾虚妊娠肿胀，症见怀孕数月，面浮肢肿，心悸气短，下肢逆冷，腰酸无力，舌淡，苔白润，脉沉迟。

补肾鲤鱼汤

原料 杜仲、枸杞各30克，干姜10克，鲤鱼500克。

制法 将鲤鱼去鳞甲及内脏，余药洗净，用纱布包裹，与鲤鱼同煮1小时，去药包，饭前空腹吃鱼肉喝汤。

功效 温阳利水安胎。适用于妊娠水肿属肾虚型。

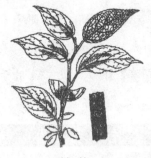

杜仲

大枣益母草汤

原料 益母草30克，大枣、红糖各50克。

制法 将大枣、益母草洗净，加水，大火烧沸，加红糖改小火煎煮，至溢出药味即可。每晚临睡前温服，分娩后30天内连续饮用。

功效 补气养血，活血去瘀。主治产后体虚。

枸杞子炖乳鸽

原料 乳鸽1只，枸杞子30克，盐少许。

制法 将乳鸽去毛及肠杂，洗净，放入锅内，加水与枸杞子共炖，熟时下盐少许。吃肉饮汤，每日2次。

功效 益气补血。适用于产后体虚及病后气虚、体倦乏力、表虚自汗等症。

红枣鸡蛋汤

原料 鸡蛋2只，红枣10枚，红糖适量。

制法 锅内加水烧沸，打入鸡蛋煮，水再沸下红枣及红糖，文火煮15分钟即成。每日食用。

功效 益气，养血。此方是产后、贫血及病后气血不足症的最佳补品。

产后缺乳

缺乳为产后常见现象。乳汁的形成和分泌受许多因素的影响，如营养的供给，乳房的发育，婴儿是否按时吸吮乳头，生乳素的分泌及神经体液因素对生乳素的调节，精神因素，健康状况等，其中任何一种因素发生异常，均可导致乳汁分泌减少或缺乳。

本病主要表现为产后 3~4 日乳腺仍然不充胀，无乳汁排出，或已达产后数日仍未见泌乳，或虽有乳汁分泌，量很少，远远不能满足新生儿喂养，小儿因吃不饱而啼哭，且体重增长缓慢、停滞，甚至下降。

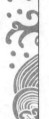

食疗方   SHI LIAO FANG

花生炖猪蹄

原料 花生米 200 克，猪蹄 2 只。

制法 将猪蹄洗净，用刀划口，放入锅内，加花生米、盐、葱、姜、黄酒、清水，用武火烧沸后，转用文火熬至熟烂。随量食用。

功效 益气养血通乳。

黄花菜炖猪肉

原料 黄花菜 50 克，瘦猪肉 200 克，盐适量。

制法 将黄花菜、瘦猪肉清炖，加盐佐膳。

功效 生津止渴，利尿通乳。适用于产后乳少。

芝麻猪蹄汤

原料 黑芝麻 15 克，猪蹄 1 只。

制法 黑芝麻炒焦研末，用猪蹄汤送服。

功效 补血通乳。适用于产后乳房不胀之乳汁不足。

南沙参炖肉

原料 南沙参 30 克，瘦猪肉 500 克。

制法 共炖，饮汤食肉。

功效 养阴生津。适用于产后

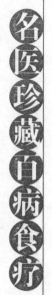

阴虚无乳，症见咽干口燥，腰膝酸软，五心烦热，肌肉消瘦，盗汗，舌红少苔，脉细数。

蛋花羹

原料 新鲜鸡蛋 4 只，芝麻酱100 克，海米 5 克，小葱、食盐、味精各适量。

制法 取温水适量，稀释芝麻酱，然后打入鸡蛋搅匀，再加入调料，入锅内蒸熟即可。1 次吃完，每天 2 次，一般 3 天见效。

功效 适用于产后气血虚弱所致产后缺乳。

虾米酒

原料 虾米 1000 克，黄酒 1000毫升。

制法 取虾肉捣烂为膏，将虾膏 2 勺调黄酒 1 杯温服，每日 3 次。

功效 通乳。适用于产后乳汁不下。

木瓜带鱼汤

原料 生木瓜 200～300 克，鲜带鱼 200 克，调料适量。

制法 木瓜洗净，去皮、核，切块，带鱼洗净，切段，共置锅内，加水炖熟，调味食用。每日 1 剂。

功效 补气养血通乳。适用于气血虚弱型产后缺乳。

丝瓜桃仁汤

原料 丝瓜 250 克，桃仁 10 克，红糖适量。

制法 丝瓜洗净，切片，与桃仁共置锅内，加水煎沸 15～20 分钟，调入红糖即成。3 次分服，每日 1 剂，连服 3 日。

功效 清热通络，活血通乳。适用于肝郁气滞型产后缺乳。

海米烧芹菜

原料 芹菜 250 克，海米 30 克，葱末 2.5 克，姜末 10 克，猪油 40克，盐适量，味精、料酒、鲜汤各少许。

制法 芹菜去叶，洗净，切成 3厘米长的段，放开水锅内焯一下，捞出控水；海米用温水泡开，沥去水分。锅放火上，加入猪油，油热时将海米下锅炸出香味，再入葱、姜、芹菜，煸炒几下，放入料酒、味精、盐、鲜汤少许，翻炒即成。

功效 平肝清热，祛风利湿，养胃通乳。适用于产后缺乳。

产后腹痛

产妇分娩后出现下腹疼痛，称为产后腹痛。一般情况下，3~4天后疼痛可逐渐消失。如果疼痛严重，则需治疗。临床表现为腹部疼痛剧烈，拒按，有结块，恶漏不下，此为瘀血受阻于子宫所致；或腹痛并伴有冷感，得热则痛感减轻，恶漏量少、色紫、有块等，此为寒气入宫，气血阻塞所致。中医学认为，"不通则痛"，本病的原因在于气血运行不畅，治则以调畅气血为主，虚者益气补血，实者活血散寒。

食疗方　　SHI LIAO FANG

八宝鸡汤

原料 党参、茯苓、白芍、炒白术各10克，炙甘草6克，熟地、当归各15克，川芎7.5克，老母鸡肉500克，猪肉、杂骨各1500克，葱100克，生姜50克。

制法 前8味用清水浸洗一下，用纱布将药装袋扎口；鸡肉、猪肉、杂骨洗净，生姜洗净拍破，葱洗净缠成小把。将鸡肉、猪肉、杂骨、药袋放入锅中，加水适量，用武火烧开，去浮沫，加入生姜、葱，用文火炖至鸡肉烂熟，将药袋、姜、葱捞出不用，加盐少许即成。

功效 补益气血。适用于血虚型产后腹痛。

赤豆南瓜散

原料 赤小豆100克，生姜30克，南瓜200克。

制法 上3味共焙干，研成细末。每日3次，每次30克，用红糖水送服。

功效 补血止痛。适用于血虚型产后腹痛，症见产后小腹隐隐冷痛，喜揉，面色苍白，头晕耳鸣，恶漏量少色淡。

羊肉羹

原料 羊肉100克，生姜3片，面粉150克，调料适量。

制法 将羊肉用开水洗净，去

膻昧，切片，与姜、葱同放入锅内，加水适量，放入食盐拌匀，煲2～3小时。从汤中捞出生姜，留羊肉片，继续煮滚，加水面粉搅拌即可。

功效 补血虚，温脾胃，止疼痛。主治产后腹痛属血虚型，症见产后小腹隐隐冷痛，得热好转，喜揉按，面色少华，舌淡，苔白，脉沉紧。

大枣山楂猪肉汤

原料 大枣9枚，山楂50克，瘦猪肉250克，红糖、姜丝各适量。

制法 将上5味按常法煮汤服食。每日1剂，2次分食，连服5～7日。

功效 健脾养血，化瘀止痛。适用于产后气虚血瘀所致之腹痛，按之痛甚，恶漏不行，食滞腹胀等。

山楂米汁饮

原料 山楂100个（打碎），小米500克，红糖150克。

制法 先将小米水煎，取浓汁，以米汁煎山楂，熟后入红糖服食。每日1剂。

功效 活血定痛。主治产后腹痛属血瘀型，症见小腹疼痛，得热则舒，恶露量少，涩滞不畅，色紫黯，

有块，舌质黯有瘀点，脉涩。

山楂苏木汤

原料 炒山楂15克，苏木9克，红糖20克，黄酒30毫升。

制法 将山楂、苏木煎取浓汁，调入红糖、黄酒，再煎沸即成。每日1剂。

功效 活血祛瘀，止痛。适用于产后瘀血阻滞之腹痛。

莲藕桃仁汤

原料 莲藕200克（洗净切碎），桃仁15克。

制法 加水适量，用文火煮至藕酥汤浓，饮汤食藕，1次服完。

功效 适用于气血虚弱型产后腹痛。

糖酒干芹菜汤

原料 干芹菜100克（连根叶），红糖、白酒各适量。

制法 干芹菜洗净，切段，加清水300毫升，煮至200毫升，下红糖、白酒，继续煮至糖溶。趁热空腹服用。

功效 适用于血瘀寒凝型产后腹痛。

油菜苔汤

原料 油菜苔 250 克，精盐、味精、香油各适量。

制法 油菜苔洗净切段，加水300 毫升，烧开，再倒入油菜苔，煮熟，下精盐、味精，淋香油。食菜喝汤。

功效 适用于血瘀型产后腹痛。

产后血晕

产妇分娩后，突然出现头晕眼花，不能起坐，或泛恶欲吐，甚至晕厥不省人事者，称为产后血晕。主要表现为产后阴道出血量多，突然晕厥，面色苍白，心悸，愦闷不适，渐至昏不知人，甚则四肢逆冷，冷汗淋漓，舌淡无苔，脉微欲绝或浮大而虚。当以益气固脱为治，紧急救治时选用参麦注射液、生脉注射液、参附注射液、鹿茸精注射液。

食疗方　　SHI LIAO FANG

人参大枣汤

原料 人参、五味子各 10 克，大枣 10 枚。

制法 将上 3 味共入锅中，小火煎煮，去渣取汁，调入适量白糖，温饮。或大枣去核，人参切薄片，五味子研细末，共入锅内，加水煎煮，调入白糖，喝汤嚼食药渣。每天 1 剂，连用 3 ~ 5 天。

功效 大补元气，养血收敛，挽救虚脱。主治产后元气大亏之血晕。

参芪糯米粥

原料 人参末 3 克，黄芪 30 克，糯米 50 克，红糖适量。

制法 将黄芪水煎取汁，加糯米煮为稀粥，待熟时调人参末、红糖，再煮一两沸服食，早、晚各 1 剂，连续 2 ~ 3 天。

功效 益气固脱。适用于产后血晕。

名医珍藏百病食疗

黄芪枣粥

原料 黄芪 15 克, 大枣 10 枚, 大米 50 克, 红糖适量。

制法 将黄芪、大枣水煎取汁, 加大米煮粥, 待熟时调入红糖, 再煮一两沸服食, 早晚各 1 次, 连续 2~3 天。

功效 益气固脱。适用于产后血晕。

参附粥

原料 红参 5 克, 附片 10 克, 大米 50 克, 白糖适量。

制法 将 2 药择净, 放入锅中, 加清水适量, 浸泡 5~10 分钟后, 水煎取汁, 加大米煮粥, 待熟时, 调入白糖, 再煮一两沸即成, 每日 2 剂, 连续 2~3 天。

功效 益气固脱。适用于产后血晕。

龙眼首乌汤

原料 龙眼干 20 克, 大枣 9 枚, 制首乌 15 克, 当归 6 克, 冰糖 50 克。

制法 将前 4 味水煎 2 次, 取汁混匀, 调入冰糖令溶即成。每日 1

剂, 连服 10 日为 1 个疗程, 停药 3~5 日后可再服 1 个疗程。

功效 补肝肾, 益精血, 润肌肤, 养容颜。适用于产后肝肾亏损所致的血虚头晕、面色萎黄、神疲乏力等。

山楂红糖汤

原料 山楂肉 100 克 (干品 30 克), 红糖 30 克。

制法 将上 2 味水煎服。每日 1 剂。

功效 活血化瘀。适用于血瘀型产后血晕, 症见产后忽然头晕眼花, 甚则昏迷, 口噤, 牙关紧闭, 气粗似喘, 胸中堵闷, 恶漏不下或下而艰涩, 小腹疼痛拒按, 唇紫, 舌质暗红, 脉弦滑。

莲子山药粥

原料 莲子肉、葡萄干各 30 克, 山药 50 克。

制法 按常法煮粥食用。每日 1 剂。

功效 益气养血。适用于气血不足型产后头晕。

附子牛肉汁

原料 附子 10 克, 牛肉 100 克,

食盐适量。

制法 附子用纱布包好，牛肉洗净，切块，同入锅中，加水适量，文火煨至牛肉烂熟，取牛肉汁，调入食盐，睡前温服。每日1剂，连服3~4日。

功效 补益气血，温阳固摄。适用于阳虚型产后头晕。

产后恶露不净

胎儿娩出后，胎宫内遗留的余血浊液叫恶露。正常恶露，一般在产后3周左右干净，超过此段时间，仍淋漓不止者，称恶露不净，或称恶露不绝、恶露不止。

引起本病的直接原因是子宫复位不佳，或子宫腔内残留胎盘、胎膜，或合并感染所致。而引起本病的间接原因则是冲任不调，气血运行失常。其病因多由气虚下陷，冲任不固，不能摄血，或血分有热，热扰冲任，迫血下行，或瘀血内阻，血不归经所致。

此病患者应多食富含蛋白质的食物，此外还应多食新鲜蔬菜、水果。忌食生冷、寒凉的食物。

食疗方　　SHI LIAO FANG

黄芪三七炖母鸡

原料 黄芪50克，三七10~15克，仔母鸡1只。

制法 将仔母鸡宰杀去毛及内脏，洗净，再将三七用鸡油（或麻油、菜油）炸黄（切勿焦枯），砸碎与黄芪炖鸡，吃肉喝汤。

功效 可补气养血、活血化瘀。适用于气虚之产后恶露不净。

川芎黄芪米粥

原料 川芎6克，黄芪15克，糯米50~100克。

制法 川芎、黄芪先熬取汁，再下糯米煮粥，熟后即可服食。

功效 补气升阳，活血行气。

益母草木耳汤

原料 益母草、黑木耳、白糖各50克。

制法 益母草纱布包；黑木耳水发去蒂，撕成碎片。二物同入锅中，加水适量，煎煮至溢出药味，取出益母草，放入白糖，略煮即可。每日1剂，分2次服食，喝汤吃木耳，连用5~7天。

功效 活血祛瘀，凉血止血。主治血热型产后恶露不绝。

黄芪阿胶粥

原料 黄芪30克，阿胶10克，大米100克，白糖适量。

制法 将黄芪择净，放入锅内，加清水适量，浸泡5~10分钟后，水煎取汁，加大米煮粥，待熟时调入阿胶、白糖调味服食，每日2剂，7天为1疗程，连续1~2疗程。

功效 补气摄血。适用于产后恶露不净、心悸失眠、头晕眼花等。

芹菜炒藕片

原料 鲜芹菜、鲜藕各120克，花生油15克，精盐、味精各少许。

制法 鲜芹菜、鲜藕洗净，芹菜切成3厘米长的段，藕切片。将炒锅放在旺火上，下花生油烧热，放入芹菜、藕片，调入精盐适量，翻炒5分钟，再调入适量味精即成。

功效 清热，凉血，止血。适用于产后血热型恶露不绝。

苏藕鸭蛋汤

原料 鸭蛋1个，苏木6克，藕节30克。

制法 将后2味煎汤去渣，加入去壳熟鸭蛋共煮片刻，吃蛋喝汤。每日1次，连服3~5次。

功效 适用于产后气虚之恶露不绝。

归芪红糖蛋

原料 当归15克，黄芪、红糖各30克，鸡蛋2只。

制法 将鸡蛋外壳洗净。将鸡蛋、当归、黄芪置瓦罐内，加清水适量，旺火煮沸，撇去浮沫，加红糖，改文火煮20分钟；将鸡蛋壳敲碎，使药液进入蛋内，再用文火煨40分钟即可。喝汤吃蛋，每日1剂。

功效 益气补血，活血化瘀。适用于气血两虚型产后恶露不绝者服用。

名医珍藏百病食疗

产后发热

产褥期内出现发热持续不退，或突然高热寒战，并伴有其他症状者，称为产后发热。

本病多因产后气血亏虚，腠理不密，卫外不固，外邪乘虚而入；或因产后恶露不尽，瘀血内阻；或因血虚阳无所附，浮越于外。根据临床表现可分为感染邪毒型、血瘀型、外感型、血虚型。宜选用清热解毒、活血化瘀、养血祛风、补益气血的食物。

（1）感染邪毒型。发热寒战，小腹疼痛拒按，恶露量多或少，色紫黑如败酱，有臭味，烦躁口渴，尿少色黄，大便燥结，舌红苔黄，脉数有力。

（2）血瘀型。寒热时作，恶漏不下，或下亦甚少，色紫黯有块，小腹刺痛拒按，口干但不欲饮，舌紫黯或有瘀点，脉弦涩。

（3）血虚型。产后失血较多，身有微热，自汗，头晕目眩，心悸少寐，腹痛绵绵，手足麻木，舌质淡红苔薄，脉虚稍数。

（4）外感型。产后恶寒发热，头痛，肢体疼痛，无汗，或咳嗽，流涕，舌苔薄白，脉浮。

食疗方　　SHI LIAO FANG

凉拌绿豆芽

原料 绿豆芽400克，酒5克，香油10克，盐、白糖、味精少许。

制法 绿豆芽去根洗净，放沸水锅内烫熟捞出，沥干水装盘；酒5克，香油10克，盐、白糖、味精少许，调匀浇在绿豆芽上，当菜常食。

功效 适用于产后高热寒战，伴胃纳不佳、低热自汗、口渴心烦。

西瓜翠衣粳米粥

原料 粳米50克，西瓜翠衣（西瓜皮削净瓜瓤及表皮）30克。

制法 粳米煮粥至半熟，加西瓜翠衣30克，煮熟服食，每日1～2次。

功效 适用于产后身热多汗，

伴口渴心烦、体倦少气。

猪心豆豉汤

原料　猪心1具，豆豉适量。

制法　猪心切片，在豆豉汁中水煮，调味后食用。隔1日服1剂。

功效　祛风解表，解热止痛。适用于产后发热属外感型，症见产后微热恶寒，头身疼痛，鼻塞不畅，舌苔薄白，脉浮。

藕片粳米粥

原料　粳米50克，鲜藕片50克，糖适量。

制法　粳米煮粥至半熟，加鲜藕片，再煮熟，加糖，晨起作早餐服。

功效　适用于产后发热不退，口干心烦，恶露不净。

四仙饮

原料　山楂30克（炒熟），萝卜子15克，橘皮1个，麦芽30克（炒熟）。

制法　水煮汁饮，每日3次，饭后服1小碗。

功效　适用于产后发热，饮食不节，嗳腐吞酸，腹胀。

桃仁粳米粥

原料　粳米50克，桃仁30克。

制法　粳米煮粥至半熟，加桃仁30克（压碎成小块），再煮熬至熟，每日早晚服。

功效　适用于产后发热，瘀血内阻，或伴有乳痛、肠痛便秘。

红白豆腐

原料　豆腐250克，猪血（羊血、牛血也可）500克，大枣10枚。

制法　将上3味共煮汤服食。每日1剂或2日1剂。须常服。

功效　补益气血。主治产后发热属血虚型，症见产后失血过多，身有微热，头晕目眩，心悸少寐。

雪梨马蹄藕节饮

原料　雪梨1个，马蹄（荸荠）2个，鲜藕1节，白糖适量。

制法　将梨去皮切块，马蹄去皮，一切两半，藕去皮切丝，3者共放榨汁机榨汁，将汁放入锅内，加水适量，放入白糖搅匀，烧滚后，改用慢火煮3~5分钟即成。

功效　清热解毒，生津止渴。主治产后发热，属感染邪毒型，症见高热，口干咽燥，腹痛拒按，恶露臭秽，尿少。

丹皮粳米粥

原料 丹皮 10 克，赤芍 12 克，蒲公英、野菊花、紫地丁各 20 克，粳米 50 克。

制法 将前 5 味共放砂锅内，加水适量，煎取药汁共 3 次，最后去渣合并药汁，与粳米共煮稀粥食用。每日 1 剂，连服 5 日。

功效 清热解毒，化瘀。主治产后感染发热。

产后自汗、盗汗

产后缺血亏虚，腠理不密，故每在饮食或睡眠时出汗，常在数日内好转。若汗出较多而持续时间较长，称为"产后自汗"。若睡中汗出，醒来即止者，称这"产后盗汗"。统称"产后汗出异常"。

中医认为，本病多为产后气血两虚，卫阳不固，或阴血不足虚热内生，迫汗外出所为，当以补益脾肺，养阴清热为治。

食疗方　SHI LIAO FANG

玉屏风粥

原料 防风、白术、黄芪各 10 克，大米 50 克，白糖适量。

制法 将诸药择净，放入锅中，加清水适量，浸泡 5～10 分钟后，水煎取汁，加大米煮粥，待熟时调入白砂糖，再煮一两沸服食，每日 2 剂，连续 5～7 天。

功效 补气固表，和营止汗。

适用于产后汗出异常、心悸气短、时易感冒等。

浮小麦粥

原料 浮小麦 30 克，大米 50 克，大枣 5 枚。

制法 将小麦、大米淘净，大枣去核备用。先取小麦放入锅中，加清水适量，煮至小麦熟后，去渣取汁，加大米、大枣煮粥，或将小麦捣碎后，同大米、大枣煮粥服食，每日2剂，连续5~7天。

功效 补气固表，和营止汗。适用于产后汗出较多，不能自止，动则加剧，时或恶风，面色㿠白，气短懒言，语声低怯，倦怠乏力，舌淡苔薄白，脉细弱等。

养阴益气粥

原料 生地黄、玄参、天门冬、麦门冬、川贝母、牡丹皮、玉竹各10克，大米100克，白糖适量。

制法 将诸药择净，放入药罐中，加清水适量，浸泡5~10分钟后，水煎取汁，加大米煮粥，待熟时调入白糖，再煮一两沸即成，每日2剂，连续5~7天。

功效 益气养阴，生津敛汗。适用于产后不觉而汗出，醒来即止，面色潮红，头晕耳鸣，口燥咽干，渴不思饮，或有五心烦热，午后较盛，腰酸膝软，舌嫩红无苔或少苔，脉细数等。

生脉玉竹粥

原料 党参、麦冬、五味子、玉竹各10克，大米100克，冰糖适量。

制法 将诸药择净，水煎取汁，

与大米加清水适量煮粥，待熟时调入冰糖，再煮一两沸即成，每日2剂，连续5~7天。

功效 益气养阴，生津敛汗。适用于产后汗出，心悸气短，口燥咽干，渴不欲饮，五心烦热等。

桃干果饮

原料 瘪桃子（未成熟的桃干果）10~15克，白糖适量。

制法 水适量煎汤，加白糖，每晚1次。

功效 适用于产后虚汗、盗汗。

枇杷棕子

原料 鲜枇杷叶10余片，糯米250克。

制法 鲜枇杷叶去毛洗净。糯米清水浸泡一夜，与枇杷叶包棕子，蒸熟，分次服。

功效 补中益气，暖脾和胃，止汗。适用于产后自汗。

牡蛎小麦粉

原料 牡蛎、小麦等量。

制法 炒黄研粉，每次6克，用肉汤冲服。

功效 适用于产后自汗、盗汗。

地黄蒸鸡

原料 乌骨鸡1只，生地黄、麦冬各20克，饴糖适量。

制法 乌骨鸡宰杀，去毛及内脏，洗净，生地黄、麦冬切碎，与饴糖和匀，放入鸡腹内，入笼蒸熟，单吃鸡肉。每周1~2次。

功效 养阴益气，生津敛汗。适用于产后盗汗，症见睡中汗出，醒后汗止，面色潮红，口燥咽干。

紫河车炖猪排

原料 鲜紫河车1付，猪排骨500克。

制法 鲜紫河车去膜，剔血络，切碎，与猪排骨（切段）一起放在砂锅内，加水适量及作料，炖烂熟即可，分次服食。

功效 益精养血，补气敛汗。适用于产后阴虚型盗汗。

更年期综合征

更年期综合征是妇女生理过程中的一个阶段性的病症。我国95%的妇女在40~55岁之间绝经，医学上称为围绝经期。流行病学调查显示，45~50岁是更年期综合征发病率最高的年龄段。更年期综合征的发病机制还不十分清楚，大多数学者认为是卵巢功能下降，引起内分泌紊乱，导致更年期综合征，同时还与社会、心理因素有很大关系。症状表现为：停经前月经频繁，经血量过多或过少，贫血，头晕目花，心悸，易忘，失眠，冷漠，忧郁，多疑，烦躁，易怒，情绪低落，精神萎靡，全身乏力，腰酸，头痛等；严重者情绪不稳定，会产生厌世情绪和自杀念头，如果不及时给予药物治疗和心理疏导，后果是不堪设想的。

中医认为更年期综合征的病因是肾气衰竭、阴阳失调所致。除了在医生的指导下采用激素替代治疗和心理疏导法之外，食用一些具有补气益肾、补血安神的食物，可以收到良好效果。

食疗方 SHI LIAO FANG

桑葚膏

原料 桑葚子 500 克，冰糖 200 克。

制法 将桑葚子加水煮至稀烂，加入冰糖，用小火收至膏状，装瓶食用。每日 2 次，每次 5 毫升，开水冲服。

功效 桑葚子有滋阴养血、利肠通便、降低血脂、健脾安神之功。

冬虫夏草炖鸭肝

原料 冬虫夏草 15 克，鸭肝 60 克。

制法 将冬虫夏草用冷水浸 15 分钟，略洗一下。鸭肝洗净切片，与冬虫夏草一起放入加盖的炖罐内，加开水 750 毫升，小火炖 1 小时即可食用。每日 1 剂，连服 5 ~ 7 日。吃鸭肝，饮汤。

功效 适用于肾阴虚型更年期综合征。

青笋炒肉丝

原料 青笋、枸杞各 30 克，瘦猪肉 125 克。

制法 将瘦肉洗净切丝，青笋洗净切丝，一起放入烧热的油锅中翻炒，加入少量料酒、白糖、食盐、酱油、味精等调料翻炒混匀，再投入枸杞稍炒至熟，滴入麻油少许，调匀佐餐食用。

功效 滋阴补肾。主治更年期综合征。

大枣银耳汤

原料 大枣 60 克，银耳 20 克，白糖适量。

制法 将大枣洗净，去核；银耳用温水泡发，去杂洗净，撕成小片，备用。锅内加水适量，放入大枣，大火烧沸，改用文火煮 10 分钟。加入银耳片，再煮 2 ~ 3 分钟，调入白糖即成。每日 1 剂，连服 10 ~ 15 天。

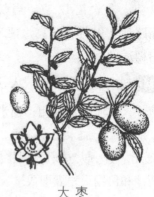

大枣

功效 大枣补中气，健脾养胃，养血安神；银耳滋阴清热，益气和血，强心补脑。合而为汤，可奏滋阴润燥、养血安神之效。适用于更年期综合征之阴虚火旺、心烦内燥、潮热盗汗、心悸、失眠等。

枸杞莲心茶

原料 枸杞子 10 克，白菊花 3 克，莲心 1 克，苦丁茶 3 克。

制法 上 4 味同放入杯中，用沸水冲泡，加盖闷 10 分钟，即可开始当茶频频饮用。一般可冲泡 3～5 次。

功效 滋阴清热，养肝益肾。主治更年期综合征。症见月经不调、头晕失眠、腰膝酸软、五心烦热、急躁易怒、口干苦燥、舌红少苔。

柴胡当归粥

原料 柴胡、香附、枳壳、白芍各 9 克，合欢花 12 克，当归、沉香、路路通、川芎各 6 克，粳米 150 克，白糖适量。

制法 将以上 9 味药放入砂锅中加水煎汁，去渣，汁留用；粳米淘洗干净。锅上火，加入适量清水，放入粳米烧开，用小火煮粥，粥将熟时，下入药汁和白糖，稍煮即成。

功效 疏肝理气，解郁宁神。适用于妇女更年期脾肾不足、精神不振、失眠多梦、食少便溏、腰酸痛等症。

枸杞炒肉丝

原料 枸杞子 30 克，猪瘦肉 100 克，青笋 30 克，猪油、食盐、味精、酱油、淀粉各适量。

制法 先将肉、笋切成丝，枸杞子洗净。将锅烧热，放入猪油烧热，将肉丝、青笋爆炒至熟，放入作料即可。每日 1 剂。

功效 滋补肝肾。适用于肾阴虚型女性更年期综合征。

虾皮拌芹菜

原料 虾皮 20 克，芹菜 500 克，素油 20 克。

制法 芹菜去根及老叶，清水洗净，切寸半长，放入旺火下沸水内焯一下，捞出排净水分。另取虾皮、素油，油烧热，将虾皮略煸，即盛入芹菜中，加精盐、白糖、味精适量，拌匀。

功效 补肾壮阳，清热平肝。适用于更年期肾阳虚，症见精神萎靡、畏寒肢冷、纳少便溏、腰膝酸软、舌淡苔薄、脉沉细无力。

第七章

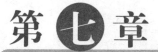

儿科疾病

小儿百日咳

疾病介绍 XIAO ER BAI RI KE

百日咳是由百日咳杆菌引起的急性呼吸道传染病，因其病程较长，可达 3 个月左右，故有百日咳之称。此病多在冬、春季节发生和流行，患者大部分是 5 岁以下儿童。主要症状是痉挛性咳嗽。

百日咳在中医学上又称"顿咳"，是一种常见的儿科传染病，因此合并症凶险，故颇受重视。中医认为本病的发生主要是由于素体不足，内隐伏痰，风邪从口鼻而入袭侵于肺。

由于人们对本病的重视，现在的小孩已普遍接种"白百破"三联疫苗，百日咳发病率已大大降低。

百日咳潜伏期一般为 1～10 日。发病初症状似感冒，咳嗽、打喷嚏、流鼻涕，轻微发热，3～4 日后其余症状逐渐减轻，唯咳嗽逐渐加重，尤以夜间剧烈。进入痉咳期。痉咳期可长达 2 个月以上。其咳嗽的特点是阵发性、痉挛性咳嗽，不咳则已，一咳便是连续短促地咳嗽 10 余声以至数十声，常咳至涕泪交流、面红耳赤、静脉怒张、身体缩成一团为止。阵咳完毕时，接着有一深长的吸气，发出一种特殊的高调鸡啼样吸气声，如公鸡叫。阵咳每日数次至十数次，一次较一次剧烈。进食、劳累、受寒、激动、煤烟吸入等均可诱发痉咳。痉咳好转后进入恢复期，病症逐渐痊愈。

白菜根汤

原料 大白菜根 3 个，冰糖 50 克。

制法 大白菜根洗净加冰糖，水煎后饮服。每日 3 次，连服 4~6 日。

功效 适用于百日咳初咳期。

大蒜姜糖煎

原料 大蒜 45 克。生姜 9 克，红糖 18 克。

制法 水煎，每日 1 剂，分 3 次服。

功效 解表散邪，止咳杀虫。适用于百日咳初期有风寒表证者。

贝母梨

原料 川贝母 3 克，梨 1 个。

制法 将梨洗净，去皮、核，纳入川贝母。上笼蒸熟，去川贝，吃梨。每日 1 剂。

功效 清热润肺，化痰散结。适用于百日咳痉咳期。

大枣萝卜茶

原料 大枣 15 枚，胡萝卜 150 克，白糖适量。

制法 将大枣洗净，胡萝卜洗净切块。共置锅内，水煎取汁，调入白糖，代茶饮用。每日 1 剂，连服 10~15 日。

功效 健脾益气，养阴润肺。适用于百日咳痉咳期及恢复期。

麻黄蒸梨

原料 麻黄 5 克，大梨 1 个。

制法 先把麻黄捣为粗末；将生梨洗净后，剖开，挖去梨核；把麻黄放入梨心内，再将梨子合严，插上小竹签，然后放入碗内，隔水蒸熟后即可。每日 2 次，每次 1 只，去麻黄吃梨服汁，连用 3~5 天。

功效 止咳。适用于小儿百日咳的初期和痉咳期患者，也可用于小儿支气管炎咳嗽。

浙贝蛋

原料 浙贝母 3 克，鸡蛋 1 个。

制法 把浙贝母研为细末。鸡蛋洗净外壳后在其尖端剪一小孔，把浙贝母粉由小孔内放入，摇匀后以纸封闭小孔，放入饭锅内，小孔一端朝上，蒸熟即可。每日 2 次，每次 1

名医珍藏百病食疗

个，连用 5~7 日。

功效 止咳平喘。适用于小儿百日咳。

橄榄核冰糖茶

原料 鲜橄榄核 2 个，冰糖 10 克。

制法 将鲜橄榄核打碎，加水适量煎煮，煮至味出，加入冰糖调味，趁热 1 次顿服。

功效 清热润肺，化痰止咳。

冬瓜子仁方

原料 冬瓜子仁、红糖各适量。

制法 冬瓜子仁捣烂，研为细末，每次取 15 克，酌加红糖，用开水冲服。每日 2 次。

功效 润肺，化痰，消痈，利水。适用于小儿百日咳恢复期。

饴糖萝卜汁

原料 白萝卜汁 30 毫升，饴糖 20 毫升。

制法 萝卜汁与饴糖调和，加沸水少许，搅匀，分次服。

功效 止咳散邪，消痰利气。适用于小儿百日咳初期。

小儿肺炎

疾病介绍　XIAO ER FEI YAN

小儿肺炎是儿科常见病之一。临床表现为发热、咳嗽、喉中痰鸣、喘急鼻煽。本病婴幼儿发病率较高，一年四季皆可发病。

本病中医称为"咳喘"。多因内有痰热，外受风热或风寒，使肺气失于宣降而发病。临床分为风寒闭肺型、风热闭肺型、痰热闭肺型、阴虚肺热型、脾肺气虚型。

（1）风寒闭肺型。症见发热无汗，恶寒肢冷，咳喘痰稀，鼻塞流涕，舌苔薄白，脉浮或紧。治宜辛温解表，宣肺止咳。

（2）风热闭肺型。症见发热有汗，或微恶寒，咳嗽气促，喘憋痰鸣，甚者高热口渴，烦躁鼻煽，精神萎靡，口唇青紫，尿黄便干，舌苔黄厚，脉浮

名医珍藏百病食疗

数。治宜辛凉解表，宣肺平喘。

（3）痰热闭肺型。症见咳嗽痰多，痰黄黏稠，胸憋鼻煽，口唇青紫，心烦不安，面赤口渴，喉间痰鸣，舌苔黄，脉滑数。治宜清热宣肺，化痰平喘。

（4）阴虚肺热型。症见低热盗汗，咳嗽少痰，略喘，面唇舌红，口燥咽干，舌苔少，脉细数。治宜养阴清肺，止咳平喘。

（5）脾肺气虚型。症见面白无华，咳喘痰稀，气短乏力，自汗，四肢欠温，食少便溏，舌质淡、苔白，脉沉细无力。治宜扶正益肺，止咳化痰。

食疗方 SHI LIAO FANG

鱼腥草芦根汤

原料 鱼腥草 30 克，红枣 12 克，芦根 30 克。

制法 上 3 味洗净，加水煮 30 分钟后，即可饮用。

功效 清热化痰。适用于小儿肺炎。

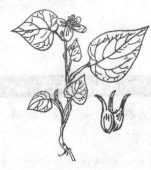

鱼腥草

马齿苋粳米粥

原料 马齿苋 30 克，粳米 50 克。

制法 马齿苋切细末。粳米加水煮稀粥，加马齿苋拌匀，再煮数沸，分次服食。

功效 适用于小儿肺炎，症见咳嗽咽干、咳痰不爽。

萝卜排骨汤

原料 猪排骨、萝卜各 250 克，生姜、精盐各少许。

制法 烧熟食用。每日 2 次，每次 1 小碗。

功效 清热解毒，顺气止咳，利尿发汗。适用于小儿肺炎初愈，症见咳喘无力、自汗、四肢欠温。

杏仁桑皮粥

原料 杏仁 6 克（去皮尖），桑白皮 15 克，生姜 6 克，大枣 5 枚（去核），粳米 150 克，牛奶 30 毫升。

制法 杏仁研泥，调入牛奶取

汁；桑白皮、生姜、大枣水煎取汁，以药汁入粳米煮粥，将熟时对入杏仁汁再稍煮即成。1日分数次热服。

功效 宣肺止咳平喘。

花生仁薏米山药粥

原料 花生仁250克，薏米、山药、粳米各50克。

制法 将花生仁、薏米、山药和粳米分别洗净，加水适量煮至粥稠为止。每日2次，每次食用1小碗。

功效 具有清热润肺和胃的功效。适用于小儿肺炎后期，身体虚弱、食欲不振、四肢乏力者。

百合粥

原料 百合60克，粳米100克，冰糖适量。

制法 百合研粉，同粳米同煮成粥，对入冰糖即成。每日2次。热饮。

功效 润肺止咳，生津除烦。百合滋阴润肺，清心除烦，配以粳米、冰糖养胃生津。适用于阴虚肺热、烦热燥咳之症。

百合藕粉羹

原料 新鲜百合50克，藕粉、冰糖各适量。

制法 百合、冰糖加水煮烂后，加入已调成糊的藕粉，做成羹。每日2次，每次食用1小碗。

功效 具有润肺健脾的功效。适用于小儿肺炎后期，阴虚低热盗汗、口干咽燥、干咳少痰者。

五汁饮

原料 生姜汁25毫升，梨汁、萝卜汁、鲜芦根汁、鲜百部汁各50毫升（无鲜品者可用干品浓煎取汁），蜂蜜50克。

制法 各汁混匀，调入蜂蜜，煮沸后纳容器中待用。每服1匙，每日3次，沸水调服。

功效 清肺止咳，疏表散邪。适用于表热未解，而肺热较重之患儿。

桑菊杏仁蜜茶

原料 桑叶、菊花各9克，杏仁泥6克，蜂蜜15克。

制法 将桑叶、菊花、杏仁泥共煎煮取汁，调入蜂蜜即成。每日1剂，代水饮用。

功效 辛凉清热，宣肺止咳。

小儿支气管哮喘

小儿支气管哮喘是一种变态反应，植物神经功能失调引起广泛性、可逆性小儿支气管痉挛，症见突然喘息、哮鸣、咳嗽、咯白痰，每次发作可数小时至数日，间歇期正常。

本病病因未明，似与环境接触、遗传、过敏体质有关。

食疗方 SHI LIAO FANG

青葱蒸豆腐

原料 川贝 3 克，白豆腐 1 块，青葱 5 根，冰糖适量。

制法 将青葱洗净切段，与川贝、白豆腐一起放入大碗，上笼蒸至冰糖溶解即可。趁热吃豆腐饮汤。

功效 可止咳定喘。适用于小儿哮喘、百日咳。

核桃梨冰糖汁

原料 核桃、冰糖各 30 克，梨 150 克。

制法 梨洗净去核，同核桃仁、冰糖共捣烂一起放入砂锅，加水煮成浓汁。每次服 1 汤匙，日服 3 次。

功效 清热止咳。适用于小儿哮喘、百日咳。

糖熘白果

原料 水发白果 150 克，白糖 100 克，淀粉 25 克，碱适量。

制法 将白果砸破取仁，放入锅内，加清水和碱烧开，去皮和心，装入碗内，加清水，上笼蒸熟，取出。锅内加清水，放入白果、白糖，置火上烧开，放入淀粉上芡，即可食用。

功效 可敛肺定喘、止带缩便。适用于小儿哮喘、痰咳。

小青龙粥

原料 麻黄、桂枝、法夏、细辛、白芍、五味子各 6 克，生姜 3 片，甘草 3 克，大米 30 克，白糖少许。

制法 将诸药择净，放入药罐

中，加清水适量，浸泡5～10分钟后，水煎取汁，同大米煮粥，待熟时调入白糖，再煮一两沸即成，或将小青龙合剂5～100毫升，调入稀粥中服食，每日2剂，连续3～5天。

功效 温肺化痰，止咳平喘。适用于哮喘，咳嗽气促，喉间有哮鸣音，痰多白沫，形寒无汗，面胱色晦，四肢不和，口不渴或渴热饮，舌苔薄白或白腻，脉浮滑或濡数等。

麻杏石甘粥

原料 麻黄、杏仁、甘草各6克，石膏20克，大米30克，白糖少许。

制法 将诸药择净，放入药罐中，加清水适量，浸泡5～10分钟后，水煎取汁，同大米煮粥，待熟时调入白糖，再煮一两沸即成，或将麻杏石甘合剂5～100毫升，调入稀粥中服食，每日2次，早晚各服1次，连续3～5天。

功效 清肺化痰，止咳平喘。适用于咳喘哮鸣，痰稠色黄，发热面红，胸闷膈满，渴喜冷饮，小便黄赤，大便干结，舌苔薄黄或黄腻，脉滑数等。

蜜糖鸡蛋

原料 鸡蛋1个，蜂蜜2汤匙。

制法 将鸡蛋去壳，在油锅内煎熟，加入蜂蜜，起锅趁热食用。

功效 滋阴养血，清热润燥。主治小儿哮喘。

双仁蜜饯

原料 炒杏仁、核桃仁各250克，蜂蜜500克。

制法 将杏仁、核桃仁放锅内，加水适量，熬汁将干时，加入蜂蜜，拌匀煮沸即可。常食。

功效 补肾益肺，止咳平喘润燥。主治肺肾两虚、久咳气喘、动则喘剧、四肢乏力、大便艰难者。

丝瓜罗汉果茶

原料 鲜嫩丝瓜5根，罗汉果2个。

制法 水煎代茶饮。

功效 适用于热性小儿支气管哮喘。

柠檬大肠汤

原料 鲜柠檬叶30克，陈皮6克，七叶一枝花6克，猪大肠一段。

制法 鲜柠檬叶、陈皮、七叶一枝花剁碎，装入洗净的猪大肠内，扎住两端，加水适量，炖 2 小时，除去药渣，入调味品，吃肉喝汤。隔日 1 剂。

功效 止咳润肺，燥湿化痰，清热解毒。适用于小儿支气管哮喘。

小儿腹泻

小儿腹泻是一种胃肠功能紊乱综合征。根据病因不同可分为感染性和非感染性两大类。2 岁以下婴儿消化功能尚不成熟，抵抗疾病的能力差，尤其容易发生腹泻。夏秋季节是病菌多发期，多种细菌、病毒、真菌或原虫可随食物或通过污染的手、玩具、用品等进入消化道，很容易引起肠道感染性腹泻。非感染性及病因不明引起的腹泻，称为消化不良。发病年龄大多在 1 岁半以内。

（1）轻型腹泻：起病可急可缓，精神尚好，以胃肠道症状为主，大便每日 10 次以内，为黄色或黄绿色稀水便，有时伴少量黏液，量不多，偶有呕吐，无明显脱水及全身中毒症状。

（2）重型腹泻：常急性起病，大便每日 10 次以上，除有较重的胃肠道症状外，还有明显水、电解质和酸碱平衡紊乱表现及全身中毒症状。

食疗方　SHI LIAO FANG

糯米固肠汤

原料 糯米 30 克，山药 15 克，胡椒粉、白糖各适量。

制法 将糯米略炒与山药一起下锅，加适量水，置火上煮粥，待熟后加胡椒及白糖适量调味即可。饮服，每日 2 次。

功效 健脾暖胃，温中止泻。适用于小儿脾胃虚寒泄泻。

芡实糕

原料 鲜芡实 1000 克，大米粉 250 克，白糖适量。

制法 选用新鲜芡实 1000 克，放入锅内加水煮熟后，去壳晾干，研

名医珍藏百病食疗

粉。如无鲜品，可用干芡实500克，研粉。把芡实粉同大米粉、白糖适量，一起加水拌和均匀，揉成面团，然后如常法做成芡实糕，蒸熟即可。每日早晚当点心，温热食用2～3块，连用5～7天。

功效 补脾，益肾，固涩。适用于小儿慢性脾虚腹泻、肾虚遗尿。

锅巴炭

原料 饭锅巴50克。

制法 饭锅巴炒成炭，研细末，每次3～6克，每日2次。

功效 适用于小儿寒泻，症见大便清稀，日久难愈，夹有不消化物，臭气不堪，肠鸣隐痛，手足发凉。

香椿鲜叶饮

原料 香椿鲜叶90克。

制法 将香椿鲜叶洗净，入锅，加水2碗，煎煮至1碗。每天1剂，每次1小碗，上午、下午各1次。

功效 理气涩肠。主治湿热泄泻，突然腹痛，泻下稀水样或黏液便，口干烦躁，小便黄短者。

山药泥

原料 淮山药500克。

制法 将山药洗净，切成薄片，蒸或加少许水煮烂，用细筛滤过。佐食，每日3次。

功效 健脾温肾。主治脾胃虚寒，表现为慢性迁延性腹泻，腹部隐痛，喜温喜按，舌淡。

鸡内金红枣饼

原料 鸡内金15克，面粉500克，白术30克，干姜6克，红枣250克。

制法 将白术、干姜用纱布包扎，与红枣一起放入砂锅内，加水煮沸，文火煮1小时去药包，除去枣核，继续用文火煎煮。把枣肉压拌成枣泥，放冷后与鸡内金细粉、面粉混匀，加水适量和成面团，再擀成薄饼，以小火烙成饼，食用。

功效 可以益脾、健胃、消食。适用于小儿腹泻、消化不良、小儿食欲不振。

消食饼

原料 鸡内金1～2个，面粉100克。

制法 将鸡内金洗净晾干，放在瓦上用微火焙焦研成碎粉，与面粉一起和成面团，擀成5毫米厚的薄饼置火上烙熟，然后切成小方块，继续用小火烘干即成，在和面时也可加少许芝麻和白糖，则味道更美。

功效 消食化积。适用于消化不良小儿腹泻。

萝卜酸梅汤

原料 白萝卜250克，酸梅2颗。

制法 萝卜洗净切成薄片，和酸梅一起放入砂锅，加水2碗，煮沸，文火煮至1碗水，加调料即成，喝汤。

功效 宽中，行气，化积。适用于消化不良小儿腹泻。

白果鸡蛋

原料 白果仁2个，鸡蛋1个。

制法 将白果仁焙干，研末，鸡蛋一端用钉子扎一孔，将白果粉装入蛋内，将纸封孔，将鸡蛋竖在烤架上用微火烘烤至熟。去壳食用。

功效 可健脾理虚、固涩。适用于小儿腹泻。

小儿厌食症

疾病介绍 XIAO ER YAN SHI ZHENG

厌食症即食欲不振、厌食。随着食欲明显减退，体重下降，毛发增多，表情淡漠，注意力涣散，学习成绩退步，体温下降，心率慢，血压偏低，女孩可引起闭经或月经延迟，心脏变小等。

本病属中医"疳积"范畴，多为乳食积滞，损伤脾胃，运化失司所为，当以健脾益胃、消食导滞为治。

食疗方 SHI LIAO FANG

雷丸参芪粥

原料 雷丸、太子参、黄芪5克，大米30克。

制法 将3药择净，放入锅中，加清水适量，浸泡5～10分钟后，水煎取汁，加大米煮为稀粥即成，每日2剂，7天为1疗程，连续2～3疗程。

功效 健脾消食杀虫。适用于小儿厌食症，症见面黄肌瘦，毛发稀疏，精神不振，困倦喜卧，脘腹胀满，时或腹痛，疼痛位于肚脐周围，大便常规检查可发现蛔虫卵，舌淡苔薄，脉细弱等。

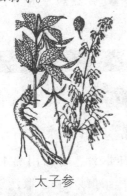

太子参

芜荑粥

原料 芜荑10克，大枣5枚，大米30克。

制法 将芜荑择净，放入锅中，加清水适量，浸泡5~10分钟后，水煎取汁，加大米、大枣煮为稀粥即成，每日1剂，7天为1疗程，连续2~3疗程。

功效 健脾消食杀虫。适用于小儿厌食症，时或腹痛，纳差食少等。

猪肚粥

原料 熟猪肚、大米各30克，调味品适量。

制法 将猪肚切丝；大米淘净，与猪肚同放锅中，加清水适量，煮到粥熟后，调入葱花、姜末、食盐、味精等调味，再煮一两沸服食，每日1剂，7天为1疗程，连续2~3疗程。

功效 健脾和胃，消积化食。适用于小儿厌食症，症见面色黄暗无华，形体枯瘦，发结如穗，精神萎靡，目光无彩，纳呆厌食，睡卧露睛，脘腹胀满，或有低热，大便顽固不化，尿如米泔，舌质淡红，唇淡苔腻，脉濡细而滑，指纹淡紫等。

油炸山楂糕

原料 山楂糕500克，鸡蛋3个，淀粉及面粉各等量，熟猪油500毫升，白糖适量。

制法 将山楂糕切成3厘米长、1.5厘米宽的长方条；将鸡蛋打入碗内，打散，放入淀粉和面粉，调匀成稠糊。锅置炉火上烧热，倒入猪油。油热后，将山楂条放在鸡蛋糊内滚一滚，使每条都滚满鸡蛋糊，然后放入热油锅内，炸至两面焦黄，即可出锅装盘，撒上少许白糖上桌。当点心食。

功效 消食化积。适用于小儿食欲不振、消化不良患者，尤其适用于小儿食积者食用。

九仙糕

原料 莲子、山药、白茯苓、薏米各5克，炒麦芽、炒白扁豆、芡实各3克，白糖500克，糯米粉1000克。

制法 莲子用温水泡后去皮、心，与其他药食同放锅内，加水用武火烧沸后转用文火煮30分钟，取汁，把糯米粉、白糖、药汁和匀。揉成面团，做成糕，上笼武火蒸30分钟。当早餐食。

功效 补益脾胃。

蚕豆红糖饮

原料 蚕豆500克。红糖适量。

制法 将蚕豆用水浸泡后，去壳晒干。磨粉（或磨浆过滤后，晒干），即成。每服30～60克。加红糖适量，冲入热水调匀食。

功效 本方适用于脾胃不健、消化不良、饮食不下等所致的厌食症。

萝卜炖带鱼

原料 鲜带鱼250克，白萝卜300克，生姜丝50克，盐、味精各适量。

制法 带鱼洗净，切段；白萝卜洗净，切块。将带鱼、白萝卜、姜丝放入锅中，加适量清水，炖煮至熟，加盐调味即可。

功效 带鱼和中开胃，暖胃补虚；白萝卜下气消食。

西瓜番茄汁

原料 西瓜、番茄各适量。

制法 将西瓜瓤去籽。用洁净纱布挤压取汁；番茄用沸水冲烫去皮，也用洁净纱布挤压取汁。二汁混和。代饮料饮服，用量不限。

功效 适用于内生滞热所引起的小儿厌食。

菠萝汤

原料 菠萝250克，白糖60克。

制法 将菠萝去皮、洗净，切成小块，加水煮沸5～7分钟，调入白糖即成。每日1剂，连服3～5天。

功效 菠萝有补脾益胃、生津止渴、润肠通便、和尿消肿等功效。适用于小儿病后不思饮食、大便秘结。

名医珍藏百病食疗

小儿夜啼症

小儿夜啼是指小儿白天如常，入夜则经常啼哭不眠。患此症后，持续时间少则数日，多则经月。本病多见于半岁以内的婴幼儿。啼哭是婴儿的一种本能性反应，因为在婴儿时期尚没有语言表达能力，"哭"就是表达要求或痛苦的一种方式。如饥饿、口渴、尿布潮湿、臀部和腋下皮肤糜烂、湿疹作痒等原因，均可引起患儿哭闹。这种哭闹是正常的本能性反应，则不属于本症范围。

中医认为小儿夜啼常因脾寒、心热、惊骇而发病。①脾胃虚寒，症见小儿面色青白、四肢欠温、喜伏卧、腹部发凉、弯腰蜷腿哭闹、不思饮食、大便溏薄、小便清长，舌淡苔白，脉细缓，指纹淡红。治宜温中健脾。②心热受惊，症见小儿面赤唇红、烦躁不安、口鼻出气热、夜寐不安、一惊一乍、身腹俱暖、大便秘结、小便短赤，舌尖红、苔黄、脉滑数。治宜清热安神。③惊骇恐惧，症见夜间啼哭、面红或泛青、心神不宁、惊惧不安、睡中易醒、梦中啼哭、声惨而紧、呈恐惧状、紧偎母怀、脉象唇舌多无异常变化。治宜镇惊安神。

食疗方　SHI LIAO FANG

粟米粥

原料 粟米 30 克。

制法 水煎煮粥，啜服。

功效 和胃安神。主治小儿伤食、夜寐不安、纳差、腹胀便溏者。

葱白汤

原料 连须葱白 30 ~ 50 克，红糖适量。

制法 将葱白洗净，切段，放入锅内，加水煮沸 10 分钟，去渣，调入红糖即成。每日 1 剂，连服 7 - 10 天。

功效 葱白性温、味辛，有解表散寒、通阳开窍、祛风活络等功效；红糖可补血、祛寒。适用于脾寒所致之夜啼，伴见口中气冷、四肢不温、不思乳食。

乳香大蒜

原料 大蒜1头，乳香2克。

制法 先将大蒜煨熟，与乳香共研，使之均匀，做成芥子大小丸。每次服7丸，用乳汁送服。

功效 可活血止痛、消炎。适用于小儿夜啼。

三宝蛋黄粥

原料 山药15克，薏苡仁30克，芡实15克，熟鸡蛋黄1个，糯米30克。

制法 山药、薏苡仁、芡实研末，与淘洗干净的糯米一同入锅，加水适量，用武火烧开，改用文火熬煮成稀粥，加入鸡蛋黄，混匀即成。日服1剂，温热食用。

功效 健脾开胃，养心安神，敛汗止泻。适用于小儿夜啼，症见自汗盗汗，胃腹疼痛，慢性泄泻。

甘麦大枣茶

原料 淮小麦15克，大枣6克，炙甘草、蝉衣各3克。

制法 上4味水煎取汁，代茶饮。每日1剂。

酸枣仁蜂蜜汤

原料 酸枣仁25克，蜂蜜适量。

制法 酸枣仁洗净，捣碎，放入锅内，加水烧沸，文火煎30～40分钟，去渣取汁，调入蜂蜜即成。每日1剂，连服10～15日。

功效 补肝益胆，宁心安神。适用于小儿夜啼，症见胆小善惊、哭声尖锐。

韭菜粥

原料 鲜韭菜适量，大米10克，细盐少许。

制法 取鲜韭菜洗净切细，榨取汁液备用。将大米淘净，加清水适量煮粥，待熟时，调入韭菜汁、细盐等，煮为稀粥，取汁饮服，每日1剂，连续3～5天。

功效 温中健脾，宁心安神。适用于小儿夜啼，症见食少便溏、遗尿等。

莲心粥

原料 莲子心2克，薏苡仁10克，白糖适量。

制法 将莲心择净，放入锅中，加清水适量，浸泡5～10分钟后，水煎取汁，加苡仁煮粥，待熟时，调入白糖，再煮一两沸即成，取汁饮服，每日1剂，连续3~5天。

功效 清心导赤。适用于小儿夜啼，症见睡喜仰卧，见灯火则啼哭越甚，烦躁不安，小便短赤，或大便秘结，面赤唇红，舌苔白，舌尖红，脉数有力，指纹青紫等。

琥珀茯苓粥

原料 琥珀0.3克，茯苓粉、小麦粉各10克，白糖适量。

制法 将茯苓粉、小麦粉放入锅中，加清水适量调匀，煮为粥糊，待熟时，调入琥珀、白糖，再煮一两沸即成，取汁饮服，每日1剂，连续3~5天。

功效 清心导赤，宁心安神。适用于小儿夜啼，症见睡中时作惊惧，唇与面色乍青乍白，紧偎母怀，舌淡，苔薄白，脉细等。

牡蛎枣仁粥

原料 牡蛎6克，枣仁3克，糯米10克，白糖适量。

制法 将诸药择净，放入锅中，加清水适量，浸泡5~10分钟后，水煎取汁，加糯米煮粥，待熟时，调入白糖，再煮一两沸即成，取汁饮服，每日1剂，连续3~5天。

功效 清心导赤，宁心安神。适用于小儿夜啼，时或惊骇恐惧等。

小儿佝偻病

疾病介绍 XIAO ER GOU LOU BING

　　本病是小儿常见的一种慢性营养缺乏症，主要是因维生素D摄入不足，以及阳光照射不足，而使体内钙、磷代谢失常，以骨骼系统生长发育障碍为主要临床特征，同时影响神经、肌肉、造血、免疫等系统的功能，造成机体抵抗力降低。本病发病缓慢，易被忽略，一旦发展到后遗症期，则难以恢复正常。

名医珍藏百病食疗

虾皮猪肝丝瓜汤

原料 虾皮、猪肝片各 50 克，丝瓜片 100 克，姜片少许。

制法 往锅内加水 400 毫升，烧开后，放入虾皮、猪肝片、丝瓜片及姜片，同煮熟，下味精，淋麻油。分 1～2 次服。

功效 适用于小儿佝偻病。

羊骨杜仲山楂汤

原料 羊骨 30～50 克，杜仲 3 克，山楂 5 克。

制法 将上 3 味水煎服。每日 1 剂，2 次分服，连服 10～15 日为 1 个疗程。

功效 补肝肾，壮筋骨。适用于肝肾不足型佝偻症。

猪骨菠菜汤

原料 猪脊骨或腿骨 300 克，菠菜 100 克。

制法 将猪脊骨洗净剁碎（猪腿骨砸碎），放入砂锅内，加水熬咸浓汤，加入洗净切段的菠菜，稍煮加调料即成。饮汤吃菜。

功效 养血利骨。主治佝偻病。

一品山药

原料 生山药 500 克，面粉 150 克，核桃仁 100 克，什锦果脯、白糖、猪油、蜂蜜、豆粉各适量。

制法 将生山药洗净去皮蒸熟，加面粉揉成面团，放在盘中，拼成圆饼状，饼上摆核桃仁、什锦果脯，然后放入蒸锅内，置武火上蒸 20 分钟。将白糖、猪油、豆粉放入另一锅内熬成糖汁，加入蜂蜜，浇在圆饼上。可当点心食。

功效 补脾益肾。

胡萝卜猪骨汤

原料 猪脊骨或腿骨 150 克，胡萝卜 200 克，盐少许。

制法 猪骨、胡萝卜洗净切块，共同煲汤，加盐调味饮用。

功效 益脾补肾。预防小儿佝偻病。

清炖二骨汤

原料 猪骨头 500 克，乌鱼骨 250 克，盐适量。

名医珍藏百病食疗

制法 猪骨、乌鱼骨洗净、砸碎。入锅加清水适量，炖成白色浓汤，弃渣，加盐适量调味即可。喝汤，每日1~2次。可经常食用。

功效 补虚益肾，补充钙质。适用于小儿软骨病、出牙不齐、发育缓慢、头颅畸形等症的辅助治疗。

蛤壳双甲蜂蜜丸

原料 蛤壳、炮山甲片、炮鳖甲片各30克，蜂蜜适量。

制法 将蛤壳、炮山甲片、炮鳖甲片共研成细末。炼蜜为小丸，以米汤送服。1岁小儿1克，3岁小儿2克，6岁小儿5克，每日2次。

功效 补钙利骨。主治佝偻病。

鲜樱桃烧香菇

原料 香菇200克，鲜樱桃、豌豆苗各30克，香油、植物油、姜汁、酱油、料酒、精盐、湿淀粉、味精各适量。

制法 香菇洗净，去蒂，挤干水；豌豆苗洗净，切成段；樱桃洗净。炒锅用中火加热，放入植物油烧热，下香菇煸出香味，加姜汁、水、精盐、酱油、料酒炒匀，待烧沸后改用小火煨片刻，下豌豆苗、味精，用湿淀粉勾薄芡，放入樱桃，淋入香油即可。

功效 适用于小儿佝偻病。

炒蟹爪

原料 新鲜蟹爪100克。

制法 洗净，放锅内炒黄，研细末，每次5克，用少许米醋或米汤调服，每日1~2次。

功效 适用于小儿佝偻病。

小儿癫痫

疾病介绍

本病俗称"羊角风"，是一种病因复杂、反复发作的神经系统综合征，由阵发的暂时性脑功能紊乱所致，分为原发性、继发性。临床表现为反复发作的肌肉抽搐和意识障碍，发作形式有全身性发作、局部性发作两种，脑电图检查对诊断本病有一定意义。

竹笋鸡蛋汤

原料 鲜竹笋 200 克，鸡蛋 1 只，食用油、精盐、味精各适量。

制法 鲜竹笋剥壳，洗净，去老筋，切丝；鸡蛋打入碗内，搅匀，备用。炒锅上火，放入食用油烧热，入笋丝略炒，加水适量，武火烧沸，改用文火煮 3～5 分钟，入鸡蛋，调入精盐、味精即成。每日 1 剂，连服 10 天。

功效 适用于痰热或阴虚所致的小儿癫痫，症见发热头痛、喉间痰鸣、角弓反张等。

枸杞叶炒猪心

原料 枸杞叶 150 克，猪心 1 付，花生油、食盐、味精适量。

制法 枸杞叶洗净，猪心洗净，切成小块。炒锅置火上，加入花生油，放入枸杞叶、猪心同炒，快熟时加食盐、味精等调料即成。佐餐食用。

功效 养血宁心，除烦益智。适用于小儿癫痫。

炖甲鱼

原料 甲鱼 1 只，食用油、盐、料酒、酱油各适量。

制法 将甲鱼肉洗净切块。锅置火上加入食用油烧热，下甲鱼块煸炒，放入盐、料酒、酱油等加水煮沸，再加热水适量，改文火炖至甲鱼烂熟。吃肉饮汤或佐餐。连食 7 天。

功效 可补虚益气、除湿热。适用于癫痫。

猪蹄猪心汤

原料 猪蹄 2 个，猪心 1 个，鲜地榆 30 克。

制法 将猪蹄、猪心、鲜地榆洗净入锅，加水适量，大火煮沸 15 分钟，改小火炖至肉烂汤浓，拣去地榆，加盐等调料调味即可。吃肉，饮汤。每日 1 次，每剂分 3 日吃完。连吃 3～5 剂。

功效 凉血止血，镇静补心。可辅治小儿癫痫。

黄瓜藤汤

原料 黄瓜藤 100 克。

制法 将黄瓜藤洗净切段，放入砂锅，加水煮沸，改文火煮 1 小时即成。分 2 次服。

功效 清热熄风。主治癫痫。

郁金橄榄膏

原料 橄榄 500 克，郁金 250 克，明矾 200 克。

制法 橄榄去核，捣烂，与郁金一起放入砂锅，加水煮沸，改用文火煮成浓汁，去渣后加入明矾，继续文火煎煮至膏状即成。每次服 1 匙，温水送服。

功效 清热凉肝，止惊镇静。

适用于小儿癫痫。

羊脑枸杞

原料 羊脑 1 个，枸杞子 30 克。

制法 羊脑洗净，与枸杞子一起放入砂锅，加水煮沸，改用文火炖煮 1 小时，加调料即成。分次食用。

功效 补肾益精，养血祛风。

适用于小儿癫痫。

小儿多动症

疾病介绍 XIAO ER DUO DONG ZHENG

小儿多动症是指脑功能轻微障碍。

小儿多动症以自我克制力差、小动作过多、注意力不集中、情绪行为异常、学习困难为主要表现。

本病患者智力正常，多见于学龄儿童，男性多于女性。

引起本病的原因较复杂，如孕期患风疹、难产、早产、产伤，病儿发生脑炎、脑膜炎、中毒、脑外伤及遗传等，均有可能引起本病。

食疗方 SHI LIAO FANG

酸枣莲子粳米粥

原料 去心莲子 50 克，酸枣仁 10 克，粳米 150 克，冰糖适量。

制法 将莲子、酸枣用纱布包好入锅中，加入粳米共煮粥，熟后将酸枣仁取出弃之，加冰糖适量，分 2 次服之。每日 1 次，连服 2 周以上。

功效 安定心神，清热降火。

适用于心肾失交、神明不足型多动症。

名医珍藏白病食疗

朱砂茯神猪心汤

原料 朱砂 2.5 克，茯神 12.5 克，猪心 1 个。

制法 猪心洗净，纳入朱砂、茯神，外用细棉线扎紧，加清水适量煮至猪心熟后，去药渣，饮汤，猪心切片调服。

功效 可以齐心宁神定志。适用于小儿多动症。

枣仁党参猪肝汤

原料 酸枣仁 20 克，党参、当归各 15 克，猪肝 150 克，葱、姜、淀粉、料酒、食盐、味精各适量。

制法 将猪肝洗净切片，加葱、姜、食盐、淀粉、料酒适量拌匀备用。先取诸药水煎去渣，取汁煮沸，纳入猪肝，煮至肝片熟后，以味精调服。每日 1 剂。

功效 可以养血疏肝、宁心安神。适用于小儿多动症。

药蛋羊肝羹

原料 鹌鹑蛋 4 只，羊肝（或牛肝）100 克，水发银耳 50 克，玉米粉 10 克。

制法 羊肝切小块，银耳切成小粒，共放锅中，加适量清水，汤沸时用玉米粉加鹌鹑蛋（去壳）拌匀，勾芡，以油、盐调味，食用。

功效 养阴清心。

灵参炖鸡

原料 鸡 1 只，乌灵参 100 克，料酒、姜、葱、盐各适量。

制法 把乌灵参用温水浸泡 4~8 小时，洗净切片，放入鸡腹内，然后把鸡放入砂锅内，清水淹过鸡体，并放入料酒、姜、葱适量，旺火烧开后，改用文火清炖。鸡熟后，加少许盐即可。每日 2 次，食鸡肉，饮汤。

功效 补气健脾，养心安神。

枸杞百合羹

原料 枸杞子、百合各 15 克，鸡蛋黄 1 只，冰糖适量。

制法 枸杞子、百合同煮至软烂汁稠，加入搅碎的鸡蛋黄、冰糖，再煮沸片刻即成。每日 2 次，连服多日。

功效 补益肝肾，滋阴安神。适用于小儿多动症。

小麦糯米粥

原料 小麦、糯米各 30 克，酸枣仁 15 克。

制法 酸枣仁纱布另包，与小麦、糯米同煮成稀粥，热饮服。每日 1 ~ 2 次。

功效 益脾养心，安神除烦。适用于小儿多动症。

牛肝小米粥

原料 牛肝 100 克，小米适量，姜末、葱末、盐、味精、酱油、糖、酒各适量。

制法 牛肝切薄片，用盐、味精、酱油、糖、酒等调料渍透，入小米粥内烫熟，加姜、葱末少许。

功效 适用于小儿多动症。

虾米小米粥

原料 虾米 10 个，小米适量，葱末、盐、味精、香油各适量。

制法 将虾米切小丁，与小米同煮粥，加盐、味精、香油、葱末调味食用。

功效 适用于小儿多动症。

小儿便秘

疾病介绍 XIAO ER BIAN MI

便秘指大肠传导失常，导致大便秘结，排便周期延长，或周期不长，但粪质干结，排出艰难，或粪质不硬，虽有便意，但便而不畅的病症。小儿常见的是暂时性便秘，多因乳食积滞，燥热内结，热病之后，津液耗伤，不能润便所致。另一种是习惯性便秘，是经常性的排便困难，常为脾胃虚弱所致。极少数便秘是由于肠道畸形等器质性原因引起，不在本节讨论范围。临床症见小儿便干、硬，排便时哭闹费力，次数明显减少，有时 2 ~ 3 天甚至 6 ~ 7 天排便一次。预防本病，应多吃蔬菜、水果，饮食以清淡稀软为宜。适当增加一些有油性但不滋腻的食品，如牛奶、鸡蛋、花生、芝麻等。哺乳的婴儿便秘时，可在牛奶中多加些白糖或淡果汁、淡菜汤，可使排便通畅。稍大儿童应注意培养按时排便的习惯。

中医将小儿便秘分为：积热便秘，常因小儿饮食不节，乳食停滞，症见大便干燥、坚硬，排便困难，腹胀腹痛，不思饮食，或伴恶心呕吐，烦急口臭，手足心热，小便黄少，舌红，舌苔黄或黄白厚腻，脉滑。治宜清热消导。虚弱便秘（习惯性便秘），症见经常大便秘结，大便难下，或先干后稀，面色萎黄，腹胀无力，倦怠乏力，舌质淡，舌苔白，脉缓。治宜滋补润肠通便。

食疗方 SHI LIAO FANG

白萝卜粳米粥

原料 白萝卜1~2个，粳米50克。

制法 将白萝卜洗净切碎，同粳米煮成粥，分次服食。

功效 下气调中，通利大便。主治小儿便秘，服之甚验。

猪血桃仁煲汤

原料 桃仁5~10克，新鲜猪血200克。

制法 将桃仁、猪血加清水适量煲汤，用食盐少许调味，饮汤食血。

功效 具有润燥滑肠、通利大便之功，便秘小儿服后，奏效神速。

葵菜粥

原料 鲜葵菜100克，大米50克。

制法 将葵菜洗净，切细备用。

大米淘净，放入锅中，加清水适量煮粥，待熟时调入葵菜，再煮一两沸服食，每日1剂，连续3~5天。

功效 清热润肠，凉血解毒。适用于胃肠积热所致的大便秘结，小便淋涩，痢疾便血，疔疮疖肿等。

二莲芦荟粥

原料 莲叶、穿心莲各5克，芦荟1克，大米30克，白糖适量。

制法 将2莲择洗干净，放入锅中，加清水适量，浸泡5~10分钟后，水煎取汁，加大米煮粥，待熟时调入芦荟、白糖，再煮一两沸即成，每日1~2剂，连续2~3天。

功效 清热解毒，通便泻火。适用于胃肠积热所致的大便干结，小便短黄，口臭流涎，口渴，舌质红，舌苔黄，脉数，指纹紫等。

玉石胡麻粥

原料 玉竹、石斛各5克，胡麻仁5克，大米30克，白糖适量。

名医珍藏百病食疗

制法 将胡麻仁炒香。玉竹、石斛择洗干净，放入锅中，加清水适量，浸泡 5 ~ 10 分钟后，水煎取汁，加大米煮粥，待熟时调入胡麻仁、白糖，再煮一两沸即成，每日 1 ~ 2 剂，连续 2 ~ 3 天。

功效 养阴通便。适用于大便干结、口渴欲饮等。

土豆泥

原料 新鲜土豆适量。

制法 洗净后切碎，加开水捣烂，用纱布包绞汁，酌加蜂蜜同服。每日早晨空腹服 1 ~ 2 匙，连服 15 ~ 20 日。

功效 健脾理气。适用于小儿便秘，症见食后腹胀。

雪梨杏仁汤

原料 北杏仁 5 ~ 10 克，雪梨 1 个，白砂糖 30 ~ 50 克。

制法 配料放炖盅内，隔水炖 1 小时，食梨饮汤。

功效 生津清热，润肠通便。适用于小儿便秘。

韭菜汁

原料 韭菜叶适量。

制法 捣汁 1 杯，温开水冲服。

功效 温阳行气。适用于虚寒型小儿便秘，症见腹痛喜按，四肢无力。

冰糖乌蕉

原料 香蕉 2 只，何首乌 10 克，冰糖适量。

制法 香蕉去皮，何首乌切碎，加冰糖适量，隔水炖服。每日 1 ~ 2 次，连服数日。

功效 清热，润肠，通便。适用于小儿便秘，症见口干、发热、腹胀。

小儿麻疹

疾病介绍　XIAO ER MA ZHEN

麻疹是由麻疹病毒引起的急性呼吸道传染病，主要靠空气飞沫传染，病人是唯一的传染源，自潜伏期末至出疹后 5 日内均有传染性。麻疹多发

名医珍藏百病食疗

生在冬春季节，多见于婴幼儿。临床以发热、眼和上呼吸道炎症、麻疹黏膜斑和全身性斑丘疹、疹退后糠麸样脱屑，并留有棕色色素沉着为特征。病程中可出现肺炎、喉炎、脑炎等并发症。患病后一般可获得持久免疫力。

食疗方 SHI LIAO FANG

鲜笋鲫鱼汤

原料 鲜笋1根，鲫鱼1条，生姜、葱各适量。

制法 将鲜笋剥去外皮，切去老根，洗净，切成片；鲫鱼杀死后刮鳞，去腮及内脏洗净；将生姜洗净，切成片；将笋片、鲫鱼、生姜、葱同放入锅内。加入适量清水，用大火烧沸后，改小火煮。放入盐，至汤浓、鱼熟即可。

功效 本汤能透发疹毒。适用于小儿麻疹初起。

香菇汤

原料 鲜香菇18克（或干品9克）。

制法 水煎去渣。取汤服，每日3次。

功效 益气透疹。香菇甘凉，气香味美，营养丰富，能补气强身，托疹外出，适用于出疹期体虚患儿疹透不畅者。

绿豆衣汤

原料 绿豆衣15克，白糖10克。

制法 绿豆用清水浸泡后取皮，煎水，加白糖适量服食。

功效 清热解毒。绿豆衣味甘性寒，清热解毒，白糖甘平补中调味，用于麻疹虽已透齐，但发热不退、口渴、小便短赤、大便干结之症。

竹笋荸荠胡萝卜

原料 竹笋250克，荸荠250克，胡萝卜250克，食盐少许。

制法 将竹笋去壳，荸荠、胡萝卜连皮洗净，加水1000毫升，文火炖煮至500毫升，加食盐少许，随意代茶分服。

功效 清热养阴，健胃消食。适用于麻疹流行期间的预防。

名医珍藏百病食疗

二四四

胡萍粥

原料 鲜胡荽、红浮萍各 15 克，绿豆 30 克。

制法 前 2 味煎水去渣取汁，绿豆煮粥，待粥熟时，入药汁共煮至全熟，分 2~3 次服完。

功效 辛凉透表。适用于出疹前期，开始发热，热度逐渐高，咳嗽流涕，目赤怕光，眼泡浮肿，泪水汪汪，神疲纳呆，口腔颊部可见白色疹点，即颊疹斑。

香菜荸荠煎

原料 香菜（芫荽）100 克，荸荠 250 克。

制法 将香菜、荸荠（连皮）洗净，加水 500 毫升，煎煮至 300 毫升左右，加食盐少许备用。少量分次饮服。

功效 发汗透疹，清热生津。

甜菜粥

原料 新鲜甜菜 200 克，粳米 100 克。

制法 将新鲜甜菜洗净，切碎或捣汁，与洗净的粳米一起放入砂锅，加水煮成粥，可加调料，分 2 次温服。

功效 清热透疹，健脾益胃。主治小儿麻疹，透发不畅。

樱桃葱白汤

原料 樱桃核 30 个，连根葱白 1 根，白糖适量。

制法 将樱桃核捣烂，与洗净的葱白同入锅加水煎，加白糖调味。每日 2 次，连服 3~4 日。

功效 适用于小儿麻疹初热期。

栝楼梨

原料 栝楼皮 30 克，梨 1 个。

制法 将栝楼皮焙焦研末，纳入洗净去核的梨内，外用湿面粉包好，置炭火中煨熟，即可服食。每日 1 剂，3 次分服。2 岁以下小儿 2 日 1 剂。

功效 清热润肺，化痰止咳。适用于麻疹出疹期。

小儿肥胖症

　　小儿肥胖症除环境、遗传、生长发育、疾病等原因外，还与进食热量过多或营养不平衡有关。很多小孩喜欢进食甜食和油腻的肉类食物及碳酸类饮料等，这样就容易造成能量过剩，使脂肪堆积，从而导致肥胖。

　　肥胖的孩子除了应该注意运动以外，还应正确选择饮食，例如，可吃瘦肉、鸡肉、鱼肉和各种豆类食品。多吃粗纤维食品，如蔬菜、水果等；少吃精米、精粉、精制糖等高脂高糖食品；油炸、烧烤的食品缺乏维生素和矿物质，容易使热量聚集而引起肥胖，所以应限食。

食疗方　　SHI LIAO FANG

薏仁炖猪蹄

原料 薏苡仁 200 克，猪蹄 2只，精盐、料酒、葱段、姜片、胡椒粉各适量。

制法 薏苡仁、猪蹄、葱段、姜片、料酒、精盐一同放入适量清水中，武火烧沸后，改为文火炖至猪蹄烂熟，拣去姜葱，加胡椒粉调味即成。

功效 适用于小儿肥胖。

冬瓜烧香菇

原料 冬瓜 250 克，水发香菇 50 克，精盐、味精、植物油各适量。

制法 冬瓜切成小方块，香菇浸泡后切块。锅中加油烧热，倒入冬瓜、香菇，煸炒，加食盐、味精等调味，至熟即可。

功效 清热健脾，消积轻体。适用于小儿肥胖。

山楂双花茶

原料 山楂、菊花、银花各 10 克。

制法 山楂拍碎，3 味共加水煎汤。取汁代茶饮。每日 1 剂。

功效 消食活血，化瘀散肿。适用于小儿肥胖。

香菇萝卜汤

原料 香菇 4 个，白萝卜 30 克。

制法 香菇、白萝卜切丝，放入清水锅中，小火慢煲，待熟时调味即可，佐餐食用。

功效 利水消肿，除油去腻。适用于小儿肥胖。

茯苓粳米粥

原料 白茯苓粉 15 克，粳米50 克。

制法 白茯苓粉加入粳米，置砂锅内，加水 500 毫升，煮成稀粥。每日 2 次，早晚温热服食。

功效 健脾益胃，利水消肿。适用于小儿肥胖，症见水肿、泄泻、小便不利。

火龙果沙拉

原料 火龙果 180 克，柠檬沙拉酱 25 克，橙汁 50 毫升。

制法 将火龙果去皮取肉，切成丁，盛入容器内待用，用橙汁淋入火龙果四周，最后浇上柠檬沙拉酱，即可食用。

功效 降脂通便，对胃脘饱胀有很好疗效。适用于小儿肥胖。

虾米白菜

原料 干虾米 10 克，白菜 200克，盐 3 克，味精少许。

制法 干虾米用温水泡发。白菜洗净，切成 3 厘米的段。锅中放油烧热，放入白菜段炒至半熟，再放虾米、盐、味精、少许清水，盖上锅盖焖透即可。

功效 补肾，利肠胃。尤其适合肥胖儿童经常食用。

冬瓜陈皮汤

原料 连皮带子的冬瓜 500 克，陈皮 3 克，葱段、姜片、盐、味精各适量。

制法 冬瓜洗净，切块，放锅内，加陈皮、葱段、姜片和清水，小火煮至冬瓜熟烂，加盐、味精即成。

功效 清热除湿，清痰排脓，利水消肿。有较好的减肥清脂效果。

山楂橘皮饮

原料 生山楂 30 克，薏米 10克，干荷叶 60 克，橘皮 5 克。

制法 将各料研成细末放入热水瓶中，用沸水冲泡，代茶饮。每日1 剂，连续服用 60 天。

功效 有理气行水、降脂化浊的功效。适用于单纯性肥胖，伴见动则气喘，四肢无力的小儿肥胖患者。

流行性腮腺炎

流行性腮腺炎俗称"痄腮"，是腮腺炎病毒引起的急性呼吸道传染病。早期病人和隐性患者均为传染源。主要通过空气飞沫传播，唾液及污染的衣物亦可传染。易感人群为4～15岁的儿童。全年均可发病，冬、春季为流行高峰。患儿可先有发热、倦怠、肌肉酸痛及结膜炎、咽炎症状，1～2天内出现耳下疼痛，继之腮腺肿大。通常先起于一侧，1～2天后波及对侧。肿胀部位以耳垂为中心，边缘不太清楚，有轻度压痛，张口进食时疼痛加剧。颊内侧腮腺导管口有时可见红肿。腮腺肿大约4～5天后开始逐渐消退，全病程约7～12天。部分患儿仅有颌下腺、舌下腺肿大而无腮腺肿大；部分患儿可并发脑膜炎、胰腺炎、睾丸炎和心肌炎而出现相应症状。

流行性腮腺炎多数无前驱症状，起病大多较急，发烧38～40℃，畏寒、头痛、咽痛、食欲减退、恶心、呕吐、全身疼痛，腮腺肿胀一般以耳垂为中心，可一侧先肿，也可两侧同时肿胀，腮腺胀痛及感觉过敏，张口咀嚼及吃酸性食物时更甚，局部皮肤紧张发亮，表面灼热，但多不红。腮腺肿大多于48小时达高峰，持续4～5日逐渐消退而恢复正常。

腮腺炎病毒还能侵犯腺体和脑膜，能引起许多严重并发症。如腮腺肿胀1周，突然高热、头痛、呕吐、嗜睡、昏迷、脖子发挺等，可能是并发了脑膜炎。如在腮腺肿胀后2～10日内出现高烧、寒战、睾丸肿胀4～5倍且质硬有剧烈按痛、阴囊水肿显著者，是并发了睾丸炎。

食疗方　　SHI LIAO FANG

蛇蜕炒鸡蛋

原料 蛇蜕6～10克（10岁以下儿童用6克，10岁以上用10克），鸡蛋2只，细盐适量。

制法 先把蛇蜕洗净后切细切碎，再将鸡蛋2只打入碗内。加入蛇蜕碎末及细盐，一并反复搅拌；然后在锅内加入素油，油热后加入蛇蜕末和细盐和鸡蛋如常法炒熟即可。每日1次。1顿食下，连用1～2天。

功效 祛风，消肿。适用于小

名医珍藏白病食疗

儿流行性腮腺炎。

荆芥粥

原料 荆芥穗 10 克。薄荷 10 克，粳米 50 克。

制法 先以水煮荆芥穗、薄荷，沸后改用文火蒸 3 分钟。去滓取汁，用汁煮米作粥食之。每日 1～2 次。

功效 清热解表。荆芥穗、薄荷是治疗外感风寒的药物，具有发散、祛风、通血脉的作用，服后微汗出，对疹腮初期轻微发热恶寒、腮部漫肿有治疗作用。

苦瓜汤

原料 鲜苦瓜 100 克（去瓜瓤，切片），紫菜、精盐、味精、麻油各适量。

制法 勺内放入鸡汤，苦瓜片烧开，撇去浮沫，待瓜片软烂，放入紫菜、精盐、味精，滴点麻油即可。

功效 清热泻火，消肿散结。

鲜马齿苋丝瓜汁

原料 鲜马齿苋 100 克，丝瓜 100 克。

制法 将马齿苋及丝瓜（连皮）洗净，用开水冲净后切碎，包纱布绞汁。每日 1 次或分次饮汁。

功效 清热解毒，散结通络。适用于腮腺炎。

紫菜白萝卜汤

原料 紫菜 30 克，白萝卜 100 克。

制法 将紫菜及白萝卜洗净后加水 500 毫升，共煮烂加食盐适量。1 日数次，佐餐用。

功效 消炎，软坚，散结。适用于腮腺炎。

蚝豉豆腐汤

原料 蚝豉 100 克，豆腐 3 小块，咸橄榄 3 个，鲜姜 3 克。

制法 将上述材料加水共煮汤。食豆腐，饮汤。

功效 清热解表，散血化瘀。适用于流行性腮腺炎之两腮红肿热痛。

慈姑粥

原料 山慈姑 10 克，粳米 50 克。

制法 将山慈姑洗净去皮，冷水浸泡 10 分钟后加热，水沸后改用文火煮 10 分钟，再与粳米同煮成粥。

名医珍藏百病食疗

每日1次。

功效 解毒散结，行血祛瘀。适用于痄腮温毒之期。

黄花菜

原料 鲜黄花菜50克（干品20克），食盐适量。

制法 将黄花菜洗净，加水适量煎煮为汤，以食盐调味。吃菜，喝汤。每日1次。

功效 清热，消肿，利尿，养血平肝。适用于流行性腮腺炎。

凉拌龙须菜

原料 龙须菜150克，酱油、精盐、味精、麻油、蒜泥各适量。

制法 将龙须菜水浸洗净后，加以上调料拌匀（不宜用醋），佐餐食。

功效 龙须菜有散结清热之功效，生或熟食皆可，为治疗痄腮的美味菜肴。

小儿遗尿

　　遗尿症俗称尿床，通常指小儿在熟睡时不自主地排尿。一般至4岁时仅20%有遗尿，10岁时5%有遗尿，有少数患者遗尿症状持续到成年期。没有明显尿路或神经系统器质性病变者称为原发性遗尿，占70%～80%；继发于下尿路梗阻（如尿道瓣膜）、膀胱炎、神经源性膀胱（神经病变引起的排尿功能障碍）等疾患者称为继发性遗尿。患儿除夜间尿床外，日间常有尿频、尿急或排尿困难，尿流细等症状。

食疗方 SHI LIAO FANG

乌梅蚕蛹大枣汤

原料 乌梅6克，蚕蛹10只，大枣10枚，白糖50克。

制法 蚕蛹入锅炒香，再加入乌梅、大枣，水煎后加白糖即成。每日1剂，连用10日。

功效 适用于小儿遗尿。

猪小肚炖白果

原料 白果 15～30 克，猪小肚 1 个。

制法 先将猪小肚切开清洗干净，把白果放入猪小肚内，放入锅中，如常炖熟即可，也可煨熟吃。每日吃 1 次，连吃 3 天。

功效 固肾气，止遗尿。适用于小儿遗尿。

荔枝枣泥羹

原料 荔枝、红枣各 20 枚，白糖少许。

制法 荔枝去皮、核，红枣去核，捣成枣泥，加清水适量、白糖少许，入锅中煮熟即成，空腹食用。

功效 补脾生血。适用于小儿遗尿症。

银湖蒸虾

原料 鸡蛋 200 克，河虾 500 克，大葱 5 克，香油 10 克，味精、盐、胡椒粉各 3 克，白砂糖 15 克。

制法 河虾洗净，剪去须足，排放于盘中。鸡蛋打散，放入调料，加入适量清水，拌匀后倒入盛河虾的盘中，然后用文火隔水蒸熟，取出，撒上葱花，再将烧热的油浇在河虾上即可。

功效 益肾止遗。适用于小儿遗尿症。

山药猪肚黑枣汤

原料 山药 10～15 克，糯稻根 30 克，猪肚 1 个，黑枣 2～4 枚。

制法 将糯稻根、猪肚分别洗净，切段，与山药、黑枣同入砂锅，加水适量，煮至猪肚熟烂。饮汤，吃猪肚。

功效 健脾固肾。适用于小儿遗尿。

韭子面饼

原料 韭子、面粉、糖各适量。

制法 将韭子研成细粉，同面粉做成饼，加糖（或盐）调味蒸熟即成。分 2 次食用。

功效 温补肝肾，助阳固精。适用于小儿遗尿。

核桃蜂蜜

原料 核桃肉 100 克，蜂蜜 15 克。

制法 将核桃肉放入锅内干炒发焦，取出晾干调蜂蜜食用。

功效 补肾温肺，定喘润肠。主治小儿遗尿。

荔枝干粥

原料 荔枝干 10 枚，大米 50 克，白糖适量。

制法 将荔枝干洗净，大米淘洗干净，备用。往锅内加水适量，放入大米、荔枝干煮粥，熟后调入白糖即成。每日 1 次，睡前服食，连服 10 ~ 15天。

功效 荔枝性温，味甘、酸，有补脾益肝、生津止渴、解毒止泻等功效，适用于身体虚弱、胃寒、疝气、麻疹不透、脾虚泄泻、小儿遗尿诸证。适用于小儿遗尿、疝气、脾虚泄泻等。

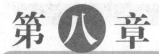

五官科疾病

近视眼

近视属于眼屈光异常，是指眼球在调节放松状态下，平行光线在视网膜前成像的眼部疾患。

近视多由于不注意用眼卫生，过度用眼，使眼肌极度疲劳，耗伤气血，或因禀赋不足，先天遗传而成。

本病以青少年较多，且发病率日趋上升，在中小学生中发病率相当高。本病分为一般近视、变性近视，前者多见于近视度数低的青少年，一般无并发症，多为后天因素，但不排除遗传因素；后者近视度数较高，有各种并发症，具有遗传因素，但不排除后天环境诱因或促进因素。

轻度近视眼并发症很少，高度近视常可并发脉络膜病变、玻璃体液化、玻璃体混浊、视网膜剥离、黄斑部萎缩或出血等。

食疗方　　SHI LIAO FANG

菊花猪肝汤

原料 猪肝 100 克，鲜菊花 12 朵，油、盐、酒各适量。

制法 猪肝洗净，切薄片，用油、酒腌制 10 分钟；鲜菊花洗净，取花瓣。先将菊花放入清水锅内煮片刻，再放猪肝，煮 20 分钟，调味即成。

功效 滋养肝血，养颜明目。适用于近视。

桂圆猪眼汤

原料 猪眼1对，桂圆肉、枸杞子、山茱萸各少许。

制法 猪眼、桂圆肉、枸杞子、山茱萸水煎2次，每次用水300毫升，煎30分钟，2次混合，捡出山茱萸，加入冰糖，继续加热，煎至糖溶即可。

功效 适用于肝肾亏虚型近视。

乌鸡粥

原料 净乌鸡肉100克，粳米200克，调料适量。

制法 将上2味调以葱、姜、盐、胡椒粉、麻油煮粥食用。

功效 滋补肝肾，益精养血。主治近视眼，属肝肾两虚型，症见视近怯远，头晕目眩，夜寐多梦，腰膝酸软。

女贞子炖肉

原料 女贞子100克，猪肉500克，调料适量。

制法 将猪肉切成小块，女贞子用纱布袋包扎，同炖至肉烂，每日食用约50～100克，连服10～15天。

功效 补肾明目。主治肝肾亏

虚之近视眼。

人参远志饮

原料 人参10克，远志30克。

制法 将人参、远志共杵为末，每包8克，每次1包，沸水冲泡，代茶饮用，连服7～10天。

功效 补肾益气，养心安神。主治心脾两虚之近视眼。

鸡肝姜丝炒黑木耳

原料 鸡肝150克，黑木耳20克，姜丝、黄酒、精盐、味精各适量。

制法 将鸡肝洗净切片；黑木耳用温水泡发，洗净切丝。旺火起锅下油，先放姜丝爆香，依次放鸡肝片炒匀，随后放黑木耳丝、黄酒和精盐，反复同炒5分钟，加水少许，盖上锅盖，稍焖片刻，下味精调匀，单食或佐餐，连服7～10天。

功效 适用于贫血、视物模糊者及青少年近视眼。

猪肝猪心鸡蛋汤

原料 猪肝150～200克，猪心1个，鸡蛋2只，葱白4～5根。盐适量。

制法 上料炖汤服食，食时加

盐调味。

功效 适用于近视眼。

双子黄花炒肉片

原料 楮实子、菟丝子各 25 克，鲜黄花菜 50 克，猪肉 100 克，精盐、醋、白糖各适量。

制法 楮实子、菟丝子煎水取浓汁，猪肉切片，用植物油炒至发白，放煎汁及盐、醋、白糖等，炒至肉熟时放黄花菜，炒熟后即可食用。

功效 可滋补肝肾、益精明目。适用于肝肾亏虚之近视眼。

榛子枸杞汤

原料 榛子仁 60 克，枸杞子 50 克。

制法 水煎服，每日 1 剂。

功效 可治头目眩晕、视力减退、近视眼等症。

白内障

疾病介绍　　　　　BAI NEI ZHANG

白内障的临床表现为透明的晶状体变为混浊，多为双眼发病，但两眼可有先后。在早期，常有固定不移的眼前黑点，亦可有单眼复视或多视。本病早期难以确诊，只有发展到很明显且视力明显下降时，才可察见混浊的晶体。本病患者以老年人居多。

中医学认为，本病多因肝肾两亏，脾胃虚弱致使运化失职，精气不能上荣于目，或因肝胆风热上壅所引发。治疗原则以益精养血、和肝健脾、退翳明目为主。

食疗方　　SHI LIAO FANG

鸡肉馄饨

原料 鸡肉、馄饨皮各 100 克。

制法 将鸡肉剁馅，加入葱、姜、盐、味精，包馄饨食用。

功效 补益脾气。主治白内障，

名医珍藏百病食疗

属脾胃气弱型，症见视物昏花，精神倦怠，痿软乏力，食少便溏。

珍珠母汤

原料 珍珠母 60 克，苍术 24 克，人参 3 克。

制法 将上药水煎饮，早、晚各 1 次。

功效 健脾燥湿，退翳明目。主治脾虚气弱之老年性白内障。

豌豆菠菜粥

原料 豌豆 30 克，菠菜 50 克，大米 60 克。

制法 将豌豆用温水泡软，菠菜洗净，入沸水锅中焯 2～3 分钟，捞出切碎，大米淘洗干净，备用。锅内加水适量，放入豌豆、大米煮粥，八成熟时加入菠菜末，再煮至粥熟即成。每日 2 次，连服 1 个月。

功效 有补中益气、养血止血、敛阴润燥、下气通肠等功效。适用于白内障、夜盲症、消渴等。

冰糖三豆饮

原料 豌豆、赤豆、黄豆各 15 克。

制法 加水煮烂熟，加桂花、冰糖，每日 1 小碗。

功效 适用于气血两亏型白内障。

虫草鸭蛋汤

原料 鸭蛋 4 个，冬虫夏草 3 克。

制法 鸭蛋水煮熟去壳，加冬虫夏草 3 克，再煮，食蛋喝汤，分 2 日服完。

功效 适用于老年性白内障。

土豆烧牛肉

原料 土豆 500 克，牛肉 250 克。

制法 土豆去皮，与牛肉加酱油、盐、味精等煮食。

功效 补脾益气。适用于白内障，症见脾虚气弱，视物昏花，精神倦怠，肢体乏力，面色萎黄。

猕猴桃赤豆饮

原料 猕猴桃 100 克，山楂 100 克，赤小豆 100 克，白糖 100 克。

制法 前 3 味放入砂锅内，加水 1000 毫升，煎熬成浓汁后去渣，加白糖煮沸片刻，趁热加入黄酒，冷却贮瓶备饮。

功效 此汤重在利用日常饮水之机补充维生素 C。

银杞明目汤

原料　水发银耳15克，枸杞子5克，鸡肝100克，茉莉花24朵，料酒、姜汁、食盐、味精、水淀粉、清汤各适量。

制法　鸡肝洗净切片，加水淀粉、姜汁、料酒、食盐拌匀待用；银耳洗净，撕成小片，用水浸泡待用；茉莉花择去花蒂洗净，枸杞子洗净。锅内加清汤，入料酒、姜汁、食盐和味精，随即下入银耳、鸡肝、枸杞子烧沸，打去浮沫，待鸡肝刚熟，装入碗内，将茉莉花撒入碗内即成。

功效　补肝益肾，明目美颜。适用于肝肾阴虚所致视物模糊、两眼昏花、面色憔悴等症。

沙苑子鸡

原料　沙苑子150克，鸡肉500克，姜、盐各适量。

制法　将鸡洗净，切块；沙苑子纱布包，与鸡肉同放锅内，加水适量炖至鸡烂熟，去沙苑子布包，放姜、盐调味，分3次食用。

功效　补肝肾，益气血。适用于老年性白内障。

青光眼

疾病介绍　QING GUANG YAN

　　青光眼是具有病理性高眼压或视盘灌注不良致视神经损害和视功能障碍的眼病。高眼压、视盘萎缩及凹陷、视野缺损及视力下降是本病的主要特征。青光眼对眼部造成的任何组织损伤都是不可逆转的。糖尿病病人因视网膜血管损害，造成视网膜释放血管生长因子，刺激虹膜上长出新生血管，称虹膜红变。这可堵塞眼内房水流出的部位——房角，而引起继发性青光眼，致使眼视力下降，最后眼盲。糖尿病性青光眼的治疗十分棘手，预防的关键是适时对增殖性糖尿病性视网膜病变的病人行视网膜光凝术，以控制病情进一步发展。

　　青光眼在中医属五风内障范畴。绿风内障，类似于原发性闭角型青光眼；青风内障，类似于原发性开角型青光眼；黄风内障，类似于绝对期青光眼；黑风内障，亦类似于闭角型青光眼；乌风内障，类似于开角型青光眼或继发性青光眼。

茵虎三草粥

原料 茵陈蒿、虎杖、金钱草、龙葵草、夏枯草各 10 克，大米 100 克，白糖适量。

制法 将诸药择净，同放锅中，加清水适量，浸泡 5～10 分钟后，水煎取汁，加大米煮粥，待熟时，调入白糖，再煮一两沸即成，每日 2 剂，7 天为 1 疗程，连续 2～3 疗程。

功效 清泄湿热，疏利肝胆。适用于青光眼视物模糊，头目胀痛，胁肋胀痛，口苦纳呆，口气臭秽，呕恶腹胀，大便不调，小便短赤，或阴囊湿疹，或睾丸肿胀疼痛，或带下黄臭，外阴瘙痒，舌苔黄腻，脉弦数等。

舒肝粥

原料 川楝子、延胡索、白芍、姜黄、木香、沉香、厚朴、陈皮、枳壳各 10 克，白蔻仁、砂仁各 5 克，大米 100 克，白糖适量。

制法 将诸药择净，放入锅中，加清水适量，水煎取汁，加大米煮粥，待熟时调入白糖，再煮一两沸即成，每日 1 剂，7 天为 1 疗程，连续 3～5 疗程。

功效 疏肝理气，行气消滞。适用于青光眼视物模糊，头目胀痛，胸胁胀闷，胃脘痞满，月经不调或闭经，失眠多梦，脉细弦，舌苔薄，舌质暗等。

荠菜粳米粥

原料 新鲜荠菜 500 克（或干荠菜 90 克），粳米 50～150 克。

制法 鲜荠菜洗净叨碎，与粳米同煮粥。早晚温热服食。

功效 补虚健脾，明目止血。适用于青光眼。

牛奶核桃冲鸡蛋

原料 牛奶 200 毫升，鸡蛋 1 只，炒核桃仁 10 克，蜂蜜 20 毫升。

制法 将炒核桃仁捣烂；鸡蛋打碎，冲入牛奶，放入核桃仁粉和蜂蜜，煮熟食用。分 1～2 次服，宜常服。

功效 适用于原发性青光眼。

夏菊薄荷饮

原料 夏枯草 15 克，菊花 6 克，薄荷 9 克。

制法 将上3味加沸水冲泡。代茶饮，每日1剂。

功效 清热疏肝。适用于原发性青光眼。

猪肝绿豆粥

原料 绿豆50克，粳米100克，鲜猪肝100克。

制法 将鲜猪肝洗净，切成泥，待用。大米、绿豆洗净，一同放入锅中，加水煮成粥，待粥快好时加入猪肝泥煮熟，即可食用。每日2次。

功效 适用于青光眼。

青葙子炖鸡肝

原料 青葙子15克，鸡肝1~2具。

制法 将青葙子捣碎，用纱布包裹，加水与鸡肝共煮约30分钟。喝汤，食肝。亦可酌加调味品。

功效 清肝明目。主治肝阳上亢之青光眼。

青虾炒韭菜

原料 青虾50克，韭菜100克，植物油、食盐各适量。

制法 将青虾洗净，入热油锅炒至六成熟，放入洗净切段的韭菜炒熟，加盐调味，即可食用。

功效 用于治疗青光眼。

槟榔白米粥

原料 槟榔干15克，大米50克，白糖30克。

制法 将大米淘洗干净，备用。往锅内加水适量，放入大米、槟榔干煮粥，熟后调入白糖即成。每日1次，连服20~30天。

功效 槟榔有驱虫、治腹胀等功效。适用于青光眼、脚气等。

结膜炎

疾病介绍　　　　JIE MO YAN

急性结膜炎俗称"红眼病"，是病毒感染所致。中医认为是风热之邪外袭引起的眼病。

本病多以手帕、毛巾、手、水等为媒介，患者的家庭成员或密切接触者易传染。发病急，临床表现为双眼刺痒、灼热，有多量脓性或黏性分泌物，分泌物多而黄稠，似脓，晨起胶封眼睑，严重者白睛红赤肿胀，有点片状出血斑，并有强烈的异物感、奇痒或灼热感，严重者可影响视力。可见发热恶寒、苔薄白、舌质红、脉浮数。

慢性结膜炎多因急性结膜炎治疗不彻底所致，也可由风尘刺激、泪囊炎引起。

食疗方　SHI LIAO FANG

赤豆丹参汤

原料 赤豆 30 克，丹参 12 克（煎汁）。

制法 加水适量，煮烂，加红糖，食豆喝汤，每日 1 小碗。

功效 适用于结膜炎，症见舌下青筋怒张，白睛血丝色紫红。

西瓜汁

原料 西瓜瓤 500 克。

制法 捣烂取汁饮用，每次 2 杯，每日 3 次。

功效 适用于结膜炎。

凉拌蒜黄瓜

原料 鲜嫩黄瓜 2 条，大蒜头 4 瓣，调料适量。

制法 黄瓜洗净，轻轻拍打致裂，切成小段，蒜头拍打成碎块，共

同加入调料，拌匀食用。

功效 清热利尿，解毒生津。适用于热毒壅盛型急性结膜炎。

冰糖白木耳汤

原料 白木耳 30 克，清茶 6 克，冰糖 50 克。

制法 将白木耳洗净，与清茶、冰糖一同放入锅内，加水适量，煎煮成汤，吃木耳喝汤。每日 1 剂，连服数日。

功效 清热生津。主治风热外袭之急性结膜炎。

海带白米粥

原料 海带 30 克，大米 60 克，精盐、味精各适量。

制法 将海带反复漂洗干净，切成碎块；大米淘洗干净，备用。锅内加水适量，放入大米煮粥，五成熟时加入海带块，再煮至粥熟，调入精

盐、味精即成。每日 1 ~ 2 次，连服 20 ~ 30 天。

功效 海带有通经利尿、化瘀软坚、消痰平喘等功效。适用于结膜炎、高血压等。

马兰头炒猪肝

原料 马兰头 50 克，猪肝 100 克。

制法 将马兰头洗净，同猪肝加盐、味精等调料，共炒食。

功效 清热凉血，解毒散邪。适用于疫热伤络型红眼病，白眼或睑内有点状或片状溢血，患眼灼热疼痛，眵泪黏稠。

谷精菊花羊肝汤

原料 谷精草、菊花各 10 克，新鲜羊肝 50 克。

制法 先将菊花、谷精草放锅中，加适量水。置火上煮 10 分钟，然后加入羊肝（切片）及精盐少许，再煮 15 分钟，至羊肝熟即可，食肝饮汤。不要与梅子、小豆、生椒同食。

功效 养肝，清热，明目。适用于急性结膜炎、角膜炎患者，亦可

用于夜盲症患者。

夜来香姜丝汤

原料 鸡脯肉 150 克，夜来香 30 朵，姜丝、黄酒、胡椒粉、水淀粉、酱油、精盐、味精各适量。

制法 将鸡脯肉洗净切丝，装于碗中，用黄酒、酱油、精盐、味精、水淀粉拌匀，腌渍入味。锅中放清水 300 毫升，烧开后，先放鸡脯肉丝、姜丝、精盐、煮熟，再放夜来香同煮至熟，下味精，撒胡椒粉，调匀。分 1 ~ 2 次趁热服。

功效 适用于结膜炎、目赤肿痛、视力模糊。

莲菊黄柏茶

原料 黄连（酒炒）、天花粉、菊花、川芎、薄荷叶、连翘各 30 克，黄柏（酒炒）180 克，茶叶 360 克。

制法 上药共制粗末，和匀（最好用滤泡纸袋包装，每袋 6 克）即可。每日 3 次，每次取末 6 克，以沸水泡闷 10 分钟，饮服。

功效 清热泻火，祛风明目。适用于红眼病，两眼赤痛，眵多眼燥，紧涩羞明，赤眩贯睛等。

夜盲症

夜盲症的主要临床表现为在夜间或白天黑暗处不能视物或视物不清，是一种遗传性、进行性、慢性疾病。多由视神经和视网膜退行性改变和萎缩、维生素缺乏等所致。

中医学认为，本病主要为脾胃虚弱及命门火衰所致。脾胃虚弱：多见于小儿，伴有腹大，面黄肌瘦，头发稀疏，白天视力正常，夜间或光线暗弱处则不能见物。命门火衰：初则夜盲，视力渐弱，伴头昏无力，畏寒，饮食不香，阳痿遗精，舌质淡，苔腻，脉细无力。治疗时应先查明原因，对症处理。

食疗方　　SHI LIAO FANG

夜明砂蒸猪肝

原料 夜明砂 6 克，猪肝 150 克。

制法 将猪肝洗净切片，放入盘中，夜明砂研为细末，与猪肝片拌匀，上笼蒸熟食用。每日 1 剂，连服 3～5 日。

功效 补肝养血，清热明目。适用于夜盲症。

猪肝杞蛋汤

原料 猪肝 50 克，枸杞子 10 克，红皮鸡蛋 1 枚，生姜片、精盐各适量。

制法 将猪肝洗净切片，枸杞子洗净，鸡蛋去壳，搅匀，备用。在锅内加水烧开，放入姜片、精盐、枸杞子，约煮 10 分钟至枸杞子膨胀，再放猪肝，至水沸后将鸡蛋浇在上面，至肝熟后即成。食肝，饮汤。

功效 补肝养血，益精明目。适宜于肝血不足所致的夜盲症。

枸杞叶米粥

原料 鲜枸杞叶 100 克，糯米 50 克，白糖适量。

制法 鲜枸杞叶洗净，加水 300 毫升，煮至剩 200 毫升，去叶，加入洗净的糯米、白糖适量，再加水 300

名医珍藏百病食疗

毫升，煮成稀粥即成。早、晚餐温热食用。

功效 适用于夜盲症患者。

羊肝番薯姜丝汤

原料 羊肝200克，番薯叶、姜丝各适量。

制法 将羊肝切成薄片，放入锅内，加清水400毫升，烧开后再将番薯叶洗净和姜丝、精盐一起放入，煮至熟透，下味精，淋香油。趁热服。

功效 适用于因缺乏维生素A引起的夜盲症。

清鱼肝油

原料 清鱼肝油（鲨鱼肝油）。

制法 清鱼肝油每次1汤匙，每日2次。

功效 适用于伴目花昏的夜盲症。

胡萝卜粥

原料 新鲜胡萝卜100克，粳米250克。

制法 胡萝卜切碎，同粳米煮粥。

功效 健胃补脾，助消化。适

用于夜盲症。

荸荠鳗鱼汤

原料 鳗鱼段300克，荸荠5个，调料适量。

制法 鳗鱼段洗净，荸荠洗净，去皮，切块，共置锅内，加入清水适量，煮熟，调味食用。每日1剂，连服10～15日。

功效 清热凉肝，祛风除湿。适用于夜盲症。

韭菜炒羊肝

原料 韭菜100克，羊肝120克。

制法 韭菜洗净，切段，羊肝切片，同放入铁锅内，旺火炒熟食用。

功效 适用于夜盲症。

菠菜炒猪血

原料 菠菜400克，猪血200克，色拉油适量。

制法 菠菜洗净，切段；猪血切块。锅置火上，倒入色拉油，烧至八成热，加入猪血、菠菜，旺火炒10分钟，加入调味料即成。

功效 补血生血，平肝明目。适用于夜盲症。

名医珍藏百病食疗

中耳炎

本病有急性、慢性之分，急性化脓性中耳炎是因化脓病菌如链球菌、葡萄球菌等侵入中耳而发生，以发热、耳痛、流脓等为基本特征。慢性化脓性中耳炎大多为急性炎症期治疗不当，或反复感染所致，其特点是耳流黏液性脓液，耳聋，患侧头痛等。

本病属中医"脓耳""胖耳"范畴，多为湿热侵袭、热毒结聚所为，当以清热解毒、利湿通窍为治。

食疗方　SHI LIAO FANG

银翘柴黄粥

原料 金银花、连翘、柴胡、黄芩、蒲公英、穿心莲、龙葵草、苦胆草各10克，大米100克，白糖适量。

制法 将诸药择净，放入锅中，加清水适量，浸泡5~10分钟后，水煎取汁，加大米煮粥，待粥熟时调入白糖，再煮一两沸服食，每日2剂，7天为1疗程，连续2~3疗程。

功效 清热解毒，疏风解表。适用于中耳炎耳内作痛、恶寒发热、头身疼痛等。

杞黄首乌粥

原料 枸杞子、黄精、何首乌、地骨皮各10克，大米50克，白糖适量。

制法 将诸药择净，放入锅中，加清水适量，水煎取汁，再加大米煮粥，待熟时调入白糖，再煮一两沸即成，每日1剂，7天为1疗程，连续3~5疗程。

功效 滋阴清热。适用于中耳炎，症见长期或反复耳内流脓，或流黏液，或有恶臭，听力下降，每遇外感则症状加重，或伴有耳鸣、耳痛、头痛、低热、眩晕、舌红、苔薄黄少、脉细数等。

莲子山药银花汤

原料 莲子、山药、苡仁、银花各30克，马齿苋50克。

制法 将上5味水煎服。每日1

剂，2 次分服，连服 3 日。

功效 清热解毒，利湿消肿。适用于化脓性中耳炎。

鳖甲薏米粥

原料 金银花 12 克，柴胡 9 克，鳖甲 15 克，薏米、红糖各适量。

制法 将前 3 味煎汤取汁，入薏米、红糖煮粥食用。每日 1 剂，连服 4～5 剂。

功效 清利肝胆湿热。适用于肝胆火盛、邪热外侵型化脓性中耳炎。

黄精枸杞汤

原料 黄精、枸杞子、冰糖各 10 克。

制法 将黄精制成粗末，和枸杞子、冰糖泡水代茶饮。

功效 滋肾益精。适用于肾元亏损之化脓性中耳炎。

鸽肉木耳汤

原料 肉鸽 1 只（约重 500 克），水发黑木耳 100 克。

制法 将肉鸽宰杀去内脏，加水发黑木耳，放汤炖酥，调味后佐餐用。

功效 补肾培元。适用于化脓

性中耳炎，属肾元亏损、邪毒停聚型，症见耳内流脓，日久不愈，量不甚多，或污秽或成块状，头晕神疲，腰膝酸软，遗精滑泄。

金银花菊花生地茶

原料 金银花、菊花各 10 克，鲜生地 15 克，车前草 20 克。

制法 上药共煎代茶饮。

功效 清热解毒，利水祛湿。适用于肝胆火盛、邪热外侵之中耳炎。

椒盐雀肉

原料 麻雀 3～5 只，花椒、精盐各少许。

制法 用植物油将去毛洗净的麻雀炸熟，放入少许花椒粉、盐食用。

功效 补肾壮阳。适用于肾元亏损之化脓性中耳炎。

炒蓬蒿

原料 鲜蓬蒿 500 克。

制法 洗净，入油锅生炒，勿过于烂熟，加盐，佐餐。

功效 适用于伴面红目赤、小便短赤的急性中耳炎。

耳鸣、耳聋

耳聋是一种症状或体征，可以发生于很多疾病，耳聋的病因及病理十分复杂，遗传因素、听觉器官的老化性退行性变、传染病、全身系统性疾病、药物中毒、创伤、自身免疫疾病等均可致耳聋。通常多按病变部位分为传音性聋、感音神经性聋（包括耳蜗性聋和蜗后性聋）和混合性聋。传音性聋系传音变压装置发生障碍，影响声波传导所致；感音性神经性耳聋病变位于螺旋器的毛细胞、听神经或各级听中枢，对声音的感受与神经冲动传导等发生障碍。

食疗方　SHI LIAO FANG

怡神酒

原料 木香（研末）3 克，糯米糖 500 克，绿豆 500 克，白酒 500毫升。

制法 以上前 3 味置容器中，加入白酒，密封，浸泡 21 天即成。日服 2 次，每次服 15 ~ 30 毫升。

功效 补精益神。适用于头晕耳鸣，视物昏花，精神不振，饮食减少，全身乏力等。

菖蒲白术酒

原料 石菖蒲 250 克，白术 250克，白酒 1250 毫升。

制法 以上前 2 味加工使碎，入布袋，置容器中，加入白酒，密封，浸泡 14 天后去渣即成。日服 3 次，每次服 20 ~ 40 毫升。

功效 阴虚火旺者忌服。功能为化湿开窍，健脾养胃，适用于早衰健忘，视力减退，耳鸣耳聋，便溏，腹胀，食欲不振，心悸等症。

聪耳磁石酒

原料 川木通 80 克，石菖蒲 80克，磁石 30 克，白酒 1700 毫升。

制法 先将磁石捣碎，纱布包裹；石菖蒲用米泔水浸泡 2 日，切碎，微火烘干；前 3 味同入布袋，置容器中，加入白酒，密封，浸泡 7 天后去渣即成。日服 2 次，每次服 20 ~

30 毫升。

功效 通窍聪耳。适用于耳鸣、耳聋等症。

海蜇荸荠汤

原料 海蜇头、荸荠各 100 克，精盐少许。

制法 将海蜇头漂洗干净，切碎，荸荠洗净后去皮切片，共置锅内，加水煮沸 5 ~ 7 分钟，调入精盐饮服。每日 1 剂。

功效 清热泻火，养阴生津。适用于虚火上炎所致的耳聋，伴见耳部胀痛，烦热，恶食不饥等。

核桃仁栗子羹

原料 核桃仁、栗子各 50 克，白糖适量。

制法 将栗子去皮取肉，与核桃仁共捣烂至泥状，放入锅内，加水 1 碗，煮沸 3 ~ 5 分钟，调入白糖即成。每日 1 剂。

功效 壮阳补肾，固精强腰。适用于肾虚耳聋以及阳痿、早泄、腰痛膝软等。

百岁酒

原料 蜜炙黄芪、茯神各 60 克，当归、生地、熟地各 36 克，党参、麦冬、茯苓、白术、龟板胶、山茱萸、川芎、枸杞、防风、广皮各 30 克，独活、五味子各 24 克，肉桂 18 克，红枣、冰糖各 1000 克，高粱酒或黄酒 10 公斤。

制法 将上药用酒浸泡，密封，埋土中 7 日后取出。每日早晚各饮 1 汤匙。

功效 聪明目，黑发驻颜。适用于年老体弱者，耳聋目暗。

羊肉苁蓉粥

原料 精羊肉 100 克，肉苁蓉 20 克，大米 60 克。

制法 将肉苁蓉加水煎汁去渣后入羊肉，大米煮粥，熟后加调料服食。

功效 益气补肾。适用于耳聋耳鸣。

茉莉花茶

原料 茉莉花、石菖蒲各 6 克，青茶 10 克。

制法 泡茶饮，每日 1 剂。

功效 化痰通窍。适用于突发性耳聋。

慢性鼻炎

慢性鼻炎又称"鼻窦"，是鼻黏膜的慢性炎症。本病的主要症状为鼻塞、鼻内分泌物增多。鼻阻塞常为间歇性，患者会感到鼻子不适，嗅觉欠敏，常感头痛。如不及时治疗可反复发作，甚至导致嗅觉失灵。

慢性鼻炎主要因伤风鼻塞（上呼吸道感染），反复发作或治疗不彻底而致。邻近组织的慢性炎症以及分泌物长期刺激，鼻腔用药不当，长期吸入有害气体或粉尘，生活和工作环境中温、湿度急剧变化及某些慢性疾病等，均可引起本病。

根据其临床表现的不同，本病可分为肺脾气虚与气滞血瘀两大证型。

食疗方　　SHI LIAO FANG

黄芪鸡

原料 生黄芪 120 克，母鸡 1 只，香菜 20 克，葱段、姜片、盐各适量。

制法 母鸡去毛及内脏后洗净，将黄芪纳入鸡腹中缝合，放锅中，加清水，放葱段、姜片，小火炖 2 小时，加盐、香菜调味即可。

功效 益气健身，解表通窍。主治肺脾气虚型慢性鼻炎。

红枣姜草汤

原料 红枣（焙干去核）500 克，生姜 50 克，甘草 60 克（炒），盐 60 克（炒）。

制法 以上 4 物合而为末，每日晨起空腹用滚开水冲服 6～10 克。

功效 可补中益气、散寒通窍。适用于肺脾气虚之慢性鼻炎。

丝瓜藤煲猪肉

原料 丝瓜藤（近根部者佳）1.5 米，猪瘦肉 60 克，盐、味精各适量。

制法 将丝瓜藤洗净，剪段；猪肉洗净切块，同入砂锅内煮汤，至肉熟，加盐、味精调味即可。日服 1 次，5 次为 1 疗程，连服 1～3 个疗程。

功效 清热解毒，通窍活血。

名医珍藏百病食疗

适用于慢性鼻炎急性发作及萎缩性鼻炎、鼻流脓涕等症。

红枣膏

原料 红枣 500 克，北杏仁 250 克，蜂蜜 250 毫升，生姜汁 60 毫升。

制法 共熬成膏，经常服用。

功效 适用于肺虚鼻炎患者，症见食欲不振，怕冷，发热，头胀痛，精神不振等。

桃仁粥

原料 桃仁 10 克（去皮、尖），粳米 50 克。

制法 桃仁加清水研磨取汁，放入粳米煮粥食用。

功效 活血行气。适用于慢性鼻炎，属邪毒久留、气滞血瘀型，鼻塞呈持续性，涕多或黄稠，或黏白，舌质红或有瘀点。

桃仁桂鱼

原料 桃仁 6 克，泽泻 10 克，桂鱼 100 克。

制法 桂鱼去鳞、腮、内脏，与桃仁、泽泻一起，加入葱、姜等作料，一同炖熟。食鱼喝汤。

功效 活血化淤，除湿通窍。适用于慢性鼻炎气滞血瘀型，鼻甲肿胀，色呈暗红，鼻流浊涕，鼻塞持续，嗅觉迟钝，伴头胀刺痛，听力减退，舌质暗红，脉弦涩。

辛夷蛋

原料 辛夷 30 克，鸡蛋 10 个。

制法 鸡蛋加水适量，煮至蛋熟。将蛋去壳后再与辛夷一起煮即成。吃蛋饮汤，分 5 日食用完，连用 2 ~ 3 剂。

功效 疏风通窍。适用于慢性鼻窦炎、流脓涕等症。

芎芷炖猪脑

原料 猪脑 1 副（牛脑、羊脑亦可），川芎、白芷、辛夷花各 8 克。

制法 将猪脑洗净剔去红筋备用；将川芎、白芷、辛夷花放砂锅内，加清水 2 碗，煎取 1 碗，复将药汁倾炖盅内，加入猪脑，隔水炖熟。弃药渣饮汤吃猪脑。此为 1 日量，分 2 次食用。

功效 补脑通窍，扶正祛邪。适用于慢性鼻炎、体质虚弱者。

鼻出血

　　鼻出血又称鼻衄，轻者只有鼻涕带血，重者纯血流出。如反复流鼻血，并伴有口渴、心烦等，系由阴虚燥热所致；若反复流鼻血，伴见面色少血、气短、精神困倦等，则系气虚不能摄血所致。中医认为，本病与肺、胃、肝、肾、脾关系较密切，常由肺、胃、肝三个脏腑邪热壅盛，迫血妄行；或肝肾阴亏，虚火动血；或脾虚失统，血不循经，而致鼻出血。

食疗方　SHI LIAO FANG

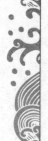

莲藕血余汤

原料 莲藕 500 克，白糖 120 克，血余炭（头发灰）适量。

制法 将莲藕洗净切片，与白糖、血余灰（布包）水煎服。吃藕喝汤。每日 1 剂，连服 3～4 剂。

功效 凉血止血。适用于肺热上蒸所致的鼻出血。

旱莲草猪肝汤

原料 旱莲草 75 克，猪肝 35 克，淀粉、调料各适量。

制法 将猪肝洗净切片，用酱油、淀粉调匀。先取旱莲草水煎取汁，纳入猪肝片煮熟，用食盐、味精调服。每日 1 剂。

功效 滋阴补肾，清热止血。适用于肾阴不足之鼻衄，症见反复发作，头晕耳鸣，腰膝酸软，鼻腔干燥灼热等。

茅芦饮

原料 新鲜茅根、芦根各 300 克，冰糖适量。

制法 将茅根、芦根洗净，切段，共煎清汤，加冰糖，凉后代茶饮用，每日 4～5 小碗。

功效 清热止血。

蜜饯鲜桑葚

原料 新鲜成熟桑葚 500 克，蜂蜜 150 毫升。

制法 将桑葚拣杂洗净，去蒂

名医珍藏百病食疗

柄，入锅，加水少许，用文火熬至汤汁将干时加入蜂蜜，再煮沸即成。当做蜜饯，随意服食，每日食用50克为宜。

功效 适用于肝肾阴虚型鼻出血。

蛋清羹

原料 鸡蛋清2个，白糖30克。

制法 鸡蛋清与白糖调匀。用沸水冲服，每日1剂，连用1周。

功效 适用于胃热型鼻出血。

马兰头荠菜拌香干

原料 新鲜马兰头250克，嫩荠菜250克，香豆腐干50克。

制法 将新鲜马兰头、嫩荠菜洗净，保留根茎部分，切成细末。将香干洗净，入沸水锅中烫一下，切成细丝，放在马兰头、荠菜末上，加入调料，拌匀即成。佐餐当菜，随意食用。

功效 适用于肝火上逆型鼻出血。

木耳炒白菜

原料 大白菜250克，黑木耳30克，食用油、姜丝、葱花、精盐、味精、湿淀粉各适量。

制法 黑木耳用清水泡发，去杂洗净，撕成片；大白菜洗净，切片，备用。炒锅上火，加油烧热，下葱姜煸香，放入大白菜、精盐略炒，加入木耳片，烧至入味后点入味精，用湿淀粉勾成薄芡即成。

功效 清热润燥，凉血止血。适用于血热所致的鼻出血。

猪蹄黑枣汤

原料 猪蹄1只，黑枣600克，芝麻70克，白糖280克。

制法 将猪蹄洗净剁块，与黑枣、芝麻加清水适量煮熟，加入白糖烊化服食，分数天服完，连续5~7剂。

功效 滋阴补肾。适用于鼻出血，肾阴不足型。

韭菜汁

原料 新鲜韭菜90克。

制法 新鲜韭菜捣烂取汁饮，夏日冷服，冬日温服。或用韭菜少量捣烂塞入鼻中。

功效 适用于口干、目干、咽干的鼻出血。

咽炎

　　咽炎有急性、慢性之分。本病常因受凉、疲劳、全身抵抗力减弱导致病毒或细菌感染所致，也可由外界不良刺激如高温、烟雾、粉尘、刺激性气体等引起。

　　急性咽炎是咽黏膜、黏膜下组织和淋巴组织的急性炎症，是咽部的常见病、多发病。特点是起病急，初起自感咽干、灼热，继而出现咽痛并逐渐加重，可放射至双耳，伴有全身不适、头痛、发热，甚至高热。

　　慢性咽炎多发于成年人。特点为咽部有异物感、咽痒、微痛、咽部分泌物增多。

　　喉炎也分急性、慢性两种，多为病毒感染继发细菌感染所致。表现为喉内干痛、灼热感（也可表现为轻度喉痛），迅速发展成声音粗糙、嘶哑或完全失声，同时有气管炎，剧烈咳嗽，体温正常或升高，儿童可出现呼吸困难（夜间表现更明显）。

食疗方   SHI LIAO FANG

桂花马蹄糕

[原料] 桂花 50 克，荸荠 1500 克，白砂糖 200 克。

[制法] 新鲜荸荠用石磨磨成粉，加适量清水稀释成浆；再加入白糖、桂花，和匀呈半糊状，上笼蒸熟即可。

[功效] 适用于咽喉炎。

二皮饮

[原料] 冬瓜皮 60 克，鲜柑皮 30 克。

[制法] 水煎代茶饮，每日 1 剂。

[功效] 适用于急性咽喉炎，伴咳呛。

甘蔗丝瓜粥

[原料] 新鲜甘蔗、丝瓜各适量，粳米 50 克。

[制法] 丝瓜洗净，切段，甘蔗洗净，切碎，分别榨汁各 100 毫升；锅上火，放入丝瓜汁、甘蔗汁，加入

适量水烧热，放入粳米烧开，改用小火煮粥，米烂粥稠时，出锅即成。

功效 消肿止痛，清热生津。适用于慢性咽喉炎。

蜜梅橘

原料 橘子 1000 克，乌梅 500克，桑叶 200 克，诃子 100 克，甘草100 克，盐 200 克，糖 500 克。

制法 橘子用盐先腌；乌梅加水先蒸 1 小时，然后将桑叶、诃子、甘草汁隔出，加糖煮滚，再放入乌梅收火；橘子在盐汁中蒸半小时，拿出后风冻，再加入乌梅蜜中浸即成。

功效 生津止渴润喉。适用于慢性咽炎喉痛声沙。

石斛玉竹甘蔗茶

原料 鲜石斛 15～18 克，玉竹12 克，甘蔗汁 200 克。

制法 共水煎，水沸 30 分钟后取汁。代茶饮用。

功效 滋阴除热润肺，养胃生津止渴。

乌梅润声茶

原料 乌梅 20 粒，甘草 10 克，桑叶、桔梗、铁观音各 20 克。

制法 将以上材料分列用锅炉烘至干脆，放凉之后再用搅拌机搅成粉混合后，便可冲饮。每次用一汤匙加一杯滚水调，饮用时加入 1 茶匙蜜糖即成。

功效 清热润肺，开声。

麦冬豌豆冻

原料 麦冬 20 克，豌豆 150 克，白糖 200 克，琼脂 2 克，青梅、桂花各少许。

制法 将豌豆加清水煮酥，带水用网筛擦去皮成沙。琼脂与麦冬同煮，煮至琼脂烊化，加入白糖，再放进青梅、桂花。将豌豆沙摊在盆内，然后将琼脂糖水掺入，待冷却后放入冰箱内冰冻。适量佐餐食用。

功效 滋阴降火，益气利咽。

木蝴蝶粥

原料 木蝴蝶 30 克，薄荷 6 克，糯米 50 克，冰糖适量。

制法 先煎木蝴蝶，后下薄荷，煎取药汁，去渣。糯米煮成稀粥，将熟时加入上述药汁及冰糖，再煮一两沸即成。随意服食。

功效 清咽润燥。适用于咽喉炎所致咽痛、声音嘶哑。

口腔溃疡

口腔溃疡是口腔黏膜疾病中最常见的溃疡性损害，具有周期性复发的规律，所以常称为复发性口疮。胃肠功能紊乱、维生素缺乏、精神因素等导致内分泌失调，或自主神经功能紊乱是导致本病的原因。

口腔溃疡分为实证、虚证两类。

（1）实证。发病迅速，病程短，一般7～10天逐步愈合，愈后不留瘢痕；溃疡好发于口腔前半部，多见于唇、舌、颊、口底等部，龈、腭少见。初起的红赤稍隆起，中央出现溃点，逐渐扩大凹陷，呈绿豆粒大或黄豆粒大小，圆形或椭圆形，表面多覆有黄白色膜，周围绕有红晕。

（2）虚证。发病稍缓，病程长，易反复发作，间歇期时间长短不等，终年不断，此起彼伏，溃疡多发于口腔前半部，但久病者逐渐向口腔后部移行，侵及软腭及腭弓；溃疡大小不等，周围微红不肿；溃点数量少而分散；溃疡疼痛轻微或不痛。

食疗方　　SHI LIAO FANG

乌梅生地绿豆糕

原料 乌梅50克，生地30克，绿豆500克，豆沙250克。

制法 将乌梅用沸水浸泡3分钟左右，取出切成小丁或片；生地切细，与乌梅拌匀。绿豆用沸水烫后，放在淘箩里擦去外皮，并用清水漂去。将绿豆放在钵内，加清水上蒸笼蒸3小时，待酥透后取出，除去水分，在筛上擦成绿豆沙。将特制的木框放在案板上，衬以白纸一张，先放一半绿豆沙，铺均匀，撒上乌梅、生地，中间铺一层豆沙，再将其余的绿豆沙铺上，揿结实，最后把白糖撒在表面。把糕切成小方块，作点心吃。

功效 滋阴清热，解毒敛疮。

西瓜盅

原料 西瓜1个，鸡丁100克，火腿丁50克，新鲜莲子100克，龙眼肉50克，胡桃肉30克，松子仁20克，杏仁20克。

制法 将西瓜洗净，在蒂把下端切开为盖，挖去西瓜瓤，将鸡丁、火腿丁、莲子、龙眼肉、胡桃肉、松子仁、杏仁等放入盖好西瓜盖；将西瓜装入盆内，隔水用火煨炖约 3 小时，待西瓜熟透即成，佐餐食用。

功效 清热解暑，除烦止渴。适用于心火上炎之口腔溃疡。

凉拌苦瓜

原料 苦瓜 300 克，精盐、味精、香油、米醋各适量。

制法 将苦瓜剖开，去籽及瓤，洗净切片，加精盐腌渍片刻，挤干水分，再加味精、香油、米醋拌匀即成。

功效 苦瓜性寒味苦，有清心泻火、明目解毒、消暑止渴等功效。适用于实火型口腔溃疡。

鲜藕红糖蜜膏

原料 鲜藕 1500 克，蜂蜜 400毫升，红糖 200 克。

制法 鲜藕洗净，用擦刮刀擦丝，以洁净纱布绞取汁液，再将红糖、蜂蜜倒入鲜藕汁液内，拌匀，倒入锅内，文火煎熬，至稠时，停火即成。每日服 3 次，每次 1 汤匙，以沸水冲化食用。

功效 清热解暑，润燥解毒。适用于心火上炎之口腔溃疡。

绿豆鸡蛋花茶

原料 绿豆 30 ~ 50 克，鸡蛋 2只，绿茶适量。

制法 绿豆洗净，浸泡 15 ~ 30分钟，然后水煮，煮沸 5 分钟即可。再用此绿豆汤冲新鲜鸡蛋花茶，趁热饮用，每天早、晚空腹各食 1 次。

功效 适用于口腔溃疡。

草莓汁

原料 草莓 250 克，白糖适量。

制法 将草莓洗净，捣烂取汁，调入白糖饮服。每日 1 剂。亦可生食草莓。

功效 清热润燥。适用于实火型口腔溃疡。

莲子百合煨瘦肉

原料 莲子、百合各 50 克，猪瘦肉 250 克。

制法 上 3 味加葱、姜、酒共炖1 小时，加味精调味，佐餐食用。

功效 滋养阴血，清降虚火。适用于口腔溃疡，阴虚火旺型。

冬瓜豆腐

原料 冬瓜、豆腐各100克，枇杷叶少许。

制法 此3味放入锅中，加入适量清水，用旺火烧沸，转用文火煮至冬瓜熟烂，拣去枇杷叶即成，食冬瓜、豆腐。

功效 清热解毒，敛疮生肌。

适用于口腔溃疡。

萝卜鲜藕汁

原料 生萝卜数个，鲜藕50克。

制法 上2味洗净，捣烂，绞汁含漱，每日数次，连用3～4日。

功效 清热泻火，生津止渴。

适用于心火上炎型口腔溃疡。

扁桃体炎

疾病介绍 BIAN TAO TI YAN

扁桃体炎为腭扁桃体的非特异性炎症，有急、慢性之分。急性扁桃体炎多见于10～30岁之间的青年人，好发于春秋季节，通常与急性咽炎同时发生，主要由细菌感染而引起，常见致病菌为溶血性链球菌、葡萄球菌和肺炎双球菌，细菌通过空气飞沫、食物或直接接触而传染。慢性扁桃体炎多由扁桃体炎的急性反复发作或隐窝引流不畅，细菌在隐窝内繁殖而导致，也可继发于某些急性传染病，如猩红热、麻疹、白喉等。扁桃体炎的反复发作，除可引起明显的局部症状外，还可成为身体的一个重要隐患，在某些诱发因素存在的情况下，促使发生各种疾病或原有疾病恶化，特别是儿童时期慢性扁桃体炎的反复发作，容易合并风湿病、肾小球肾炎、风湿性心脏病等，应当引起重视。扁桃体炎中医上称为"乳蛾""喉蛾"，中医认为外感风热毒邪是本病发生的主要原因。本病急性者多为风火热毒之证，慢性者多属阴亏燥热之候。治疗当以清火、滋阴、润燥为基本法则。

食疗方　SHI LIAO FANG

豆腐双花汤

原料 金银花 30 克，野菊花 30 克，鲜豆腐 200 克。

制法 豆腐加清水适量煲汤，再置入金银花、野菊花同煲 10 分钟，用食盐少许调味，饮汤（豆腐可吃可不吃）。

功效 疏散风热，清热解毒。适用于急性扁桃体炎。

薄荷煲猪肺

原料 薄荷 10 克，牛蒡子 10 克，猪肺 200 克。

制法 将猪肺切成块状，用手挤洗去除泡沫，加清水适量煲汤；将起锅时，把薄荷、牛蒡子下入锅中煮 3~5 分钟，用食盐少许调味。饮汤食猪肺，每日 4~5 次。

功效 疏风清热，解毒利咽。适用于急性扁桃体炎。

五汁饮

原料 雪梨 100 克，甘蔗 100 克，荸荠 100 克，藕 100 克，新鲜芦根 100 克。

制法 将上 5 味榨汁混合，每日

饮用，10 天为 1 疗程。

功效 滋阴降火，清利咽喉。适用于慢性扁桃体炎。症见咽喉干掀不适、微痛、哽哽不利、口干不喜多饮、喉核及喉核前后潮红、头晕眼花、耳鸣、耳聋、腰膝酸软、虚烦失眠。

葱糖蛋清饮

原料 青葱白 4 根，饴糖 15 克，鸭蛋 1~2 个。

制法 先将前 2 味用水 2 茶杯煎煮 1~2 沸，捞出葱白不用，余汤倾于碗中，加入鸭蛋（去黄之蛋清），搅匀。分 3 次温服。

功效 清热利咽。适用于急性扁桃体炎。

萝卜橄榄茶

原料 白萝卜 1 个，橄榄 100 克，冰糖适量。

制法 将萝卜洗净切片，橄榄洗净捣碎，共置锅内，水煎取汁，调入冰糖令溶，代茶饮用。每日 1 剂。

功效 清热润肺，利咽消肿。主治急性扁桃体炎。

山楂冬瓜土豆汤

原料 山楂20克，冬瓜100克，土豆50克。

制法 将上3味按常法煮汤饮服。每日1剂，2次分服。

功效 清热解毒，利尿消肿，活血止痛。主治急性扁桃体炎。

豆腐双花汤

原料 金银花、野菊花各30克，鲜豆腐200克。

制法 豆腐加清水适量煲汤，再放入银花、野菊花同煲10分钟，用食盐少许调味，饮汤、吃豆腐。

功效 疏散风热，清热解毒。适用于急性扁桃体炎。

梨汁蜂蜜饮

原料 梨3个，蜂蜜50克。

制法 将梨洗净，去皮、核，捣烂取汁，对入蜂蜜，加适量冷开水调匀，徐徐饮服。每日1剂，连服3～5日。

功效 清热解毒，润肺利咽。主治急性扁桃体炎。

百合羹

原料 百合20克（去衣），桑叶9克。

制法 水煎，加百合，煮成百合羹，每日1小碗。

功效 适用于急性扁桃体炎，症见咽痒，干热疼痛，咳嗽痰少。

牙周炎

疾病介绍 YA ZHOU YAN

牙周炎即牙龈出现炎症，导致牙龈中出现积血、积脓，使支撑牙齿的组织受到损伤。牙垢是导致牙周炎的主要原因。由于病变初期症状不明显，所以大多数患者就诊时情况已很严重。

牙周炎的主要症状就是牙痛，并可影响进食。同时，由于一些炎症活性物质，如前列腺素、白细胞介素等，可从炎症病灶周围扩散入血液，从而导致一些全身性症状。如果牙周炎不及时治疗，严重者可导致牙龈萎缩、牙齿松动脱落。

细菌感染是造成牙龈炎的主要因素。细菌和口腔里的食物残渣、唾液里的黏合物质等混合成细菌斑，紧紧地贴附在牙齿和牙龈相邻接部位。若不及时刷掉，菌斑即可与唾液中的矿物质结合变硬，形成牙石。

牙石附着在牙龈线上，刺激牙龈，使牙龈红肿、疼痛、糜烂、出血，此即为牙龈发炎。医学上将这种牙龈炎称之为不洁性牙龈炎，这是大多数牙周炎的直接病因和早期表现。

食疗方　SHI LIAO FANG

葛根银鱼大枣汤

原料 葛根 50 克，银鱼子、豆腐各 250 克，大枣 3 枚，陈皮 1 块。

制法 将葛根撕去外皮，切碎，洗净；银鱼子、豆腐、陈皮、大枣分别洗净。汤锅上火，加水适量，用旺火烧沸。放入葛根末、银鱼子、豆腐、大枣和陈皮，改用文火炖 3 小时。加精盐即可。佐餐食用。

功效 可以清热生津、除臭止痒。适用于治疗身体燥热、眼睛红赤、口臭、牙龈肿痛、胃肠不适。

酒浸胡桃肉

原料 胡桃肉 30 克，酒 60 毫升。

制法 先将酒煮开，后入胡桃肉浸泡 30 分钟，取出胡桃肉，慢慢嚼碎咽下。

功效 适用于牙周炎。

垂杨柳根炖瘦肉

原料 垂杨柳根 30 克，瘦猪肉 150 克，葱、姜、料酒、盐、味精各适量。

制法 将杨柳根洗净，切条；猪肉切小块，同放砂锅内，加葱、姜、料酒及水适量，用文火炖，待肉熟时加盐、味精调味。食肉饮汤，每日 1 次。

功效 滋阴润燥，祛风清热，清肺止痛。适用于风火牙痛、虚火牙痛及牙龈炎等疾患。

皮蛋绿豆粥

原料 皮蛋 2 个，绿豆 50 克，粳米 100 克，葱花适量。

制法 将粳米和绿豆洗净，和

切碎的皮蛋共入砂锅中，加水适量，煮沸后再用文火煮45分钟，调味并加葱花即成。早晚餐食用，连用5~7日为1个疗程。

功效 对实火牙痛有效。

牛蛙汤

原料 牛蛙2只，精盐、味精、葱花各适量。

制法 牛蛙宰杀，去肠杂，切成小块入锅中煮熟后，加入精盐、味精调味，并撒上葱花即成。

功效 对虚火牙痛有效。

粳米蚌肉粥

原料 蚌肉100克，粳米50克，食盐适量。

制法 蚌肉洗净，切碎，与粳米同煮粥，粥熟后加食盐调味。每日1次，早餐食用。

功效 清热除烦。适用于牙

周炎。

猕猴桃荷花饮

原料 荷花1朵，猕猴桃100克，白糖适量。

制法 荷花撕成碎片，洗净；猕猴桃去皮洗净，榨汁；将荷花放入锅中，加清水50毫升煮沸，去渣取汁，加入猕猴桃汁、白糖，拌匀即成。每日1剂。

功效 适用于湿热蕴蒸型牙周炎。

花椒粥

原料 花椒5克，粳米50克。

制法 花椒水煎，去渣取汁，加粳米煮粥。空腹趁热食用，每日1次。

功效 温里，散寒，止痛。适用于牙周炎。

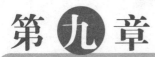

第九章

食疗原料之五谷类

名医珍藏百病食疗

● 性味与功效 ●

味甘，性平。补中益气，健脾和胃，除烦渴，壮筋骨。

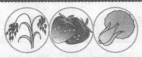

粳米

JING MI

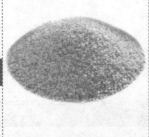

科属：为禾本科植物稻的种仁。

营养成分　YING YANG CHENG FEN

粳米中含有丰富的淀粉、苹果酸、柠檬酸、葡萄酸、脂肪、乙酸、琥珀酸、甘醇酸、果糖、麦芽糖、磷等营养成分，含钙量比较少。

食疗方　SHI LIAO FANG

莲子米粥

原料 粳米 100 克，莲子或莲子粉适量。

制法 煮粥食。

功效 用于脾虚泄泻。

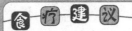

食疗建议

糖尿病患者不宜多食。

二八一

粳米末

原料 粳米 100 克。

制法 放锅中用文火炒炭，研细末，每次饭前用姜水冲服 5 克。

功效 适用于慢性胃炎、胃窦炎。

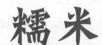

性味与功效

味甘，性温。补中益气，健脾暖胃，养肺止汗。

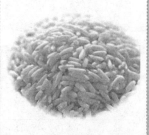

糯米

NUO MI

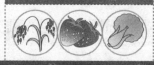

科属：为禾本科植物糯稻的种仁。

营养成分　YING YANG CHENG FEN

　　糯米的主要成分是蛋白质、脂肪、钙、磷、铁、维生素 B_1、维生素 B_2、烟酸等。

食疗方　SHI LIAO FANG

鸡内金糯米粥

原料 鸡内金 15 克，糯米、山药各 50 克。

制法 将鸡内金先以小火煮约 1 小时，然后加糯米及山药，继续煮约 1 小时即可。

功效 适用于气滞血瘀所致的闭经

食疗建议

　　糯米性温黏腻，肺热所致的发热、咳嗽，痰黄黏稠和湿热作祟所致的黄疸、淋证、胃部胀满、午后发热等均忌用。脾胃虚弱所致的消化不良也应慎用。

以及食积不化、脘腹胀满和小儿疳积等症的辅助食疗。

红枣莲子糯米粥

原料 莲子 15 克，糯米 80 克，红枣 8 枚，白糖适量。

制法 莲子去皮，去心，洗净；糯米洗净，浸泡 30 分钟；红枣洗净，去核。锅中加适量清水烧开，放入糯米、莲子、红枣，小火熬煮成粥，加白糖调匀即成。

功效 益心气，补心血。常服此粥可养心补血，润肤养颜。

性味与功效

味甘，性温。温中益气。养胃和脾，除湿止泄。

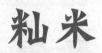

籼米

XIAN MI

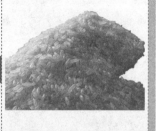

科属：为禾本科植物籼稻的种仁。

营养成分　YING YANG CHENG FEN

籼米富含蛋白蛋、脂肪、各种维生素和矿物质以及少量的糖等成分。

食疗方　SHI LIAO FANG

二米粥

原料 籼米 60 克，糯米少量。

制法 煮粥，趁热服。

功效 适用于胃气上逆的反胃呕逆、虚烦口渴。

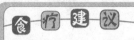

食疗建议

糖尿病患者不宜多食。

瘦肉灿米粥

原料 籼米100克，空心菜150，荸荠50克，猪肉（瘦）50克，猪油（炼制）10克，盐2克，味精1克。

制法 籼米淘洗干净，用冷水浸泡片刻；空心菜择洗干净，拍破菜梗，切成蓉；猪瘦肉洗净，剁成肉末；荸荠去皮洗净，切成碎粒。锅内加入约1200毫升冷水，放入籼米，先用旺火烧开。待米粒快开花时加入肉末、荸荠粒、空心菜，并调入猪油、盐及味精调味，继续煮至米烂肉熟即可。

功效 易于消化，适用于糖尿病患者。

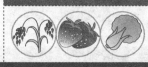

性味与功效

味甘，性凉。开胃宽肠，下气消积，清热解毒。

荞麦
QIAO MAI

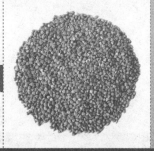

科属： 为蓼科植物荞麦的种子。

营养成分 YING YANG CHENG FEN

荞麦为富含蛋白质、赖氨酸和膳食纤维的营养保健食品，含糖类66%，蛋白质9%，膳食纤维6.5%，每100克含维生素$B_1$0.3毫克，维生素$B_2$0.2毫克，维生素E4.5毫克，胡萝卜素20微克，烟酸2毫克；矿物元素含钾、钙、镁、铁、锌、磷、硒等，它们在人体营养保健、维持人体正常生理功能中起着重要作用。

食疗方 SHI LIAO FANG

干贝香菇荞麦粥

原料 干贝、香菇、枸杞子、干百合根、荞麦各适量。

制法 干贝洗净，温水中浸泡一夜，变软后取出，浸汁留用；香菇用水浸泡，变软后取出，切成丝，浸汁留用；干百合根、枸杞子用水洗净后，浸泡在温水中，使其变软、膨胀；荞麦洗净，煮20分钟，放到竹算上。把干贝汁、香菇汁放入深锅中，加入香菇、干贝，同煮，去浮沫。加入荞麦，煮5分钟，加百合根、枸杞子调味。加入春菊，把搅好的鸡蛋慢慢地倒入锅中打成蛋花，盖上盖子稍煮。最后用盐、酱油调味，熄火。

功效 此粥有健脾益气、消食化滞的功效。特别适合想健身减肥的女士服用。

甘草荞麦丸

原料 荞麦粉500克，鸡蛋清12个，甘草60克。

制法 将荞麦粉炒至金黄色，加入鸡蛋清，甘草煎汤和匀为丸如梧桐子大，每次50粒，每日3次，用淡盐水送服。

功效 适用于男子白浊、遗精，妇女赤白带下。

食疗建议

对少数人有时可引起皮肤瘙痒、头晕等过敏反应。

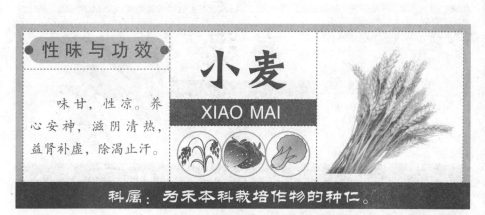

性味与功效

味甘，性凉。养心安神，滋阴清热，益肾补虚，除渴止汗。

小麦
XIAO MAI

科属：为禾本科栽培作物的种仁。

营养成分　YING YANG CHENG FEN

小麦面粉是人们膳食中主食原料之一。小麦含淀粉、蛋白质、脂肪、粗纤维、谷甾醇、卵磷脂、精氨酸、维生素B_1、钙、磷、铁等，麦胚含植物凝集素。小麦为人们提供了丰富的营养素。

食疗方　SHI LIAO FANG

小麦猪肉粥

原料 小麦、猪肉各 100 克。

制法 共炖至小麦熟，加盐，每日 2 次分食，连食 1~2 周。

功效 适用于盗汗、手足心热、神疲乏力。

> **食疗建议**
>
> 小麦面忌与汉椒、萝蒴一同食用。

麦枣桂圆汤

原料 小麦 50 克，大枣 10 枚，桂圆 5 颗。

制法 调以红糖煮汤食。

功效 用于精神紧张、易出汗者。

性味与功效

味甘，涩，性温。益气温中，解脾和胃，渗湿止痢，涩肠。

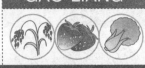

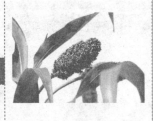

科属：为禾本科植物蜀黍的种仁。

营养成分　YING YANG CHENG FEN

高粱米含糖类 70%，蛋白质 10%，脂肪 3%，膳食纤维 4%；每 100 克含维生素 B_1 0.3 毫克，维生素 B_2 0.1 毫克，烟酸 1.6 毫克；矿物元素含钾、钙、镁、铁、磷、硒等，产热量 350 千卡。

食疗方 SHI LIAO FANG

香油调高粱末

原料 陈年高粱100克。

制法 炒黄研细末，用鸡蛋清或香油调匀，涂患处。

功效 适用于枕疮、鹅口疮、湿疮。

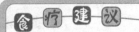

食疗建议

高粱忌与瓠子同食。

高粱花末

原料 高粱花10克，红糖少许。

制法 高粱花炒黄研末，红糖开水冲服。

功效 清热，解毒，止泻。适宜小儿赤白痢疾患者食用。

性味与功效

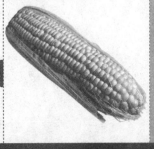

玉米

YU MI

味甘，性平。调中开胃，润肺宁心，清渴热，利肝胆。

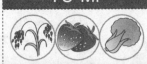

科属：为禾本科植物舌蜀黍的种子。

营养成分 YING YANG CHENG FEN

玉米的营养价值很高，含糖类约67%，蛋白质约9%，脂肪4%，膳食纤维高达8%；玉米每100克含胡萝卜素0.1毫克，维生素 B_1 0.3毫克，维生素 B_2 0.1毫克，维生素 E 8毫克，烟酸2克；矿物元素含有钾、钙、铁、锌、磷、硒等。

现发现玉米含有较多的卵磷脂、亚油酸、谷物醇等，所以常食用玉米的人不易患高血压、动脉硬化。

食疗方 SHI LIAO FANG

车前子玉米须汤

原料 玉米须 30 克，车前子 15 克，甘草 6 克。

制法 用水煎服。

功效 可用于小便不通、膀胱炎及小便疼痛等症的辅助治疗。

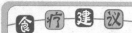

食疗建议

玉米忌与田螺、牡蛎同食。

玉米山楂末

原料 玉米 200 克，山楂 100 克。

制法 研细末，每次 6 克，每日 2 次分服。

功效 适用于自汗、盗汗、遗尿。

名医珍藏百病食疗

第十章
食疗原料之蔬菜类

性味与功效

萝卜

LUO BO

味辛、甘，性凉。健脾消食，下气化痰，化积宽中，生津解毒。

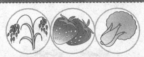

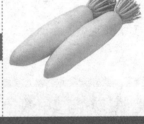

科属：为十字花科植物莱菔的新鲜根。

营养成分　YING YANG CHENG FEN

　　萝卜含葡萄糖、蔗糖、果糖、多种维生素、粗纤维、蛋白质、淀粉酶以及钙、磷、锰、硼等成分。其中维生素 C 比梨、苹果、橘子高 8 倍以上，特别是所含的胡萝卜素又称维生素 A 原，可促进血红素增加，提高血液浓度。

食疗方　SHI LIAO FANG

萝卜豆腐汤

原料　萝卜 400 克，豆腐 200 克。

制法　将萝卜洗净，去皮切丝，入沸水中焯片刻，捞出用冷水投凉；豆腐切成粗条；炒锅加油烧热，放入葱末炸锅，随即添汤，放萝卜丝、豆腐条，用旺火烧沸；待萝卜熟透，加入精盐、味精，小火炖至入味，出锅装入汤碗，

名医珍藏百病食疗

撒上胡椒粉、香菜末即成。

功效 此汤具有健脾养胃、消食除胀的功效。可治疗脾胃虚弱、食停不化、脘腹胀满、呕吐反酸以及病后体虚、食少不香等病症。食之易消化，老幼皆宜，为理想的补益食疗保健汤汁。

萝卜籽

原料 萝卜籽适量。

制法 炒熟。

功效 下气定喘，消食化痰。适用于咳嗽痰喘、食积气滞、胸闷腹胀，下痢后重。

食疗建议

青萝卜为寒凉蔬菜，阴胜偏寒体质者、脾胃虚寒者不宜多食；胃及十二指肠溃疡、慢性胃炎、单纯甲状腺肿、先兆流产、子宫脱垂等患者少食青萝卜；服用人参、西洋参时不要同时吃萝卜，以免药效相反，起不到补益作用。

性味与功效

味甘、辛、苦，性凉。清热利湿，平肝凉血。

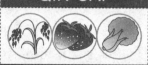

芹菜
QIN CAI

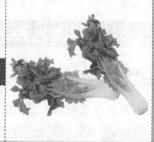

科属： 为平形科植物旱芹的全草。

营养成分 YING YANG CHENG FEN

芹菜含有蛋白质、脂肪、糖类、维生素 A、维生素 B_1、维生素 B_2、烟酸、维生素 C、钙、磷、铁及粗纤维等营养成分。其中蛋白质含量比一般瓜果蔬菜高 1 倍，铁含量为番茄的 20 倍左右，芹菜中还含丰富的胡萝卜素和多种维生素，对人体健康十分有益。

食疗方 SHI LIAO FANG

胡萝卜芹菜苹果汁

原料 胡萝卜、苹果、芹菜各适量。

制法 将胡萝卜洗净，去皮切成小块；苹果洗净，去皮与核，切成小块；将芹菜洗净，切小段。所有材料一起放入果汁机中打成果汁，加入柠檬汁拌匀即可。

功效 本饮品香甜可口，具有降压、平肝、通便的功效。适用于高血压、大便燥结者饮用。

香干芹菜段

原料 香干150克，芹菜段200克，盐、味精、色拉油各适量。

制法 香干切成与芹菜段相仿的条，洗净后用沸水浸烫数分钟。炒锅中倒入油少许，放入芹菜、香干、盐、味精，煸炒至芹菜断生即可。

功效 清肝降火，调脂降压。

食疗建议

脾胃虚寒、肠滑不固者，血压偏低者，婚育期男士应少吃芹菜，因为芹菜具有杀精功能。芹菜与虾、海米、醋、黄瓜、南瓜、蛤蜊、鸡肉、兔肉、鳖肉、黄豆、菊花蟹、毛蚶相克。

性味与功效

味甘，性微寒。
清热利水，养胃解毒。

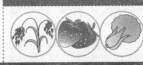

大白菜
DA BAI CAI

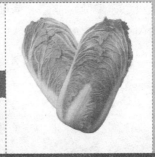

科属：为十字花科植物白菜的叶球。

营养成分 YING YANG CHENG FEN

大白菜还有丰富的营养价值，有"百菜不如白菜"的说法。白菜含有丰富的矿物质和维生素，还含有蛋白质、脂肪、糖、胡萝卜素、磷、铁等。白菜中所含的钙和维生素 C 比梨和苹果高，核黄素的含量也很高，其微量元素——锌的含量不但在蔬菜中屈指可数，而且比肉、蛋还多。

食疗方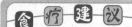

白菜红枣汤

[原][料] 白菜、豆腐皮、红枣各适量。

[制][法] 白菜、豆腐皮和红枣放锅内加清水煮汤，用油、盐调味佐餐食用。

> **[食][疗][建][议]**
>
> 大白菜性偏寒凉，胃寒腹痛，大便溏泻及空痢者不可多食。

[功][效] 适用于支气管炎干咳、秋冬肺燥咳嗽、胃热肋燥、大便干结等症。

辣椒炒白菜

[原][料] 大白菜 500 克，干红辣椒丝 7.5 克，湿淀粉适量。

[制][法] 大白菜洗净，切成 3 厘米长、1.5 厘米宽的长条；辣椒切开、去籽，切成 3 厘米长的段。菜油烧至 7 成热，将辣椒炸焦，放入姜末、白菜，旺火急速煸炒，加醋、酱油、精盐、白糖，煸至刀茬处出现金黄色，用湿淀粉勾芡，浇上麻油，翻炒后即可装盆。

[功][效] 此菜具有养胃助食的功效。适用于脾胃虚弱、食欲不振等病症。

名医珍藏百病食疗

性味与功效

韭菜

JIU CAI

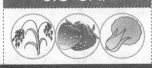

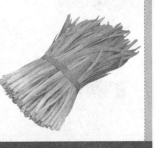

味辛，性温。温阳补虚，行气理血，活血散瘀。

科属：为百合科植物韭的叶。

营养成分　YING YANG CHENG FEN

每100克鲜韭菜中含胡萝卜素3.12毫克、维生素C 39毫克、钙84毫克、磷43毫克、铁8.9毫克、膳食纤维1.2克，尤其是维生素C的含量为番茄的4倍。此外还含有较多的脂肪、蛋白质和辛香挥发物——硫化丙烯。

食疗方　SHI LIAO FANG

韭菜炒鲜虾仁

原料 虾仁30克，韭菜250克，鸡蛋1只，食盐、淀粉、植物油、麻油各适量。

制法 先将虾仁洗净水发涨，约20分钟后捞出沥干水分待用。韭菜择洗干净，切3厘米长段备用；鸡蛋打破盛入碗内，搅拌均匀，加入淀粉、麻油调成蛋糊，把虾仁倒入拌匀待用。炒锅烧热倒入植物油，待油热后下虾仁翻炒，蛋糊凝住虾仁后放入韭菜同炒，待韭菜炒熟，放食盐、麻油，搅拌均匀即可起锅。

功效 补肾阳，固肾气，通乳汁。

食疗建议

消化不良或肠胃功能较弱的人吃韭菜容易烧心，不宜多吃。如果吃多的话，会导致轻微腹泻。

名医珍藏百病食疗

油炒韭菜豆芽

原料 绿豆芽100克，韭菜300克，色拉油、盐、味精各适量。

制法 将豆芽洗净；将韭菜择好洗净，切成小段。油锅旺火烧至八成热，倒入韭菜和豆芽，炒出香味后，加盐、味精，大火快速翻炒均匀即可。

功效 清热解毒，润肠通便。

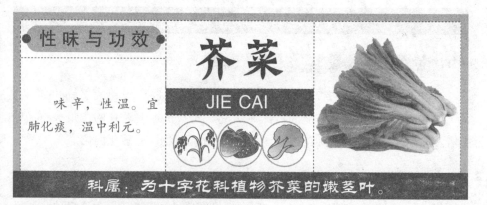

性味与功效

味辛，性温。宜肺化痰，温中利元。

芥菜
JIE CAI

科属：为十字花科植物芥菜的嫩茎叶。

营养成分 YING YANG CHENG FEN

芥菜含钙、铁、磷、胡萝卜素、维生素 B、维生素 C、碳水化合物及烟酸等。

食疗方 SHI LIAO FANG

芥菜粥

原料 芥菜头适量，粳米50克。

制法 芥菜头洗净切成小片，与粳米加清水同煮熬粥，空腹食用。

功效 有通肺利膈、下气消痰之功效，可治疗寒性咳嗽痰多胸闷者。

名医珍藏百病食疗

食疗建议

芥菜性温味辛，平素热盛之人及疮疡、痔疮、便血者均当忌食。多食芥菜易积温成，引动肝风。芥菜类蔬菜常被制成腌制品食用，因腌制后含有大量的盐分，故高血压、血管硬化的病人应注意少食以限制盐的摄入。

● 性味与功效 ●

味甘，性温。补脾利水，解毒杀虫。

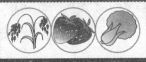

南瓜
NAN GUA

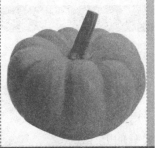

科属：为胡芦科植物南瓜的果实。

营养成分 YING YANG CHENG FEN

南瓜含蛋白质、脂肪、纤维素、葡萄糖、蔗糖、甘露醇、胡萝卜素、维生素 B、维生素 C、精氨酸、钙、铁等。

食疗方 SHI LIAO FANG

南瓜煮牛肉

原料 南瓜 1 个，牛肉 250 克。

制法 南瓜去皮洗净，切小块，用牛肉洗净，切小块，加水一同煮熟（不加油、盐）。分 2~3 次食。

功效 本方取南瓜润肺化痰、排脓，以牛肉补虚。用于肺痈的辅助治疗。

食疗建议

南瓜性温，素体胃热炽盛者少食；南瓜性偏壅滞，气滞中满者，慎食。发物之一，服用中药期间不宜食用。

名医珍藏百病食疗

性味与功效

菠菜
BO CAI

味甘，性凉。养血止血，下气润喉。

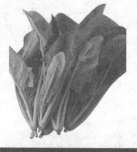

科属： 为藜科植物菠菜的带根全草。

营养成分 YING YANG CHENG FEN

菠菜营养丰富，含有丰富的胡萝卜素和维生素 B_6，并含有大量的水分、蛋白质和糖类，同时还是铁、镁、钾和维生素 A 的优质来源，也是钙和维生素 C 的上等来源。

食疗方 SHI LIAO FANG

菠菜枸杞粟米粥

原料 菠菜、粟米、枸杞子各适量。

制法 将菠菜入沸水中氽烫一下，捞出切成小碎段备用。将粟米、枸杞子淘洗干净，放入砂锅中，加水适量，大火煮沸后，改用小火煨煮，待粟米酥烂，放入菠菜，搅拌均匀，加盐、味精，再煮至沸，淋入香油即成。

功效 此菜滋养肝肾、补血健脾，对幼儿生长期及中老年贫血患者较为适宜。

食疗建议

不适宜肾炎患者、肾结石患者。菠菜草酸含量较高，一次食用不宜过多，另外脾虚便溏者不宜多食。做菠菜时，先将菠菜用开水烫一下，可除去80%的草酸，然后再炒、拌或做汤就好；生菠菜不宜与豆腐共煮，以碍消化影响疗效，将其用沸水焯烫后便可与豆腐共煮。

菠菜猪血汤

原料 猪血300克，菠菜250克，盐、味精各适量。

制法 先把猪血洗净，切成小方块；菠菜洗净切段。锅中加适量水烧开，放入猪血块，烧开，放入菠菜，煮熟后加盐和味精调味即可。

功效 猪血、菠菜都是补血的食材，多喝菠菜猪血汤，对补血、明目、润燥都有好处，尤其能补充体内铁质含量。

性味与功效

黄瓜

HUANG GUA

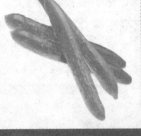

味甘，性寒。清热利水，止渴解毒。

科属： 为葫芦科植物黄瓜的果实。

营养成分 YING YANG CHENG FEN

黄瓜含水量大，并含有微量的维生素C、胡萝卜素及少量糖类，还含蛋白质、钙、磷、铁等人体必需的营养元素。

食疗方 SHI LIAO FANG

黄瓜蒲公英米粥

原料 黄瓜、蒲公英、大米各适量。

制法 先将黄瓜洗净切片，蒲公英洗净切碎。大米淘洗后先放入锅中，加水，煮粥，待粥熟烂时，加入黄瓜、蒲公英，再煮片刻，即可食之。

功效 本粥具有清热解暑、利尿消肿之功效。适于热毒炽盛、咽喉肿痛、风热眼痰、小便短赤等病症的辅助食疗。

山楂汁拌黄瓜

原料 嫩黄瓜5条，山楂30克，白糖50克。

制法 先将黄瓜去皮心及两头，洗净切成条状；山楂洗净，入锅中加水200毫升，煮约15分钟，取汁液100毫升；黄瓜条入锅中加水煮熟，捞出；山楂汁中放入白糖，在文火上慢熬，待糖融化，投入已控干水的黄瓜条拌匀即成。

功效 此菜肴具有清热降脂、减肥消积的作用，肥胖症、高血压、咽喉肿痛者食之有效。

食疗建议

脾胃虚弱、腹痛腹泻、肺寒咳嗽者都应少吃，因黄瓜性凉，胃寒患者食之易致腹痛泄泻。有肝病、心血管病、肠胃病以及高血压的人都不要吃腌黄瓜。黄瓜尾部含有较多的苦味素，苦味素有抗癌的作用，所以不要把黄瓜尾部全部丢掉。不宜和辣椒、菠菜、西红柿、花菜、小白菜、柑橘同食。

性味与功效

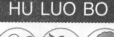
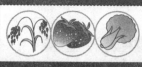
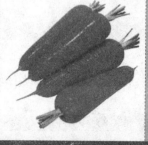

味甘，性平。明目健脾，行气消食。

科属： 为伞形植物胡萝卜的根。

营养成分 YING YANG CHENG FEN

胡萝卜含胡萝卜素、多种维生素、木质素、烟酸、蛋白质、脂肪、糖类，还含有钙、磷、铁等矿物质。人体需要的8种氨基酸，胡萝卜含有5种之多，尤以赖氨酸含量最高。科学研究表明，人体每天所需的维生素A，约有95%是从植物性食物内摄取胡萝卜素合成。若将胡萝卜同猪肝煮汤调味佐餐，尤能补充维生素 A 的不足。

食疗方　SHI LIAO FANG

煮胡萝卜

原料　胡萝卜250克，盐3克。

制法　煮烂，分3次1日食完，连食10日。

功效　健脾消积。适用于小儿消化不良。

胡萝卜炒猪肝

原料　胡萝卜、猪肝各适量。

制法　胡萝卜切片，猪肝切片，调味炒食。

功效　用于夜盲症、角膜干燥症。

食疗建议

酒与胡萝卜不宜同食，会造成大量胡萝卜素与酒精一同进入人体，而在肝脏中产生毒素，导致肝病；另外萝卜主泻、胡萝卜为补，所以二者最好不要同食；不宜与富含维生素 C 的蔬菜（如菠菜、油菜、花菜、番茄、辣椒等）、水果（如柑橘、柠檬、草莓、枣子等）同食，否则会破坏维生素 C，降低营养价值；服用双氢克尿噻时不宜食用。

● 性味与功效 ●

味甘、辛，性平。清热化痰，解毒杀虫。

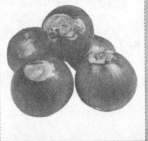

洋葱
YANG CONG

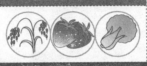

科属：为百合科植物洋葱的鳞茎。

营养成分　YING YANG CHENG FEN

据分析，每百克葱头中含蛋白质1.8克，糖类8克，钙40毫克，磷50毫克，铁1.8毫克，维生素C 8毫克。此外，还含有微量胡萝卜素、硫胺素、尼克酸等维生素。它几乎不含脂肪，而在其挥发油中含有降低胆固醇的物质——二烯丙基二硫化物。

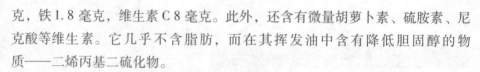

食疗方 SHI LIAO FANG

红枣洋葱汤

原料 红枣、洋葱各适量。

制法 红枣洗净，洋葱切丝，一同放入锅内，加适量清水煎煮20分钟，即可吃枣喝汤。

功效 此汤有安神益气的作用，可辅助治疗神经衰弱、病后体虚、胸中烦闷、失眠多梦、记忆减退等症。

食疗建议

洋葱一次不宜食用过多，容易引起目糊和发热。同时凡有皮肤瘙痒性疾病、患有眼疾以及胃病、肺胃发炎者应少吃。同时洋葱辛温，热病患者应慎食；洋葱所含香辣味对眼睛有刺激作用，患有眼疾、眼部充血时，不宜切洋葱。

洋葱炒牛肉

原料 牛肉200克，洋葱丝50克，色拉油、黑椒、嫩肉粉、淀粉、鸡精、盐、色拉油各适量。

制法 牛肉切成长方形薄片，用嫩肉粉、盐、鸡精、淀粉上浆，入油锅中滑油至熟，倒入漏勺沥去油待用。炒锅置火上，放入油，加入洋葱炒香，入黑椒、盐、鸡精调味，投入牛肉片，翻锅炒匀，起锅装入盘中即成。

功效 促消化，补中益气，健脾胃。

性味与功效

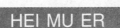
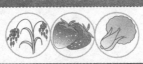

黑木耳
HEI MU ER

味甘，性平。补气补肾，凉血止血。

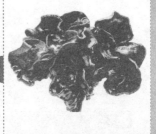

科属：为木耳科植物木耳的子实体。

营养成分 YING YANG CHENG FEN

黑木耳的营养价值较高，每百克黑木耳中含蛋白质 10.6 克，脂肪 0.2 克，糖类 65.5 克，粗纤维 7 克，还含有维生素 B_1、维生素 B_2、胡萝卜素、烟酸等多种维生素和无机盐。

黑木耳是一道极佳的天然补血蔬菜。它含铁量极高，为各种食物含铁量之冠，是猪肝的 7 倍多。

食疗方 SHI LIAO FANG

二黑茶

原料 黑木耳 60 克，黑芝麻 15 克。

制法 先将黑木耳 30 克在炒锅中翻炒，等木耳的颜色由灰转黑略带焦味时，起锅入碗待用；再下黑芝麻略炒出香味，然后加入清水 1500 毫升，同时下入生、熟黑木耳，用中火烧沸 30 分钟，即可起锅，用洁净双层的纱布过滤，滤液装在洁净的器皿内即成。亦可将炒焦的木耳、炒香的黑芝麻同生木耳一起和匀收藏，用时每 5~6 克加沸水 120 毫升泡茶饮服。

食疗建议

有出血性疾病、腹泻者的人应不食或少食；孕妇不宜多吃；木耳不宜与田螺同食。

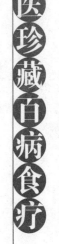

名医珍藏百病食疗

功效 此茶具有凉血止血、润肠通便的功效，适用于血热便血、痔疮便血、肠风下血、痢疾等病症。老年人常饮此茶，能起到强身益寿之功效。

黑木耳当归甘草汤

原料 黑木耳10克，当归、白芍、黄芪、甘草、陈皮、桂圆肉各4克。

制法 以水炖服。

功效 此汤能补血活血、消瘀化结。可用于子宫癌、阴道癌患者的辅助治疗。

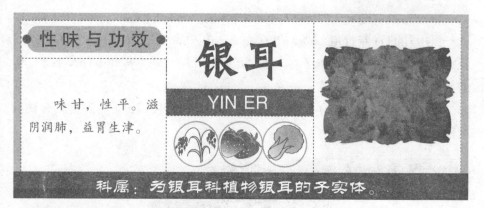

性味与功效

银耳
YIN ER

味甘，性平。滋阴润肺，益胃生津。

科属：为银耳科植物银耳的子实体。

营养成分 YING YANG CHENG FEN

银耳的营养价值和药用价值都很高，银耳中含有脂肪、蛋白质、硫、磷、镁、钙、钾、钠等，并含有多种维生素、氨基酸、葡萄糖、葡萄糖醛酸等成分。银耳多糖是银耳的最主要活性成分，对老年慢性支气管炎、肺源性心脏病有显著疗效。

食疗方 SHI LIAO FANG

银耳参汤

原料 银耳15克，太子参25克，冰糖适量。

制法 入锅加清水，煎煮至耳熟参透，即可食用。

功效 此方有益气、养阴、安神之功效，可用于心慌、心跳、气虚、气短等症的辅助食疗。

鲜莲银耳鸡汤

原料 干银耳 10 克，鲜莲子 30 克，鸡清汤 1500 毫升。

制法 将发好的银耳放入盆内，加鸡清汤 150 毫升蒸 1 小时左右，再将银耳取出，鲜莲子剥去青皮和一层嫩白皮，切去两头，捅去心，用水氽后，再用开水浸泡备用（鲜莲子要略带脆性，不要煮泡得很烂）；烧开鸡清汤，加味精、料酒、盐、糖适量，入莲子、银耳即成。

功效 此汤具有滋阴润肺、健脾安神的功效。适用于心烦失眠、干咳痰少、口干咽痛、食少乏力等病症。健康人食用可消除疲劳，增进食欲，增强体质。

食疗建议

银耳宜用开水泡发，泡发后应去掉未发开的部分，特别是那些呈淡黄色的东西。冰糖银耳含糖量高，睡前不宜食用，以免血黏度增高。银耳能清肺热，故外感风寒者忌用。食用变质银耳会发生中毒反应，严重者会有生命危险。外感风寒、出血症、糖尿病患者慎用。

性味与功效

味甘，性平。补气益胃，托痘毒。

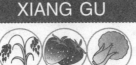

香菇
XIANG GU

科属：为侧耳科植物香蕈的子实体。

营养成分 YING YANG CHENG FEN

香菇营养丰富，主要含蛋白质、脂肪、糖类、钙、磷、铁、多种氨基酸、乙酰胺、胆碱、腺嘌呤、亚油酸、棕榈酸、多种维生素、烟酸、纤维素、甘露醇、葡萄糖等成分，可作为人体酶缺乏症和补充氨基酸的首选食品。

食疗方 SHI LIAO FANG

香菇枸杞子蒸白鳝

原料 白鳝、豆豉、香菇粒、枸杞子、姜末、料酒、盐、味精各适量。

制法 白鳝洗净，切成底部相连的厚片，用料酒、盐、味精腌一下后码入盘中，撒上适量豆豉、香菇粒、枸杞子、姜末，上笼蒸10分钟左右。取出蒸好的白鳝，撒上青椒粒、香菜末和葱花，淋少许熟酱油即成。

功效 此菜可增加营养，防癌抗癌，提高免疫力。

二鲜菇笋

原料 鲜冬菇50克，鲜冬笋200克，葱适量。

制法 将冬笋去皮，冬菇洗净，二者切丝备用；热锅加油，入炒冬菇、冬笋丝，加适量葱根、精盐，熟透即可上盘。

功效 此肴具有升清降浊的功效，适用于中焦气滞、食欲不振、脘腹胀满等病症。

食疗建议

个别人食用香菇后会出现头晕眼花、恶心呕吐、腹胃胀痛等食物中毒现象，有过香菇食用中毒经历的人应该尽量避免或减少对香菇的食用。香菇为动风食物，顽固性皮肤瘙痒症患者忌食。不宜与鹌鹑肉、鹌鹑蛋、河蟹、番茄同食。长得特别大的鲜香菇不要吃，因为它们多是用激素催肥的，大量食用可对机体造成不良影响。

第十一章

食疗原料之豆类

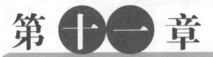

性味与功效

味甘，性平。健脾宽中，润燥清水，消炎排毒，利肠催乳。

黄豆

HUANG DOU

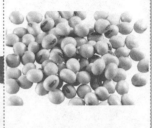

科属：为豆科植物大豆的种皮黄色的种子。

营养成分　YING YANG CHENG FEN

黄豆所含蛋白质高达40%，相当于瘦猪肉的2倍、鸡蛋的3倍、牛奶的2倍，营养价值颇高。所含脂肪为大米的14倍，以不饱和脂肪酸居多。黄豆还含B族维生素、胡萝卜素、大豆皂甙、大豆黄酮甙、丁香酸，以及钙、磷、铁、钾、钠等成分。

食疗方　SHI LIAO FANG

黄豆煮猪肝

原料 黄豆100克，猪肝80克。

制法 黄豆先煮九成熟，加猪肝煮熟，每日2次分服，连服3周。

功效 适用于缺铁性贫血、肝血虚、萎黄等症。

黄豆绿豆汤

[原料] 黄豆 30 克，绿豆 160 克，红糖 120 克。

[制法] 将黄豆、绿豆洗净，入锅中加水 1000 毫升，煮至豆烂熟，最后加红糖调匀即成。任意食用汤豆。

[功效] 本汤豆具有清热凉血、消肿的作用，适宜于辅助治疗小儿疖腮红肿、荨麻疹等病症。

食疗建议

黄豆性偏寒，胃寒者和易腹泻、腹胀、脾虚者，以及常出现遗精的肾亏者不宜多食。不可生吃，有毒。

▶ 性味与功效

味甘、酸，性平。利水除湿，和血排脓，清肿解毒。

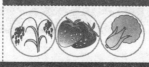

红豆
HONG DOU

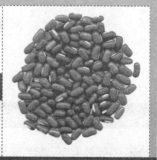

科属：为豆科植物赤小豆或赤豆的种子。

营养成分 YING YANG CHENG FEN

赤豆富含淀粉，蛋白质含量约为粳米的 3 倍，糖类较高，磷、钾、镁甚高，而脂肪甚少。还含硫胺素、核黄素、尼克酸、钙、铁等成分。

食疗方 SHI LIAO FANG

百合莲子红豆沙

[原料] 红豆 500 克，白莲子 30 克，百合 10 克，陈皮适量，冰糖约 500 克。

制法 把红豆、莲子、百合先洗干净，用清水浸泡 1 小时。煮开水，把红豆、陈皮、莲子、百合放入锅中，泡豆子的水也倒入。煮开后用中慢火煲 2 小时，最后再用大火煲约半小时。煲至红豆起沙且还有适量水分时，就可以加糖调味。

功效 清心养神，健脾益肾，固精益气，止血，强健筋骨。

赤小豆粥

原料 赤小豆 20 克，薏苡仁、粳米各 30 克，糖适量。

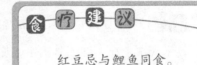

食疗建议

红豆忌与鲤鱼同食。

制法 先将前 3 物分别洗干净，浸涨。把赤小豆放入锅内，加水适量，武火煮沸后，文火慢煮至赤小豆开花，再加入薏苡仁及粳米，继续熬煮，直至米豆烂熟，最后加糖调匀即成。每日服食 2 次，可连日食用。

功效 本粥具有健脾利水之功，可用治水肿、小便不利等病症。服食后可使小便增多，水肿渐消。

性味与功效

味甘，性凉。清热解毒，消暑利水，止渴除烦，明目降压。祛脂保肝。

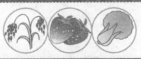

绿豆
LV DOU

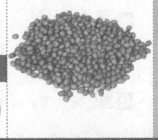

科属：为豆科植物绿豆的种子。

营养成分 YING YANG CHENG FEN

绿豆含丰富的蛋白质、糖类、多种维生素，而脂肪含量甚少。

蛋白质含量为粳米的 3 倍多，其中主要为球蛋白，也有蛋氨酸、色氨酸、酪氨酸。此外其所含磷脂中有磷脂酰胆碱、磷脂酰肌醇、磷脂酰甘油、磷脂酸等。

食疗方 SHI LIAO FANG

绿豆粳米粥

原料 绿豆 50 克，粳米 100 克。

制法 将绿豆洗净，用温热水浸涨；粳米淘洗干净，同入砂锅中，加水 600 毫升煮粥，先用武火，然后改至文火，煮至粥豆烂熟即可，每日服食 1 次。

功效 此粥具有清热解毒之功效，可用治暑热烦渴、疮痈肿痛、食物中毒以及附子、巴豆、砒霜、农药、毒草中毒。

食疗建议

绿豆不宜煮得过烂，以免使有机酸和维生素遭到破坏，降低清热解毒功效。绿豆性凉，脾胃虚弱的人不宜多吃。服药特别是服温补药时不要吃绿豆食品，以免降低药效。未煮烂的绿豆腥味强烈，食后易恶心、呕吐。

绿豆薏仁粥

原料 绿豆、薏仁各 20 克，冰糖适量。

制法 薏仁及绿豆洗净后，用清水浸泡隔夜。薏仁加 3 杯水放入锅内，用大火煮沸后，改用小火煮半小时，再放入绿豆煮至熟烂。加入冰糖调味即可。

功效 清热补肺，消暑利水，美白润肤。

性味与功效

味甘，性平。活血解毒，祛风利水，补肾滋阴，调中下气，解表清热。

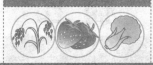

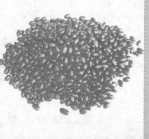

科属：为豆科植物大豆的黑色种子。

营养成分 YING YANG CHENG FEN

黑豆含有丰富的大豆黄酮、大豆皂醇、蛋白质，并含有 B 族维生素、优质脂肪酸、胡萝卜素、叶酸、亚叶酸、维生素 B_1 等。

黑豆酿造的豆豉，含有大量的能溶解血栓的尿激酶，也含少量 B 族维生素和抗菌素。

食疗方 SHI LIAO FANG

黑豆炖狗肉

原料 黑大豆 60 克，狗肉 500 克。

制法 煮烂熟，加盐，分 3 ~ 4 次服。

功效 适用于肾虚不孕、阳痿不育、腰酸耳聋。

食疗建议

小儿不宜多食；黑大豆炒熟后，热性大，多食者易上火，故不宜多食；黑豆恶五参、龙胆；黑豆忌与萞麻子、厚朴同食。

黑豆丸

原料 黑豆（炒香）、天花粉各适量。

制法 研为细末，面糊为丸。每次 15 克，每日 2 次。临用时，另用黑豆

15 克，煎汤送服。

功效 本方取黑豆补肾养阴，天花粉为中医治疗消渴的药。

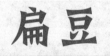

性味与功效

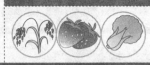

扁豆

BIAN DOU

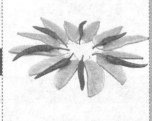

味甘，性平。健脾和中，消暑化湿，养胃下气，补虚止泻。

科属：为豆科植物扁豆的白色种子。

营养成分 YING YANG CHENG FEN

扁豆的营养价值较高，蛋白质含量是青椒、番茄、黄瓜的 1～4 倍，维生素 C 含量也较高，此外，还含有胰蛋白酶抑制物、淀粉酶抑制物、血球凝集素 A、B 以及蔗糖、葡萄糖、柿子糖、半乳糖、果糖等物质。

食疗方 SHI LIAO FANG

扁豆煮山药

原料 扁豆 100 克，红糖 30 克，山药 50 克。

制法 将扁豆用泡米水浸泡，去皮，与山药煮熟后调入适量红糖服，每日 2 次。

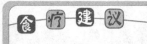

食疗建议

患寒热病者，患疟者不可食。

功效 适用于脾虚有湿、赤白带下等症。

扁豆胡萝卜粥

原料 胡萝卜、扁豆各 60 克，粳米 100 克。

制法 先将扁豆水浸泡涨，胡萝卜洗净切丝，粳米淘洗干净，然后一起放入锅内，加水 1000 毫升，煮粥如常法，粥熟即可趁热食用。

功效 本粥具有健脾和胃、顺气消积的功效。适用于胃肠不和、食少呕逆、慢性腹泻等病症。

性味与功效

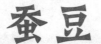

味甘，性平。健脾化湿，补中益气，止血降压，涩精实肠。

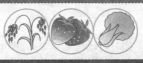

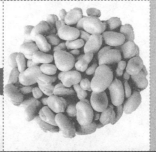

科属：为豆科植物蚕豆的种子。

营养成分 YING YANG CHENG FEN

蚕豆内的蛋白质含量仅次于大豆，其脂肪含量少，粗纤维的含量较高。此外，还含有磷脂、胆碱、维生素 B_1、维生素 B_2、烟酸和钙、磷、铁、钾、钠、镁等多种人体所需的矿物质。

食疗方 SHI LIAO FANG

蚕豆汤

原料 陈蚕豆 125 克，红糖 90 克。

制法 将陈蚕豆洗净，与红糖同放入砂锅，加水 500 毫升，煮至豆熟即可。每日服食 3 次，吃豆喝汤。

功效 此汤具有健脾利水的功效，适宜于慢性肾炎水肿、脾虚水肿等病症。

炒蚕豆

原料 蚕豆 60 克，百草霜 30 克。

制法 将蚕豆炒黄，加百草霜再炒，以冒烟为度，加米汤煎服。

功效 适用于小儿脓疱疮、秃疮。

中焦虚寒者不宜食用，发生过蚕豆过敏者一定不要再吃；有遗传性血红细胞缺陷症者，患有痔疮出血、消化不良、慢性结肠炎、尿毒症等病人要注意，不宜进食蚕豆；患有蚕豆病的儿童绝不可进食蚕豆。蚕豆不宜与田螺同食。

性味与功效

味甘，性平。健脾和胃，补肾益精，理中益气，清热解毒。

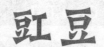

豇豆

JIANG DOU

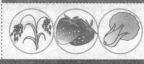

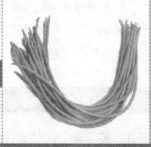

科属：为豆科植物豆的种子。

营养成分　YING YANG CHENG FEN

豇豆中主要含蛋白质、脂肪、糖类，还含有钙、铁、锌、磷、维生素C、胡萝卜素、膳食纤维等成分。

食疗方　SHI LIAO FANG

水煎豇豆

原料　豇豆30克。

制法　水煎服。

功效　适用于白带、白浊、小便频数。

气滞便结者应慎食豇豆。长豇豆不宜烹调时间过长，以免造成营养损失。

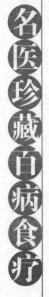

二豆荷味汤

原料 豇豆 30 克，绿豆 20 克，鲜荷叶 10 克。

制法 先将豇豆、绿豆洗净泡涨，入锅中加水 500 毫升，煮约 15 分钟，加入洗净的鲜荷叶，再煮 5 分钟左右，去渣取汤，白糖调匀，频频饮服。

功效 此汤具有清热解毒的功效，适用于小儿夏季好生痱子、小疖肿等病症。

性味与功效

味甘，性平。调营卫，益中气，利小便，止泄痢，消肿痛。

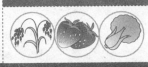

豌豆
WAN DOU

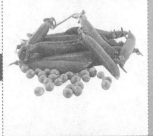

科属：为豆科植物豌豆的种子。

营养成分　YING YANG CHENG FEN

豌豆含有丰富的蛋白质、脂肪、糖类、粗纤维、赤霉素 A、植物凝集素、胡萝卜素、维生素 B_1、维生素 B_2、尼克酸、维生素 C、钙、磷、铁等成分，豌豆内蛋白质的精氨酸含量高，对男子性功能及精子生成有利。

食疗方　SHI LIAO FANG

煮豌豆

原料 青豌豆 250 克。

制法 煮熟，不加盐淡食，每日半小碗。

功效 适用于糖尿病。

名医珍藏百病食疗

豌豆炖猪蹄

原料 豌豆 250 克，猪蹄 2 只，作料少许。

制法 先将猪蹄洗净，剁块，豌豆洗净，然后同放入砂锅中，加水 1500 毫升，用武火煮沸，再用文火慢炖，至豆烂肉酥，加入佐料调匀即成。食用时豆、肉、汤并食。

功效 有消痈通乳之功效，适用于产后妇女乳汁不通或乳痈初起之症。

食疗建议

豌豆粒多食会发生腹胀，炒熟的干豌豆尤其不易消化，过食可引起消化不良、腹胀等。

名医珍藏百病食疗

第十二章
食疗原料之水果及干果类

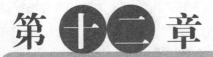

● 性味与功效 ●

味甘，性平。生津润肺，健脾益胃。

苹果
PING GUO

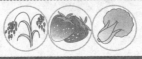

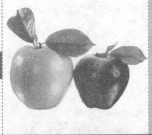

科属： 为蔷薇科植物苹果的果实。

营养成分　YING YANG CHENG FEN

苹果营养丰富，含有糖类（蔗糖、还原糖）、有机酸、果胶、蛋白质、钙、铬、磷、铁、钾、锌和维生素 A、维生素 B 族、维生素 C 及纤维，另含苹果酸、酒石酸、胡萝卜素等营养素，被医学界誉为"天然健康圣品"。

食疗方　SHI LIAO FANG

霍香苹果茶

原料 苹果 1 个，霍香 15 克，茶叶 3 克，蜂蜜适量。

制法 苹果用清水洗净，去蒂、去核，切成片状，与霍香、茶叶放入砂锅内，加清水适量，撇去浮沫，煮沸 15 分钟左右，滤去茶渣，加入蜂蜜搅匀即成。上、下午分饮。

功效 适用于各种神经性皮炎的辅助食疗。

甘笋苹果汁

原料 甘笋 150 克，苹果 300 克，西芫荽茸少量。

制法 洗净甘笋、苹果，连皮放入榨汁机中榨取其汁，倒入杯中，再撒入少量西芫荽茸即可饮用。每日 2～3 杯，连饮 7 天。该汁具有增智益脑，通利大便的作用。

功效 可治疗便秘，促进儿童发育，增强记忆。

食疗建议

溃疡性结肠炎的病人，由于肠壁溃疡变薄，苹果质地较硬，又加上含有 1.2% 粗纤维和 0.5% 有机酸的刺激，不利于肠壁溃疡面的愈合；白细胞减少症的病人、前列腺肥大的病人均不宜生吃苹果，以免使症状加重或影响治疗效果；冠心病、心肌梗死、肾病慎吃。

性味与功效

味甘，性温。祛风湿。

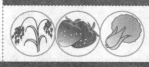

樱桃
YING TAO

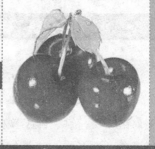

科属： 为蔷薇科植物樱桃的果实。

营养成分 YING YANG CHENG FEN

樱桃营养丰富，所含蛋白质、糖类、磷、胡萝卜素、维生素 C 均比苹果、梨高，特别是铁的含量更高，每百克果肉中含 142 毫克，是同等量苹果的 19.6 倍、柑橘和葡萄的 29.5 倍。因此，多食樱桃可补充体内对铁质的需求，既可防治缺铁性贫血，又可增强体质、健脑益智。此外，樱桃还能益颜美容，坚持用樱桃汁涂搽面部及皱纹处，能使面部皮肤嫩白红润，去皱消斑，青春常驻。

食疗方　SHI LIAO FANG

樱桃米粥

原料　水发银耳 30 克，樱桃 50 克，大米 80 克。

制法　银耳洗净，撕瓣；大米洗净，加水熬煮至七成熟，放入银耳、樱桃，同煮至熟，即可。

功效　银耳富含天然植物性胶质，润肤祛斑，与樱桃搭配，有补气、养血、嫩白肌肤、美容养颜的作用。

樱桃汤

原料　鲜樱桃 2000 克，白糖 1000 克。

制法　樱桃洗净，加水煎煮 20 分钟后，再加白糖继熬一两沸后停火备用。每日服 30 ~ 40 克。

功效　此汤具有促进血液再生的功效，可用于辅助治疗缺铁性贫血。

食疗建议

樱桃性温热，热性病及虚热咳嗽者忌食；樱桃核仁含氰苷，水解后产生氢氰酸，药用时应小心中毒。有溃疡症状者、上火者慎食；糖尿病者忌食；樱桃含钾量高却是不可轻视的，每 100 克含钾 258 毫克，肾病患者宜少食。

性味与功效

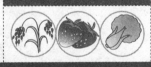

西瓜

XI GUA

味甘，性寒。清热解暑，除烦止渴，利小便。

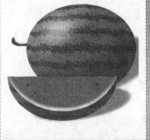

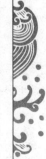

科属：为葫芦科植物西瓜的果实。

营养成分　YING YANG CHENG FEN

西瓜含水量极大，占 91% ~ 93%，是一种消夏解渴的佳品，是大众化的

名医珍藏百病食疗

夏令多汁瓜果。并含有蛋白质、葡萄糖、果糖、苹果酸、谷氨酸、胡萝卜素、维生素 A、维生素 B 族、维生素 C 以及钙、磷、铁等多种人体所需的营养成分。

食疗方　SHI LIAO FANG

冰糖西瓜汁

原料 新鲜西瓜 1 个约 3 千克。

制法 以小尖刀开一小口，取出部分瓜瓤，放入冰糖 50 克，以瓜皮封口，隔水蒸 90 分钟，待凉后，吃瓜饮汁，日服 1 个，连服 7 天。

功效 能清热润肺，可用以治疗咳嗽少痰、痰黏稠不爽等病症。

西瓜酪

原料 西瓜 1 个（约重 2500 克），罐头橘子、罐头菠萝、罐头荔枝各 100 克，白糖 350 克，桂花 2500 克。

制法 整个西瓜洗净，在西瓜一端的 1/4 处打一圈人字花刀，将顶端取下，挖出瓜瓤，在瓜皮上刻上花纹。将西瓜瓤去子，切成 3 分见方的丁。另把菠萝、荔枝也切成 3 分大小的丁。铝锅上火，放清水 1250 毫升，加入白糖煮开，撇去浮沫，下入桂花。等水开后把水晾凉，放入冰箱。将西瓜丁、菠萝丁、荔枝丁和橘子装入西瓜容器内，浇上冰凉的白糖水即成。

食疗建议

糖尿病患者少食，建议两餐中间食用；脾胃虚寒、湿盛便溏者不宜食用；产妇的体质比较虚弱，中医认为多吃西瓜会过寒而损害脾胃。

功效 解暑除烦，止渴利尿。

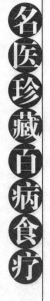

性味与功效

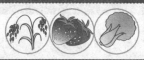
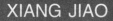

味甘，性寒。清热润肠，解毒。

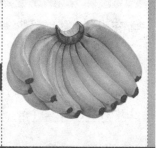

科属：为芭蕉科植物甘蕉的果实。

营养成分　YING YANG CHENG FEN

含丰富的糖类、淀粉、果胶，还有蛋白质、脂肪、维生素 A、维生素 B、维生素 C、维生素 E 等，并有少量的 5－羟色胺、去甲肾上腺素。香蕉具有很好的营养成分，果糖与葡萄糖之比为 1：1，这种天然组成可治疗脂肪痢。有人发现，糖尿病病人食香蕉，可使尿糖相对降低，并有利于水盐代谢的恢复。

食疗方　SHI LIAO FANG

香蕉冰糖饮

原料 鲜香蕉 2 个（去皮），川贝粉 3 克，冰糖适量。

制法 隔水蒸服，每日 2 次。

功效 润肺止咳。适于燥热咳嗽。

蒸香蕉

原料 鲜香蕉 2 个。

制法 鲜香蕉蒸烂，连皮食。

功效 清热止血。适用于痔疮疼痛出血。

食疗建议

不宜空腹吃；畏寒体弱和胃虚的人不宜多吃；患有急慢性肾炎、肾功能不全者，不适合多吃，建议这些病人如果每天吃香蕉的话，以半根为限。此外，香蕉糖分高，净重约 100 克左右的热量约 87 卡路里，患糖尿病者也必须多注意摄入的分量不能多。

性味与功效

味甘、酸，性温。
生津润肠，活血消积。

桃
TAO

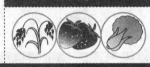

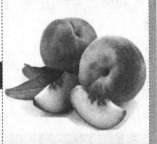

科属：为蔷薇科植物桃的成熟果实。

营养成分 YING YANG CHENG FEN

鲜桃中含葡萄糖、果糖、蔗糖、木糖、蛋白质、脂肪、胡萝卜素、烟酸和维生素 B_1、维生素 B_2、维生素 C，以及铁、钙、磷、柠檬酸、苹果酸等成分。桃仁含苦杏仁甙、苦杏仁酶、挥发油、脂肪油，油中含油酸、亚油酸。

食疗方 SHI LIAO FANG

鲜桃米粥

原料 大米 100 克，鲜桃 80 克，苹果 50 克，核桃仁 30 克，盐适量。

制法 将鲜桃、苹果均洗净，去核，切成丁；大米洗净放入锅中，加入适量清水，用大火烧沸。改用小火慢煮成稀粥，然后将核桃仁、水果丁全部放入粥中，煮至核桃仁熟透；加入白糖调味，即可食用。

功效 富含铁、钙、磷的桃子，与大米煮粥食用，不但有预防贫血、强身养颜的作用，还适用于气短倦怠、咳嗽气喘等症。

桃花蜜

原料 新鲜桃花 50 克，蜂蜜 500 毫升，白糖 2 匙。

制法 春季采集蜂蜜，与桃花搅拌 5 分钟，使之均匀；之后在上面覆盖一层白糖，密封，盖紧，置阴凉处 10 天后即可饮用。每日 1～2 次，每次 1 匙，开水冲服（弃桃花瓣）。

功效 此花蜜具有养五脏、除

水湿、通大小便等功效。适用于浮肿、腹水、脚气足肿、小便不利、大 | 便干结等病症。

食疗建议

未成熟的桃子不能吃，否则会腹胀或生疖痈；即使是成熟的桃子，也不能吃得太多，太多会令人生热上火；烂桃切不可食用；桃子忌与甲鱼同食；糖尿病患者血糖过高时应少食桃子；最好不要给婴幼儿喂食桃子，容易造成过敏反应；平时内热偏盛、易生疮疖的人，不宜多吃；多病体虚的病人以及胃肠功能太弱的病人不宜食用。

●性味与功效●

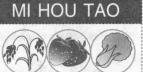

猕猴桃

MI HOU TAO

味甘、酸，性寒。解热止渴通淋。

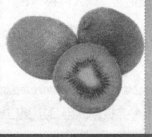

科属：为猕猴桃科植物猕猴桃的果实。

营养成分 YING YANG CHENG FEN

猕猴桃中维生素 C 的含量极高，猕猴桃还含有维生素 B_1、多种氨基酸、肌醇、蛋白酶、糖类，以及钙、镁、钾等矿物质及良好的可溶性膳食纤维。

食疗方 SHI LIAO FANG

蒸猕猴桃

原料 猕猴桃（去皮核）250 克，冰糖适量。

制法 将猕猴桃洗净，去皮核，切成小块，置于碗中，放入冰糖，上笼

名医珍藏百病食疗

蒸至桃肉熟烂，取出即可食用。

功效 此食具有生津养阴、降压降脂的功效，适用于高血压、高脂血症、冠心病、咽喉疼痛、心烦口渴等病症。常人食之，能滋润肌肤，乌发养颜。

猕猴桃米粥

原料 猕猴桃 2 个，大米 100 克，白糖适量。

制法 猕猴桃去皮洗净，切小块；大米淘洗干净。锅内加水适量，放入大米煮粥，八成熟时加入猕猴桃块，再煮至粥熟，调入白糖即成。

功效 解除烦热，和胃降逆。

食疗建议

　　脾虚便溏者、风寒感冒、痰寒湿痢、慢性胃炎、痛经、闭经、小儿腹泻者不宜食用；不宜与牛奶同食。

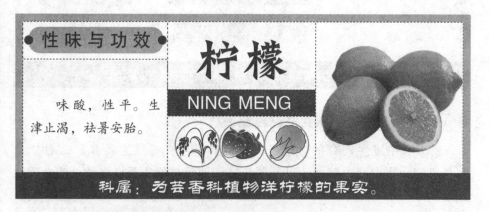

性味与功效

味酸，性平。生津止渴，祛暑安胎。

柠檬
NING MENG

科属：为芸香科植物洋柠檬的果实。

营养成分　YING YANG CHENG FEN

柠檬含有糖、钙、磷、铁和维生素 B_1、维生素 B_2、维生素 A 及丰富的维生素 P，特别是内含大量的维生素 C，还含有丰富的有机酸和黄酮类、香豆精类、固醇类、挥发油、橙皮甙、草酸钙、果胶等成分。

食疗方　SHI LIAO FANG

糖渍鲜柠檬

原料　鲜柠檬500克，白糖250克。

制法　将柠檬洗净，去皮、核，切块，放入砂锅中加入白糖，浸渍一日至糖浸透，以小火煎至水分将干时停火，待凉后再拌入白糖少许，装瓶备用。呕吐时取1~2汤匙服食。

食疗建议

胃溃疡，胃酸分泌过多，患有龋齿者和糖尿病者慎食。

功效　此食具有消食生津、安胎止呕的作用。可治疗妊娠食少、恶心呕吐及食欲不振、口干口渴等病症。

鲜柠檬汁

原料　鲜柠檬1个。

制法　去皮核绞汁，加冷开水适量，白糖调和，分2~3次饮服。

功效　清暑消渴，增进食欲，安胎止呕。适用于暑热烦渴、食欲不振、孕妇恶阻、胎动不安。

性味与功效

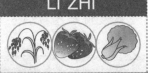

荔枝
LI ZHI

味甘、酸，性温。生津益血，理气止痛。

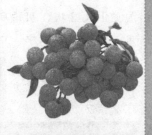

科属：为无患子科植物荔枝的果实。

营养成分　YING YANG CHENG FEN

荔枝是具有较高营养价值的珍贵水果，被誉为"果中之王"。在水果中，其肉质娇嫩，味道鲜美。其果肉含葡萄糖66%、蔗糖5%，还含游离精氨酸、色氨酸、蛋白质、脂肪，以及维生素 B_1、维生素 B_2 和烟酸、柠檬酸、果胶、钙、磷、铁等成分。

食疗方　SHI LIAO FANG

荔枝大枣羹

原料 新鲜荔枝100克，大枣10枚，白糖少许。

制法 将荔枝去皮核，切成小块，另将大枣洗净，先放入锅内，加清水烧开后，放入荔枝、白糖；待糖溶化烧沸，装入汤碗。

功效 此羹具有甘温养血、益人颜色、健脾养、安神益智的功效。适用于气血不足、面色萎黄、失眠健忘等病症患者。妇女产后虚弱、贫血者亦可常食。

荔枝米粥

原料 干荔枝 10 个，大米80克。

制法 荔枝去壳，大米洗净。将大米放入锅中，加适量清水，熬煮至七成熟，加入荔枝同煮成粥，即可。

功效 荔枝生津止渴、补脾益血；大米益脾胃、除烦渴。此粥温阳益气、生津养血。

食疗建议

糖尿病人慎用荔枝，阴虚火旺、有上火症状的人不要吃，以免加重上火症状，阴虚所致的咽喉干疼、牙龈肿痛、鼻出血等症者忌用；荔枝含有单宁、甲醇等，多食容易生内热，患有阴虚所致的咽喉干疼、牙龈肿痛、鼻出血等症者忌用。不要空腹吃荔枝，最好是在饭后半小时再食用。吃荔枝前后适当喝点盐水、凉茶或绿豆汤，可以预防"虚火"。

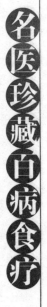

性味与功效

柿子
SHI ZI

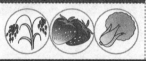

味甘、涩，性寒。润肺生津，清热止血，涩肠健脾。

科属：为柿科植物柿的果实。

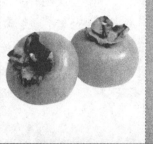

营养成分 YING YANG CHENG FEN

柿子营养价值较高，含蔗糖、葡萄糖、果糖、蛋白质、脂肪、淀粉、瓜氨酸、果胶、单宁酸、钙、磷、铁、钾、钠、胡萝卜素、碘及维生素。尤其是柿子所含的糖和维生素要比一般水果高 1~2 倍。

食疗方 SHI LIAO FANG

柿子黑小豆汤

原料 鲜柿子 1 只，黑小豆 30 克。

制法 柿子洗净去柿蒂，切成柿丁；黑小豆洗净。二者同放入瓦罐中，加清水 300 毫升，食盐少许，共煎 20 分钟后沥出汤汁，趁热饮用，每日 1 剂。

功效 此汤具有清热止血的功效，可用于治疗尿血、痔疮出血等病症。

柿漆牛奶饮

原料 柿漆（即未成熟柿子榨汁）30 毫升，牛奶 1 大碗。

制法 牛奶大火煮沸，倒入柿漆，分 3 次服用。

功效 清热降压。适用于高血压头晕、头痛，对有脑卒中倾向者可作预防用。

名医珍藏百病食疗

食疗建议

不要空腹吃柿子，柿子宜在饭后吃；食柿应尽量少食柿皮；不要与含高蛋白的蟹、鱼、虾等食品一起吃；柿子不能与红薯、菠菜同食；贫血患者应少吃为好；糖尿病人勿食；柿子性寒，故脾胃虚寒、痰湿内盛、外感咳嗽、脾虚泄泻、疟疾等症均不宜食。

◆ 性味与功效 ◆

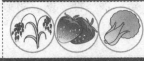

橙子
CHENG ZI

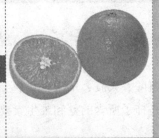

味甘、酸，性凉。
清热生津，疏肝理气。

科属：为芸香科植物甜橙的成熟果实。

营养成分　YING YANG CHENG FEN

橙子含有丰富的维生素 C、柠檬酸、橙皮苷以及醛、维生素 A、B 族维生素、烯类等物质。橙还含有镁、锌、钙、铁、磷、钾等矿物质和无机盐，以及纤维与果胶。

食疗方　SHI LIAO FANG

橙汁

原料　橙子 1 个，蜂蜜 50 克。

制法　先将橙子用水浸泡去酸味，然后带皮切开与蜂蜜加水同煮成汁。

功效　化痰除湿。主治湿郁生痰、痰热生成的脑卒中等。

食疗建议

糖尿病患者忌食，橙子性寒凉，体寒者不宜多食。

夏橙蜜糖水

原料 夏橙100克，蜜糖1汤匙，苏打汽水100毫升。

制法 夏橙洗净剥皮后，用果汁机压汁后放入搅拌机，加入蜜糖后稍搅拌，再加适量冰，搅拌20~30分钟，慢慢注入苏打水即成。每天随意饮。

功效 具有清暑生津作用，夏日饮之解烦止渴，且能帮助消除疲劳。

性味与功效

花生
HUA SHENG

味甘，性平。润肺，健脾和肾，养血止血，润肠通便。

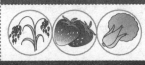
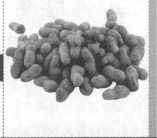

科属：蝶形花科落花生。

营养成分　YING YANG CHENG FEN

花生的脂肪含量高，花生仁含油量为45%~55%，是优质食用油；不饱和脂肪酸含量很高（80%左右），其中油酸占41.2%，亚油酸占37.6%。花生的维生素E含量高，100克花生油中维生素E约42毫克。

花生含有丰富的蛋白质，花生仁中蛋白质含量高达25%~30%，且富含赖氨酸。花生还含有维生素B_1、钙、磷、硒、卵磷脂、胆碱、维生素K、不饱和脂肪酸等物质。其红色外皮含有大量维生素B_1、维生素B_2及可以用来止泻的单宁成分。

食疗方　SHI LIAO FANG

山药煮花生米

原料 花生米、山药、粳米、冰糖各适量。

制法 山药切丁，花生米用开水烫泡1~2分钟去皮晾干，将粳米和花生捣碎后与山药加水熬煮，快熟时放入冰糖即可。

功效 益气养胃，健脑益智。

蚝油花生酱沙拉

原料 花生、蚝油、西兰花、砂糖各适量。

制法 花生剥壳，连皮一起炒熟后切碎，再用果汁机或研磨器将花生磨成粉。蚝油稍加热出锅，与砂糖、花生粉充分混合，做成花生酱。西兰花氽烫一下装盘，淋上调好的花生酱后食用即可。

功效 这款沙拉具有活血化瘀的功效，适宜于咯血、齿衄鼻衄、皮肤紫斑等各种出血性病症者食。

食疗建议

鲜品、生品性偏凉，热食偏温。生食过多，易引起腹泻；炒食过多，易于燥火，使眼、口、鼻干燥。花生含油脂多，消化时需要多耗胆汁，故胆病患者不宜食用。花生能增进血凝，促进血栓形成，故患血黏度高或有血栓的人不宜食用。花生霉变后含有大量致癌物质——黄曲霉素，所以霉变的花生千万不要吃。

性味与功效

味甘，性温。补肾固精，温肺定喘，润肠通便。

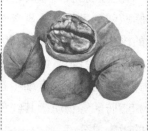

胡桃
HU TAO

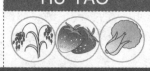

科属： 为胡桃科植物胡桃的果实。

营养成分 YING YANG CHENG FEN

胡桃仁含有脂肪酸、蛋白质、碳水化合物及钙、磷、铁等。其中脂肪酸含量特别高，达60%~70%，主要成分是亚油酸甘油脂，混有少量的亚麻酸、油酸甘油脂。这些不饱和脂肪酸能提供营养，有助于提高血清白蛋白，同时能降低血清胆固醇，防止血管硬化，所以很适合心血管病者服食。胡桃的蛋白质含量达 15% ~ 20%，在果品中也名列前茅，具有很高的营养价值。

食疗方　SHI LIAO FANG

冰糖胡桃梨

原料 胡桃仁 4 个，冰糖 30 克，炒川贝 5 克，梨肉 100 克。

制法 捣烂蒸熟，分 2 次服。

功效 润肺止咳。适用于肺虚久咳、百日咳。

黑芝麻胡桃

原料 胡桃仁 10 克，黑芝麻 10 克。

制法 共捣，加白糖，用热豆浆或开水冲服，每日 2 次。

食疗建议

多食会引起腹泻。

功效 滋补肝肾。适用于腰膝酸软、须发早白、失眠多梦、肠燥便秘。

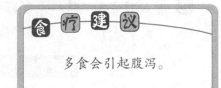

性味与功效

榛子
ZHEN ZI

味甘，性平。健脾和胃，益肝明目。

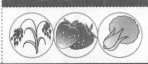

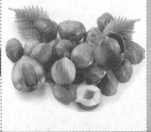

科属：为木科植物榛的种仁。

营养成分　YING YANG CHENG FEN

榛子含脂肪、蛋白质、碳水化合物、维生素、矿物质等。其中脂肪含

名医珍藏百病食疗

量丰富，主要是不饱和脂肪酸，对心血管病有益。含磷量为诸果之首，钾、铁含量也名列前茅。此外，维生素 A 原、维生素 B_1、维生素 B_2、烟酸的含量也很丰富。常食榛子有明目健脑作用，同时对儿童生长发育也有促进作用。

食疗方 SHI LIAO FANG

榛子桂花粥

原料 榛子 30 克，粳米 60 克，桂花少量，红糖适量。

制法 煮粥服食。

功效 健脾开胃。适用于脾虚腹泻、食欲不振者食用。

> **食疗建议**
>
> 存放时间较长后不宜食用；榛子含有丰富的油脂，胆功能严重不良者应慎食；每次食用 20 粒为宜。

榛子枸杞饮

原料 榛子 30 克，枸杞子 30 克。

制法 水煎服，每日 1 剂。

功效 养血明目。适用于老年目糊昏花。

名医珍藏百病食疗

第十三章

食疗原料之肉类及蛋类

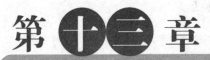

● 性味与功效 ●

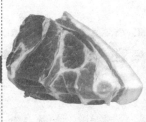

猪肉
ZHU ROU

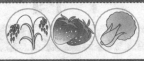

味甘、咸，性平。滋阴润燥。

科属：为猪科动物猪的肉。

营养成分 YING YANG CHENG FEN

含蛋白质、脂肪、碳水化合物、灰分、钙、磷、铁等营养成分。

食疗方 SHI LIAO FANG

煮猪瘦肉

[原][料] 鲜猪瘦肉1000克。

[制][法] 将猪瘦肉切大块，急火煮清汤，去净浮油，恣意凉饮。

[功][效] 滋阴生津。适用于瘦证邪火已衰，津不能回。

白菜瘦肉卷

[原][料] 白菜叶300克，猪瘦肉250克，葱花、姜末、盐、料酒各适量。

[制][法] 将白菜叶用开水氽烫；猪瘦肉绞好，放入盘内加葱、姜、料酒、盐，调味成馅。把调好的馅放在摊开的白菜叶上，卷成筒状，再切成

段，上笼蒸 30 分钟即可。

功效 猪瘦肉中的脂肪含量很 高，可以很好地补充过量消耗的体力。

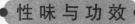

　　肉不宜多食，肥肉尤其如此。多食则助热，使人体脂肪蓄积、身体肥胖，或血脂升高，以致动脉粥样硬化，产生冠心病、高血压等。故肥胖、血脂过高、冠心病、高血压者应慎用或忌用。猪肉忌与鹌鹑、鸽肉、鲫鱼、虾、菠菜、荞麦、黄豆、菱角、蕨菜、桔梗、百合、巴豆、大黄、黄连、苍术同食。

性味与功效

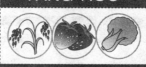

羊肉
YANG ROU

味甘，性温。补虚益气，温中暖下。

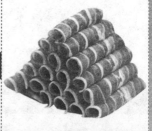

科属： 为牛科动物山羊或绵羊的肉。

营养成分　YING YANG CHENG FEN

　　羊肉含有丰富的蛋白质、维生素和矿物质，营养全面。例如它的含氮量达 20% 以上，钙、磷等矿物质含量高于猪肉，类似于中等肥度的牛肉；其所含的赖氨酸、精氨酸、组氨酸、丝氨酸等必需氨基酸也均高于牛肉、猪肉和鸡肉。

食疗方　SHI LIAO FANG

红枣羊骨米粥

原料 红枣 15 枚，羊骨 500 克，大米 200 克。

制法 将羊骨（以腿骨为佳）斩成 2 段，加水用小火煮 1 小时，捞起骨，将骨髓剔至汤中，加入大米、红枣，煮成粥，每日分 2 次服食。

功效 益气血，补脾胃，健胃固齿。适用于腰膝酸软无力、贫血、血小板减少性紫癜、小儿牙齿生长缓慢等。

山药羊肉汤

原料 羊肉 500 克，山药 150 克，枸杞子 15 克，姜片、葱段、胡椒、料酒、盐各适量。

食疗建议

外感病邪和表体有热者不宜。

制法 羊肉洗净切块，汆烫去浮沫；山药去皮洗净切片，枸杞子洗净。将羊肉、枸杞子、姜片、葱段、胡椒、料酒一起放入锅中，加适量清水大火烧开，放入山药，小火煨至羊肉熟烂，加盐调味即可。

功效 补肾壮阳，益气补虚，促进血液循环，增强御寒能力。

● 性味与功效 ●

味甘，性平。补脾胃，益气血。强筋骨。

牛肉
NIU ROU

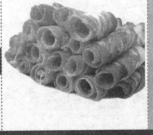

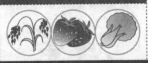

科属： 为牛科动物黄牛或水牛的肉。

营养成分 YING YANG CHENG FEN

牛肉中蛋白质含量因牛的品种、产地、饲养方式而略有差别，但都占 20% 以上，高于猪肉和羊肉。牛肉的蛋白质不只含量高，质量也高，它由人体所必需的 8 种氨基酸组成，且组成比例均衡，因此，人摄食后几乎能被 100% 地吸收利用。牛肉的脂肪含量还比猪肉、羊肉低，在 10% 左右。它还含有丰富的钾、锌、镁、铁等矿物质和 B 族维生素。

食疗方　SHI LIAO FANG

土豆炖牛肉

原料 牛肉 300 克，土豆 200 克，葱段、姜片、盐各适量。

制法 牛肉洗净，切成小块；土豆洗净，去皮，切块。油锅烧热，放入牛肉煸炒，加入葱段、姜片，并加入水浸过牛肉块，盖上锅盖，用小火炖至牛肉快烂时，加入盐、土豆再炖，炖至牛肉、土豆熟烂入味即可。

功效 牛肉可补铁、养肝、明目。

黄芪党参煮牛肉

原料 牛肉 250 克，黄芪、党参各 15 克，山药、浮小麦各 30 克，白术 15 克，大枣 10 枚，生姜 10 克。

制法 加水慢火煮至牛肉烂熟，加调料，食肉喝汤。

功效 补脾止泻。适用于大便溏薄、慢性泄泻、肠炎。

食疗建议

忌与栗子、红糖、盐菜、鲶鱼、田螺、橄榄同食；与猪肉、白酒、韭菜、薤（小蒜）、生姜同食易致牙龈炎症；不宜与牛膝、仙茅同用；服氨茶碱时禁忌食用。

●性味与功效

味甘，性平。滋阴润燥，养心安神，养血安胎。

鸡蛋
JI DAN

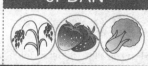

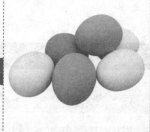

科属：为雉科动物家鸡的卵。

营养成分　YING YANG CHENG FEN

鸡蛋中含人体所必需的 8 种氨基酸，其蛋白质是食物中质量、种类、组成中最平衡、理想的蛋白质。蛋黄比蛋白营养更为丰富，脂肪集中在蛋黄中，蛋白中几乎没有脂肪，维生素 A、维生素 B_2 也几乎集中在蛋黄内。蛋黄中含铁比蛋白多 20 倍，各种微量元素含量也较高。

食疗方 SHI LIAO FANG

何首乌煮鸡蛋

原料 何首乌 100 克，鸡蛋 3 只。

制法 加水煮半小时，待药水降温后，加入鸡蛋，煮熟后捞出剥去蛋壳，再放入药汤中煮片刻，吃蛋喝汤。

功效 有补肝肾、益精血、养阴黑发、抗早衰作用。适合于血虚体弱、头晕眼花、血虚便秘、须发早白、遗精、脱发、未老先衰、女性白带过多者食。

鸡蛋豆腐羹

原料 鸡蛋 2 个，南豆腐 100 克，高汤、葱末各适量。

制法 鸡蛋打散，南豆腐捣碎。高汤煮开后，将豆腐放入慢炖，并将蛋液倒入，将蛋花煮熟，出锅时撒上葱末即可。

功效 有助于提高记忆力和注意力。

食疗建议

鸡蛋忌与柿子同食，同食会引起腹痛、腹泻，形成结石。禁与牛奶豆浆同用，同食会生成一种与胰蛋白酶结合，形成不被人体吸收的硬块，破坏胃功能。不能与兔肉、茶同食。吃蛋必须煮熟，不要生吃，打蛋时也须提防沾染到蛋壳上的杂菌。婴幼儿、老人、病人吃鸡蛋应以煮、卧、蒸、甩为好。毛蛋、臭蛋不能吃。冠心病的人吃鸡蛋不宜过多，以每日不超过 1 个为宜，对已有高胆固醇血症者，尤其是重度患者，应尽量少吃或不吃，或可采取吃蛋白而不吃蛋黄的方式。患有肾脏疾病的人应慎食鸡蛋。

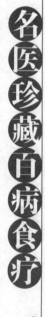

● 性味与功效

味甘，性凉。滋阴，清肺。

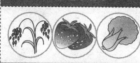

鸭蛋
YA DAN

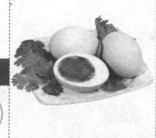

科属： 为鸭科动物家鸭的卵。

营养成分　YING YANG CHENG FEN

鸭蛋中主要含有蛋白质、脂肪、维生素 A、维生素 B_1、维生素 B_2 等。脂肪中不饱和脂肪酸含量较高，为 62％，脂肪熔点低，容易被人体消化吸收。

鸭蛋的蛋氨酸和苏氨酸含量在所有蛋类中是最高的。

食疗方　SHI LIAO FANG

马兰炒鸭蛋

原料 马兰 350 克，鸭蛋 2 个，盐、葱花各适量。

制法 将马兰去杂，洗净，汆烫，挤干水分切碎；把鸭蛋磕入碗内，用筷子顺着一个方向搅打。油锅烧热，下入葱花炒香，倒入蛋液，炒成小块，放入马兰炒至入味，加盐调味，即成。

功效 此菜清热解毒、利尿消肿。

鸭蛋生姜汁

原料 鸭蛋 1 个，蒲黄 10 克，生姜汁适量。

制法 稍煮，空心温服。

功效 适用于胎前产后赤白痢。

食疗建议

中老年人不宜多食久食；不宜食用未完全煮熟的鸭蛋；服用左旋多巴时不宜食用；服用解热镇痛药氨基比林及索密痛、克感敏时不宜食用咸鸭蛋；儿童不宜多食。肾炎病人忌食皮蛋；癌症患者忌食；高血压病、高脂血症、动脉硬化及脂肪肝者亦忌。鸭蛋不宜与鳖鱼、李子、桑葚同食。

性味与功效

味甘，性平。补五脏，益中补气，实筋骨。

鹌鹑蛋

AN CHUN DAN

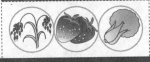

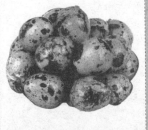

科属：为雉科动物鹌鹑的卵。

营养成分　YING YANG CHENG FEN

鹌鹑蛋的蛋白质、脂肪含量与鸡蛋相当，尤为突出的是，它的维生素 B_2 含量是鸡蛋的 2.5 倍，鹌鹑蛋的卵磷脂含量比鸡蛋高 3~4 倍。它还含有糖类、多种维生素以及钙、磷、铁等矿物质。

食疗方　SHI LIAO FANG

山药党参鹌鹑汤

原料 鹌鹑、山药、党参、盐各适量。

制法 将鹌鹑洗净，切块，放砂锅中加入山药、党参及适量盐、清水，用小火炖煮 30 分钟即可。

功效 可健脾益胃、强壮身体。适宜于体质虚弱、食欲不振、消化不良、四肢倦怠者食用。

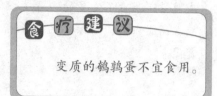
鹌鹑蛋白及末

原料 鹌鹑蛋 2 个，白及适量（研末）。

制法 共搅匀，每晨用沸水冲服，连续服。

功效 补肺止血。适用于肺结核或有咯血。

食疗建议

变质的鹌鹑蛋不宜食用。

第十四章

食疗原料之水产类

性味与功效

味甘，性温。补虚损，除风湿，强筋骨。

鳝鱼
SHAN YU

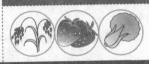

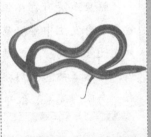

科属：为鳝科动物黄鳝的肉或全体。

营养成分　YING YANG CHENG FEN

每 100 克鳝鱼含蛋白质 18.8 克，脂肪 0.9 克，钙 38 毫克，磷 150 毫克，铁 1.6 毫克，维生素 B_1 0.02 毫克，维生素 B_2 0.95 毫克，烟酸 3.1 毫克。

鳝鱼中还含有多种人体必需氨基酸和对人体有益的不饱和脂肪酸。另外，在常见的淡水鱼类中，鳝鱼的钙、铁含量居第一位。

食疗方　SHI LIAO FANG

栗子鳝鱼粥

原料 鳝鱼 200 克，栗子 50 克，姜、盐、料酒各适量。

制法 鳝鱼去肠及内脏，洗净后用热水氽烫去黏液，切成段，加盐、料酒拌匀，备用；栗子洗净去壳，备用；姜洗净，切片。将鳝鱼段、栗子、姜片一同放入砂锅内，加入适量清水大火煮沸，转小火再煲 1 小时，出锅时加入盐调味。

功效 鳝鱼性温味甘，能补五脏、填精养血、除风湿、活筋骨，可滋阴补血，对精神疲倦、气短懒言等都有良好疗效，是很好的补益食品。

鳝鱼党参汤

原料 鲜鱼 1 条（去内脏），党参 15 克，当归 9 克，牛蹄筋 15 克。

制法 炖熟去药，调味食。

功效 补气血，健筋骨。适用于气血不足、筋骨软弱乏力。

食疗建议

鳝鱼血清有毒，但毒素不耐热，能为胃液和加热所破坏，一般煮熟食用不会发生中毒。鳝鱼动风，有瘙痒皮肤病者忌食；有痼疾宿病者，如支气管哮喘、淋巴结核、癌症、红斑性狼疮等应谨慎食用；凡病属虚热，或热证初愈，痢疾、腹胀属实者不宜食用。鳝鱼不宜与狗肉、狗血、南瓜、菠菜、红枣同食。

性味与功效

味甘，性平。补中气，祛湿邪。

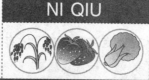

泥鳅
NI QIU

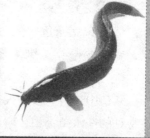

科属：为鳅科动物泥鳅的肉或全体。

营养成分 YING YANG CHENG FEN

泥鳅的蛋白质含量较高，在每 100 克泥鳅中，含蛋白质 18.4 克，比一般鱼、肉类食品都要高，尤其人体必需氨基酸的含量更为丰富。而泥鳅的脂肪含量却很低，胆固醇含量更少。

泥鳅还含有糖类、钙、磷、铁等微量元素和大量的维生素，其中维生素 B_1 的含量比鲫鱼、黄鱼、虾高出 34 倍，而维生素 A、维生素 C 和铁的含量比其他鱼类高。

食疗方　SHI LIAO FANG

泥鳅荷叶散

原料 泥鳅 2 条，干荷叶适量。

制法 将泥鳅放在清水中浸泡

2~4 天，使其吐净泥沙，去头尾，洗净。将泥鳅与荷叶焙干为末，凉开水送服，即可。

功效 泥鳅可治消渴，适用于糖尿病。

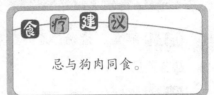

食疗建议

忌与狗肉同食。

泥鳅汤

原料 活泥鳅 200 克，等量鲜活虾。

制法 去杂洗净，煮汤，加盐，常食。

功效 益肾补阳。适用于肾虚阳痿。

● 性味与功效 ●

鲤鱼
LI YU

味甘，性平。利水消肿，下气通乳，开胃健脾。

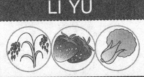

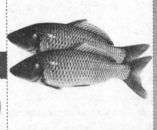

科属： 为鲤科动物鲤鱼的肉或全体。

营养成分　YING YANG CHENG FEN

鲤鱼的营养价值较高，据测定，每 100 克鲤鱼肉中，含蛋白质 20 克，脂肪 1:3 克，糖类 18 克，并含有多种维生素、组织蛋白酶、谷氨酸、胱氨酸、组氨酸、钙、磷、铁等。

食疗方　SHI LIAO FANG

鲤鱼猪蹄汤

原料 鲤鱼、猪蹄、通草、葱白、盐各适量。

制法 将鲤鱼去鳞、鳃、内脏，洗净，粗切。猪蹄去毛，洗净剖开。然后将鲤鱼、猪蹄、通草、葱白、盐一起放入锅内，加适量水，上火煮至肉熟汤浓即可。汤鲜味浓，蹄烂熟。每日 2 次，每次喝汤 1 碗，连吃 2～3 日即可见效。

功效 此汤有通窍催乳作用。适于产后乳汁不下或过少者食用。

红小豆鲤鱼汤

原料 红小豆 100 克，鲤鱼 300 克，陈皮、花椒、葱花、姜片、胡椒粉、盐、清汤各适量。

制法 鲤鱼去鳞、鳃、内脏，洗净；红小豆洗净，倒入鱼腹中。将鱼放入砂锅，加陈皮、花椒、姜片、胡椒粉、盐，倒入清汤，上笼隔水蒸 1 小时左右，待鱼熟后出笼，撒上葱花即成。

功效 健胃醒脾，利水消肿。

食疗建议

凡患有恶性肿瘤、淋巴结核、红斑性狼疮、支气管哮喘、小儿痄腮、血栓闭塞性脉管炎、痈疽疥疮、荨麻疹、皮肤湿疹等疾病之人均忌食；同时鲤鱼是发物，素体阳亢及疮疡者慎食。鲤鱼忌与绿豆、芋头、牛羊油、猪肝、鸡肉、荆芥、甘草、南瓜和狗肉同食，也忌与中药中的朱砂同服；鲤鱼与咸菜相克；可引起消化道癌肿。鲤鱼胆味苦有毒，勿使污染鱼肉。

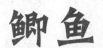
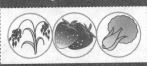
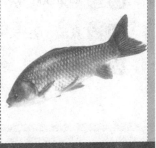

性味与功效

鲫鱼

JI YU

味甘，性平。健脾利湿，清热解毒，通络下乳。

科属：为鲤科动物鲫鱼的肉或全体。

营养成分　YING YANG CHENG FEN

鲫鱼是富含蛋白质的淡水鱼，自古以来有"鲫鱼脑壳四两参"的说法，鲫鱼的蛋白质含量为 17.1%，脂肪仅为 2.7%。鲫鱼的糖分、谷氨酸、天冬氨酸含量都很高。

鲫鱼中锌的含量很高，缺锌会导致食欲减退、性功能障碍等，由于锌的重要作用，有人把锌誉为"生命的火花"。

食疗方　SHI LIAO FANG

清蒸鲫鱼

原料 鲫鱼 1 条，陈皮 10 克，姜丝、盐、味精各适量。

制法 陈皮洗净，切丝；鲫鱼宰杀，处理干净。将陈皮、姜丝放入鱼腹内，加盐、味精、清汤，放入蒸锅，隔水蒸熟。

功效 陈皮健脾理气，鲫鱼除湿利水。此菜健脾除湿、滋阴润燥。

食疗建议

感冒发热期间不宜多吃；鲫鱼不宜和大蒜、砂糖、芥菜、沙参、蜂蜜、猪肝、鸡肉、野鸡肉、鹿肉，以及中药麦冬、厚朴一同食用。吃鱼前后忌喝茶。

名医珍藏百病食疗

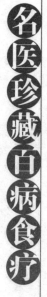

通草鲫鱼汤

原料 鲫鱼500克，通草9克，猪前蹄1只，或漏芦6克。

制法 煮汤，去药，食肉饮汤。

功效 益气通乳。适用于产后乳汁不足。

性味与功效

味甘，性平。和中开胃，补虚泽肤，去风杀虫。

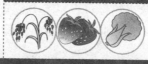

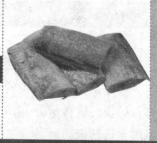

科属：为带鱼科动物带鱼的肉。

营养成分 YING YANG CHENG FEN

带鱼含蛋白质、脂肪、糖类、硫胺素、核黄素、尼克酸以及维生素A，还含钙、磷、铁、碘等营养成分。每年从惊蛰到清明时节是带鱼上市的旺季，此时肉嫩体肥、鱼刺滑软、味道极鲜，故有"开春第一鲜"之说。

食疗方 SHI LIAO FANG

白萝卜丝烧带鱼

原料 白萝卜、带鱼、青蒜、姜片、绍酒、盐、胡椒粉各适量。

制法 白萝卜去皮切成丝；带鱼切6厘米长段；青蒜洗净切丝。锅烧热下油，爆香姜片，放入带鱼煎黄后淋入绍酒，放入萝卜丝、盐、胡椒粉、水（需与鱼面平齐）及青蒜白，煮至萝卜丝成透明状，再撒入青蒜叶丝即可。

功效 具有滋阴开胃之功，适合食欲不振者食用。

带鱼黄芪汤

原料 带鱼500克，黄芪24克，炒枳壳9克。

制法 水煎，食肉饮汤。

功效 补中益气。适用于气虚所致的脱肛、胃下垂、气短、乏力。

食疗建议

带鱼属动风发物，凡患有疥疮、湿疹等皮肤病或皮肤过敏者忌食；癌症患者及红斑狼疮之人忌食；痈疽疔毒、淋巴结核、支气管哮喘者亦忌之；带鱼忌用牛油、羊油煎炸；不可与甘草、荆芥同食。

性味与功效

味咸，性寒。软坚化痰，利水泄热。

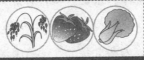

海带
HAI DAI

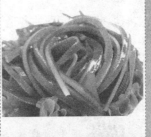

科属： 为大叶藻科植物大叶藻的全草。

营养成分　YING YANG CHENG FEN

从营养学的观点来看，海带真是罕有的神奇食品。它几乎不含脂肪与热量，维生素含量也是微乎其微，但它却含有丰富的矿物质（无机物），如钙、钠、镁、钾、磷、硫、铁、锌等，以及维生素 B_1、维生素 B_2、硒等人体不可缺少的营养成分。

食疗方　SHI LIAO FANG

海带炖瘦肉

原料 猪瘦肉300克，水发海带600克，酱油2匙，料酒、精盐、白糖、葱、姜、香油、味精各少许，大料2粒。

制法 将肉洗净，切成 1.5 厘米见方、0.5 厘米厚的块；葱择洗干净，切成段；姜切片；海带择洗净，用开水煮 10 分钟，切成小块待用。将香油放入锅内，下入白糖炒成糖色，投入肉块、大料、葱段、姜片煸炒，等肉上色，再加入酱油、精盐、料酒略炒一下，加入水（以浸过肉为度）。用大火烧开后，转微火炖至八成熟，投入海带，再炖 10 分钟左右，放入味精，海带入味即成。

功效 可促进儿童骨骼和牙齿的生长。

海带炖排骨

原料 海带 250 克，猪排骨 400 克，盐、味精、香油各适量。

制法 海带用温水泡发，洗净，切成菱形；猪排骨剁块，洗净，氽烫。将排骨放入锅中，加适量清水，大火烧沸，撇去浮沫，放入海带，小火炖煮至熟，加盐、味精，淋上香油即可。

功效 海带消痰软坚，与排骨搭配可清热除湿，补钙。

食疗建议

脾胃虚寒的人慎食，脾胃虚寒者、甲状腺功能亢进中碘过盛证的病人要忌食；孕妇与乳母不可过量食用海带。

性味与功效

味甘，性温。补肾壮阳，通乳解毒。

虾

XIA

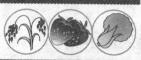

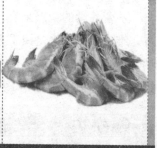

科属：为长臂虾科动物青虾等多种淡水虾的全体或肉。

营养成分 YING YANG CHENG FEN

虾含有丰富的蛋白质，是鱼、肉、蛋、奶的几倍到几十倍，其可食部分的蛋白质占 16%～20%。若论蛋白质含量的多寡，对虾居首，河虾次之。

虾还富含脂肪、糖类、谷氨酸、糖类、维生素 B_1、维生素 B_2、烟酸、氨茶碱、维生素 A 等，其中谷氨酸含量最多，鲜味即由此而来。

虾还含有铁、钾、碘等矿物质。

食疗方　SHI LIAO FANG

虾肉猪蹄汤

原料 虾肉 100～150 克，猪蹄 1 只。

制法 黄酒炖烂，猪蹄汤送服。

功效 通乳。适用于乳汁不下或乳少。

芪枣大虾

原料 大虾 4～6 只，酸枣仁 60 克，黄芪 20 克，葱末、姜片、盐、料酒各适量。

制法 将黄芪、酸枣仁洗净，加适量清水煎煮，滤去渣备用；大虾剪去头上的须，剥去壳，除去肠泥，洗净，排在盘中。把芪枣汁和盐、葱末、姜片、料酒拌匀淋在大虾上，上笼用大火蒸 5 分钟即可。

功效 缓解失眠多梦、惊悸气短、四肢乏力等症状。

食疗建议

宿疾者、正值上火之时不宜食虾；体质过敏，如患过敏性鼻炎、支气管炎、反复发作性过敏性皮炎的老年人不宜吃虾；另外虾为动风发物，患有皮肤疥癣者忌食。虾忌与某些水果同吃，海鲜与水果同吃至少应间隔 2 小时。

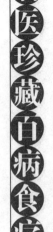

银鱼
YIN YU

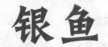

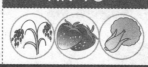

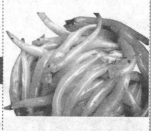

科属：为银鱼科动物银鱼的全体。

营养成分　YING YANG CHENG FEN

据营养学家分析，每100克可食部分中含蛋白质8.2克，脂肪0.3克，糖类1.4克，灰分1克，钙258毫克，磷102毫克，铁0.5毫克，硫胺素0.01毫克，核黄素0.05毫克，尼克酸0.2毫克。由此可见，银鱼也属一种高蛋白低脂肪食品，高脂血症患者食之亦宜。

食疗方　SHI LIAO FANG

银鱼汤

原料 银鱼120克，葱、姜各适量。

制法 煎汤服。

功效 健脾和胃补虚。适用于脾虚泄泻、消化不良、胃寒疼痛。

> 食疗建议
>
> 每日不宜食用过多银鱼。

银鱼山楂汤

原料 银鱼30克，山楂15克，白菜30克。

制法 煎汤。

功效 主治小儿痞积。